U0247613

中国民间局部望诊

（全彩图文版）

【主编　彭清华　彭俊】

CSK 湖南科学技术出版社
国家一级出版社　全国百佳图书出版单位
·长沙·

图书在版编目（CIP）数据

中国民间局部望诊 ： 全彩图文版 / 彭清华， 彭俊主编. -- 长沙 ： 湖南科学技术出版社， 2024. 10. -- ISBN 978-7-5710-3119-0

Ⅰ. R241.2

中国国家版本馆 CIP 数据核字第 2024CM8377 号

ZHONGGUO MINJIAN JUBU WANGZHEN (QUANCAI TUWEN BAN)

中国民间局部望诊（全彩图文版）

主　　编：彭清华　彭　俊

出 版 人：潘晓山

责任编辑：李　忠

出版发行：湖南科学技术出版社

社　　址：长沙市芙蓉中路一段 416 号泊富国际金融中心

网　　址：http://www.hnstp.com

湖南科学技术出版社天猫旗舰店网址：

http://hnkjcbs.tmall.com

邮购联系：0731-84375808

印　　刷：长沙沐阳印刷有限公司

（印装质量问题请直接与本厂联系）

厂　　址：长沙市开福区陡岭支路 40 号

邮　　编：410003

版　　次：2024 年 10 月第 1 版

印　　次：2024 年 10 月第 1 次印刷

开　　本：710mm×1000mm　1/16

印　　张：20

字　　数：312 千字

书　　号：ISBN 978-7-5710-3119-0

定　　价：98.00 元

《中国民间局部望诊（全彩图文版）》编委会

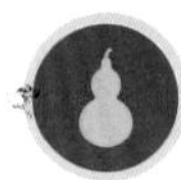

主　编　彭清华　彭　俊

副主编　肖　莉　梁　昊　邓　颖　夏帅帅

编　委　毛一之　艾　民　龙　茜　刘　培
刘　炜　刘婷婷　田赛男　李　丽
李丹阳　李书楠　伍紫炫　宋旭东
余怡嫔　张杰屹　高　远　周　派
曹丽媛　谢　微　谭　亢　廖林丽

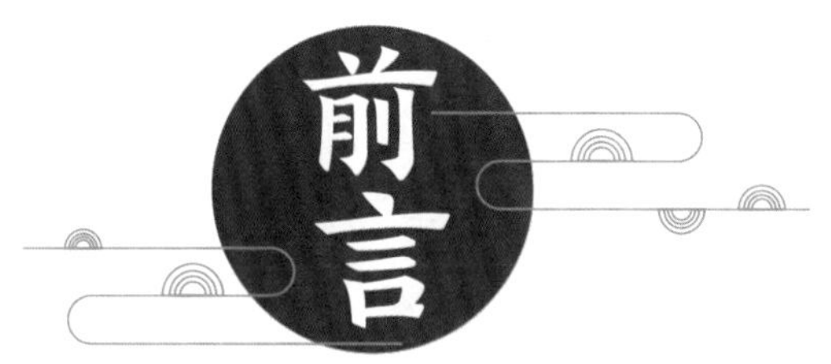

前言

“望、闻、问、切”四诊是中医临床诊断的主要方法，四诊之中，望诊独居首位，自古以来一直指导着临床诊疗疾病。如《史记》记载战国时期的名医扁鹊望齐桓侯之色，汉代名医张仲景望王仲宣的面色，以断肠其死生等，几千年来一直传为佳话。在中医历代医学著作中，对望诊诊病的论述也很多，如早在2000多年前的医学巨著《黄帝内经》中就有望“五生色”“五病色”“五死色”的理论等。故《黄帝内经》中明确指出“望而知之谓之神”，认为医术高明的医生只要运用视觉，不闻、不问、不切，对人体各部位进行仔细观察，就可以了解健康或疾病的情况。清代名医林之翰在《四诊抉微·凡例》中亦言“四诊为岐黄之首务，而望尤为切紧”。由此可见望诊在中医临床中的重要性。在西医诊断学上，望诊也占有重要的地位，如现代医学认为二尖瓣病、肺源性心脏病、肺结核、肝硬化、贫血都具有特征性的面色和面容等。因此，掌握医学望诊方法对于提高临床医生的诊断水平，提高普通群众的自我保健能力，以达到早期诊断、早期治疗及早预防疾病的目的，有着十分重要的意义。

中医学经过长期的医疗实践证明，人体各部位、各组织器官，通过经脉的联系，与体内的五脏六腑有着密切的关系。现代生物全息学说认为，人体的每一部位、器官，每一种组织，每一种物质等，均包含有人体整体的信息，是人体全身的缩影。当人体内部脏腑组织发生病理变化时，则必定有病理信息反映于外，因此，通过人体外部的观察，就可以了解整体的病变，诚如《灵枢·本脏》所言：“视其外应，以知其内脏，则知所病矣。”

近几十年来，望诊的研究受到国内外不少医者的重视，取得了不少研究成果。相继有《耳穴诊断学》《望甲诊病》《舌诊研究》《手诊》《手纹与健康》《望诊》《足诊》等著作出版，在各地医学期刊上发表了数千篇望诊的研究论文，不少研究成果已在各地被广泛应用于临床诊断中，提高了临床诊断水平。为了将望诊知识普及推广，更好地为广大人民群众服务，提高临床医生的望诊水平和普通群众的自我保健能力，特编写了这本《中国民间局部望诊（全彩图文版）》，主要从概念及原理、诊察方法、诊法特色与临床意义、现代研究进展4个方面，介绍望头、头发、颜面、眉毛、人中、目、虹膜、耳、鼻、山根、口唇、齿龈、腭颊黏膜、咽喉、舌、颈项、胸胁、腹部、四肢、爪甲、小儿食指络脉、皮纹、皮肤、尺肤、前阴、肛门及内镜望诊等28种中国民间局部望诊法，并配有160幅插图。在编写体例上力求做到纲目清晰，内容准确，文图结合，通俗易懂，科学性和实用性强。

本书内容全面、丰富，介绍的诊法简、便、验、廉，对局部望诊法在全面挖掘整理的基础上有了提高，因此是中医院校学生、研究生和进修生必读的诊断学工具书，以及高级临床医师研修诊断学的重要参考书。同时，由于本书图文并茂、通俗易懂，真正做到雅俗共赏，也适合于普通百姓阅读，可作为家庭保健的科普读物，以起到早期自我诊断、早期预测疾病之用。

医学望诊诊法渊远流长，内容十分丰富，在科学技术快速发展的今天，新的诊法不断涌现，传统的诊法被不断发掘。由于编者个人能力、水平有限，对各种局部望诊诊法难概其全，且谬误之处亦在所难免，祈望海内外同道不吝指正，以便再版时补充、修正，臻于完善。

彭清华

于湖南中医药大学

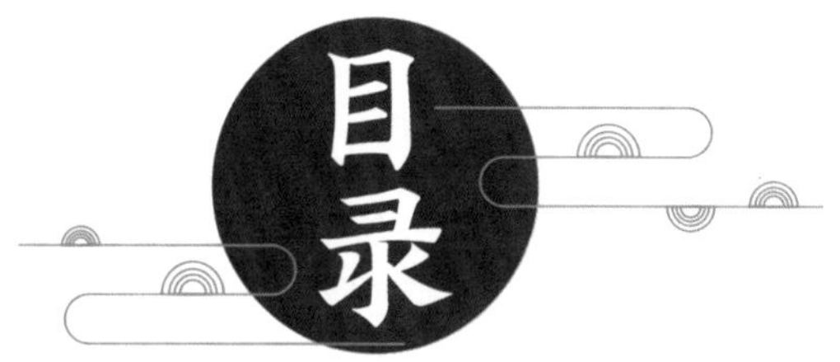

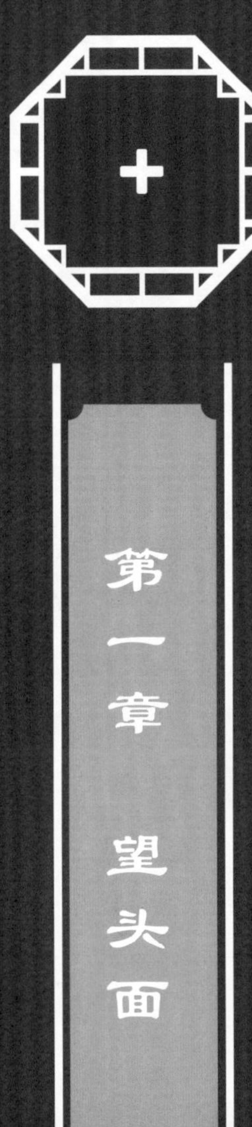

十

第一章　望头面

第一节 望头

一、概念与原理

望头诊法即通过观察了解头的外形、动态等以诊察脑、肾等脏腑的病变及气血盛衰的方法。头被称为“精明之府”，脑髓藏于内，髓由肾精所化生，故头与脑、肾的关系密切，若肾精亏虚，则影响颅脑的生长发育。十二经脉和奇经八脉均与头部有联系，手足三阳经脉、阳维脉、阳跷脉及督脉皆上行于头，足厥阴肝经、任脉、冲脉及一些阴经的分支或络脉也上行于头部，脏腑之精气上荣于头，因此上述经脉及相应脏腑的病变可从头部反映出来。头居人体最高部位，又有五官七窍与外界相通，容易遭受外邪的侵袭，故五官自身及相应脏腑病变，可引起头部病证。

二、诊察方法

（一）直接观察

通过肉眼观察头部皮肤色泽、形状、有无红肿以及头部动态（如仰头、垂头、摇头）等症状。

（二）皮尺测量

1. 头颅大小测量　通常以头围（头部通过眉间和枕骨粗隆的横向周长）来表示（图 1 - 1）。成人头围 54～58 cm。新生儿头围约 34 cm，6 个月时约 42 cm，1 周岁时约 45 cm，2 周岁时约 47 cm，3 周岁时约 48.5 cm，超出以上范围者即为头形过大，反之则为头形过小。

2. 小儿囟门测量　用中指与食指触摸囟门，先探测囟门大小，后测量前囟大小，前囟的大小，以斜径表示，即测量对边中点连线的长度（图 1 -2）。出生时前囟正常大小为 1.5 cm×2 cm。记录时可写为某厘米×某厘米。

三、诊法特色与临床意义

望头诊法以脏腑学说、经络学说、中医发病学说为基础，通过直接观察头部

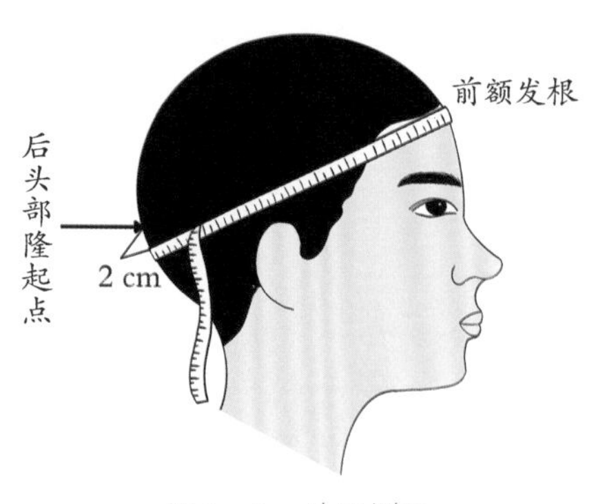

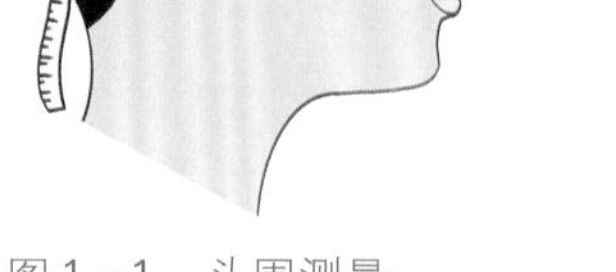

图 1－1　头围测量

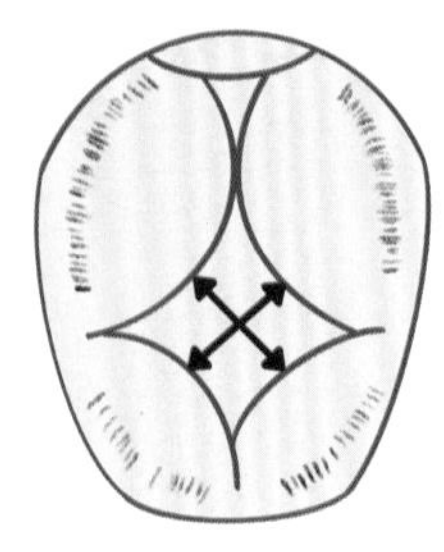
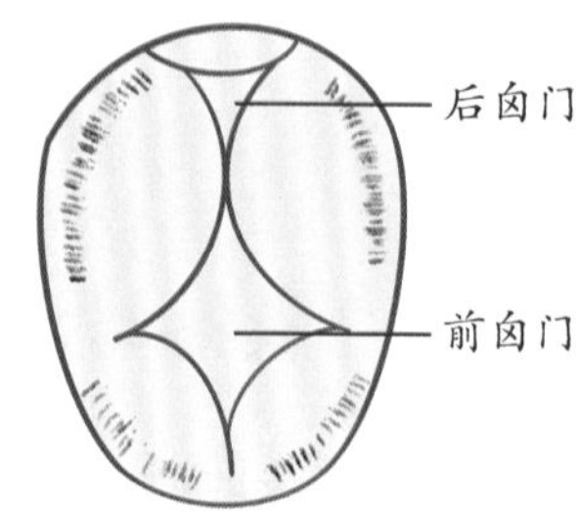

图 1－2　囟门测量

外形病理特征（如头部红肿、头部形态异常），与正常表现进行比较，从局部病变推测与之相联系脏腑经络病变情况；而皮尺测量头围、小儿囟门，以数字化、客观化方式监测小儿发育水平和营养状况，为望头诊法科研发展提供数据支撑。正常人头颅端正，颅骨各部匀称，大小适中，无畸形。正常婴幼儿的前囟门于出生后 12～18 个月时闭合，后囟门于出生后 2～4 个月时闭合。在囟门未闭时，囟门与颅骨平齐，按之稍有紧张感，用手触摸时，还可感觉到与脉搏一致的搏动。在婴幼儿哭闹时，囟门可稍有突起。在临床上常见这些异常情况。

（一）头部红肿

1. 抱头火丹　头面皮肤焮红肿胀，称为抱头火丹，多由风热火毒上攻所致。

2. 头皮疖肿　包括蝼蛄疖、蟮拱头、小儿暑疖等，专发于头部，状如梅李，常见旧伤未愈，而他处又发，多因湿热成毒，或胎毒，或暑热所致。

3. 头部疮疡　因所生部位不同而命名不同。生于百会穴附近的称为百会疽或玉顶发，生于囟门之际的称为透脑疽，生于上星穴附近的称为佛顶疽或顶门痈，生于额前正中的称为额疽，生于枕骨微上脑户穴的称为玉枕疽，生于枕骨之下风府穴的称为脑后发，生于风府穴的称为脑铄等，皆由督脉积热，火毒凝结而成；生于透脑疽旁，五处穴附近的称为侵脑疽，生于左右额角的称为傍额疽，皆由膀胱经湿火蕴毒而成；生于太阳穴的称为脑发疽，生于鬓角的称为鬓疽，生于左右耳后高骨之后的称为夭疽、锐毒，此皆足少阳胆经或手少阳三焦经外感风热，内伤七情，郁火凝结而成。

（二）头颅异常形状

1. 解颅　头颅均匀增大，颅缝开裂，称为解颅（先天性脑积水，图1－3），多由肾精不足，水液停聚于脑所致。

2. 尖颅　头颅较正常狭小，头顶部尖突高起，颅缝闭合过早，称为尖颅（图1－4），又称塔颅。多因先天肾精不足，颅脑发育不良所致；或因产程过长，颅脑损伤所致，见于先天性疾患尖颅并指（趾）畸形，即Apert综合征。

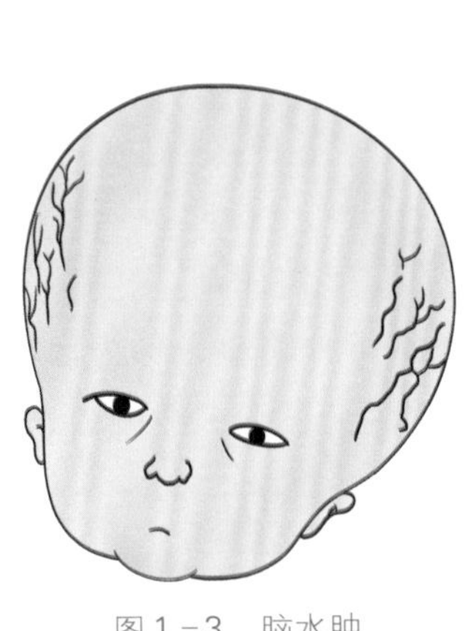

图1－3　脑水肿

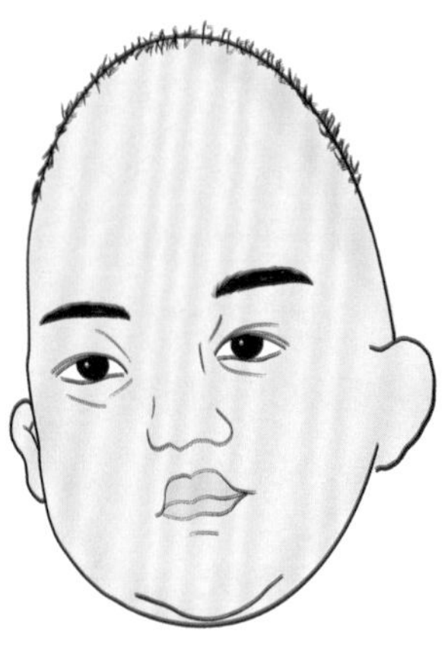

图1－4　尖颅

3. 方颅　额部前凸，头顶部扁平，头颅呈方形，称为方颅。此是由后天脾胃失调导致的颅骨发育不良，常见于小儿佝偻病或先天梅毒。

4. 外伤后头部局限性肿大，为头部外伤，脉破血溢，瘀血积皮下所致。若扪之颅骨有凹陷，则为颅骨骨折。

5. 大头瘟　头肿大如斗，面目肿盛，目不能开，称为大头瘟，由天行时疫、毒火上攻所致。

6. 变形颅　头部形状变化不规则，称为变形颅，以中年人多见，以颅骨增大变形为特征，并伴有长骨的骨质增厚与弯曲，见于变形性骨炎（Peget病）。

（三）头部动态异常

1. 头倾　头倾斜低垂，无力抬举，称为头倾，系中气虚衰或髓海不足所致。

2. 头仰　仰头不下，目睛上吊，称为头仰，常见于破伤风和小儿急惊风。

3. 头偏向一侧，掉转艰难，多属扭伤，也偶见于瘿瘤或痈疽。

4. 头摇　头摇不能自制或不自觉摇动，称为头摇，俗称摇头风，又称独头动摇，多为风病或气血虚衰所致。

5. 头部活动受限，见于颈椎疾患。

6. 头部不随意地颤动，常见于震颤麻痹；与颈动脉搏动一致的点头运动，常见于严重主动脉瓣关闭不全。

（四）囟门异常

1. 囟门早闭和囟门迟闭　婴幼儿囟门早闭，多见于小头畸形；囟门迟闭，骨缝不合，多见于解颅或颅骨生长发育迟缓的患儿（佝偻病）。两者多因先天不足，后天亏损，骨失充养所致。

2. 囟陷　小儿囟门凹陷，低于颅骨，称为囟陷，大多为虚证。如吐泻伤津，气血不足，或先天精气不足，脑髓失充等都可导致囟陷。

3. 囟填　婴幼儿囟门高突，扪之表面紧张感十分明显，称为囟填，多属实证，多因急性温热病火邪上攻，或风热、风湿等外邪侵袭，或颅内水停血瘀等。

四、现代研究进展

现代医学将头围用作儿科常用的检查参数，其用作评估中枢神经系统和颅内结构发育。头颅的大小异常或畸形可成为一些疾病的典型体征，小头畸形定义为头围低于均值 2 个标准差以上，本病影响约 1.6/1 000 个活产儿，通常与发育迟缓有关，其他常见的合并症包括癫痫、脑瘫和智力低下。原发性小头畸形常见于遗传综合征、环境毒素、传染病和颅缝早闭等；继发性小头畸形可能由围产期或产后脑损伤所引起。大头畸形定义为其年龄和性别超过平均值两个标准差，本病影响 5％的儿科患者，通常是由脑脊液循环障碍引起的，而遗传综合征也与大头畸形有关，如额、顶、颞及枕部突出膨大呈圆形，颈部静脉充盈，对比之下颜面部很小，称为巨颅，常伴双目下视、巩膜外露的特殊表情，称为落日现象，见于脑积水。大头畸形是自闭症患者最常见的临床表现。根据文献表明，大脑体积与抵抗衰老进程以及疾病对认知功能的负面影响之间存在关联性，因此研究学者将头围用作颅内容积的替代测量方法，加强头围的研究效用，作为一种简单、快速的颅内容积预后替代指标。

现代医者在头诊法的基础上广泛开展了头针的研究。现代头针的主要理论依据有两点：一是传统中医的脏腑经络理论；二是大脑功能区映射在头皮的定位，确定相应的针刺区域。西安方云鹏于1958年首先发现了针刺大脑皮质功能定位在头皮外表投影的特定刺激点来治疗全身疾病。1970年以来又发现在头部相当于冠状缝、矢状缝和人字缝的部位、额上发际部位，有许多治疗全身有关部位的疾病，具有特殊功效的刺激点。如果用线条将这些刺激点一一连接起来，便构成一个在冠状缝、矢状缝、人字缝上的人体缩形和在额上发际部位的人体缩形（图1－5）。郭长青等人则将头皮分为运动区、感觉区、舞蹈震颤控制区、血管舒缩（高血压）区、晕听区、言语二区、言语三区、运用区、足运感区、视区、平衡区、胃区、肝胆区、胸腔区、生殖区和肠区等，认为针刺上述不同区域可以治疗相应脏器及其功能的病变。现代研究发现头针对于治疗脑梗死、帕金森病、小儿脑瘫等疾病效果显著。

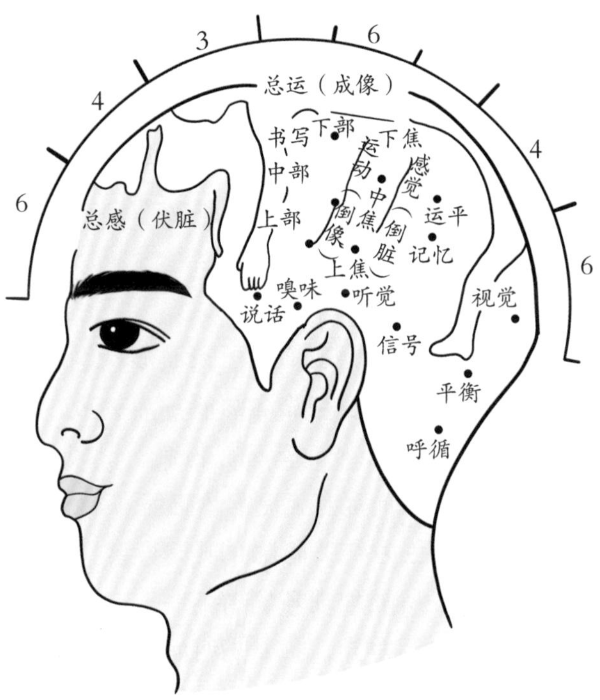

图1－5　头皮针穴位分布图

第二节　望颜面

一、概念与原理

望颜面是主要通过观察颜面部的神（神情）、色（色泽）、形、态等特征以诊断疾病的方法。《黄帝内经》中有“五生色”“五病色”“五死色”的理论，提示颜面五色变化对应五脏功能的改变。《黄帝内经灵枢集注》：“是以五脏之气见于色，脏腑之体应乎形，既能阅于面而知五脏之气，又当阅其形以知脏腑之形。”指明了面之形色等特征是五脏六腑功能的具体反映。因此，面部的异常表现在疾病的诊断上具有重要价值。在西医诊断学上，面部色诊也占有一定的地位，如二尖瓣病、肺源性心脏病、肺结核、肝硬化、贫血等，都具有特征性的面色和面容。故颜面诊法在诊断学上占有重要的地位，如姚国美所著《诊断治疗学》：“色为气血所荣，面为气血所凑，气血变幻，色即应之，色之最著莫显于面，故望诊首重察色，而察色必重乎面部也。”

二、诊察方法

对颜面的望诊，共分为望面神、望面色、望面形、望面态四个方面，但最重要的是望面色。临证之时，应注意望患者之青、赤、黄、白、黑等色泽，同时也应注意观察面部的形态（如浮肿、雀斑、粉刺、口眼㖞斜等），询问面部有无发热、疼痛、麻木感，扪按面部有无冷、热感等。

我国是黄种人，其正常面色为红黄隐隐，明润含蓄，即为有胃气、有神气的常色。但由于体质的差异，所处地理环境的不一，以及季节、气候、工作之不同，面色可以有略黑或稍白等差异，只要是明润光泽，均属于正常面色的范围。此外，若饮酒、跑步、七情等一时的影响，或因职业、工作关系少见阳光，或久经日晒，以及风土、种族等而有所变化，均不能视为病色。因此《望诊遵经》提出察面色时应注意诊法常以平旦、望色常宜定静、望色先知平人、掌握正常变异、掌握光线变化、部位色泽合参、远近动态观察等，方能减少失误，逐步熟练掌握望诊。

颜面望诊之时，必须掌握面部的脏腑分属，方能对疾病作出正确的诊断。陈士铎《石室秘录》："看病必察色，察色必观面，面各有部位，不可不知。"面部与脏腑相关部位的划分，有以下几种。

1. 明堂周身部位（图 1－6） 根据《灵枢·五色》的分法为：鼻为明堂；鼻端为准头（面王），属脾；两侧鼻翼为方上，属胃；前额为庭（颜），属首（头）面；眉间为阙，其中阙上属咽喉，阙中（印堂）属肺，阙下（山根、下极）属心；下极之下为年寿，属肝；年寿左右属胆；两颧之下为中央，属大肠；中央之外属肾、脐；中央之内，面王以上属小肠；面王以下，唇上"人中"两侧，属膀胱、子处（子宫）、睾丸、阴茎；两颧属两肩；颧后属臂；臂下属手；目内眦上属膺、乳；两颊外侧为绳（挟绳而上），属背；循牙车以下（下颌骨），属股、膝、胫、足；口旁大纹为巨分，属股里；两颊曲骨为巨屈，属膝膑。

2. 面貌分应脏腑（图 1－7） 此在儿科应用较多。根据《素问·刺热》划分为：额为天庭，属心；颏为地角（颐），属肾；左颊为青龙，属肝；右颊为白虎，属肺；鼻为面王，属脾。

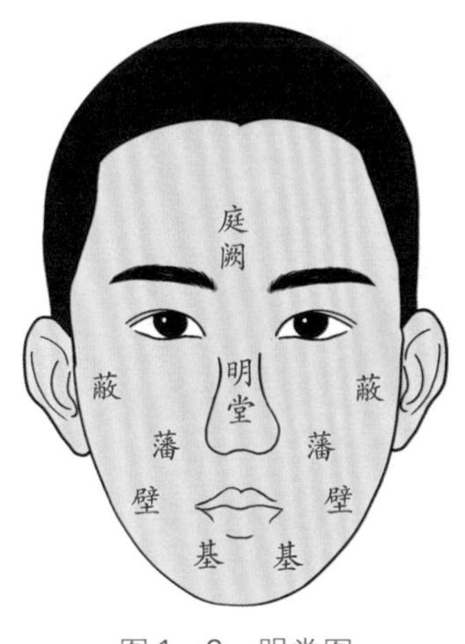

图 1－6 明堂图

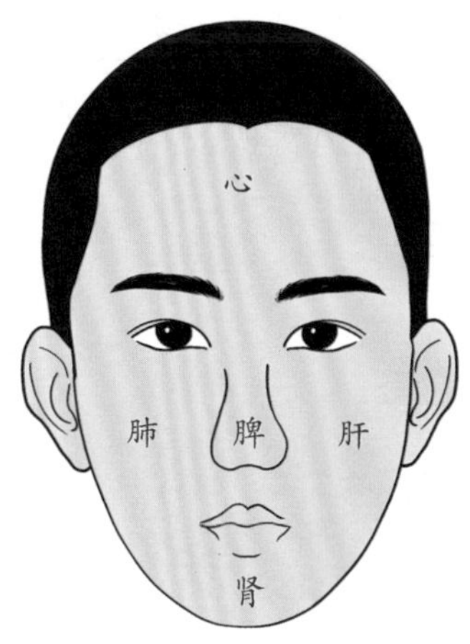

图 1－7 面部五脏部位图

3. 面部望诊分属部位图 国外学者亦认为颜面是整体的投影，当脏腑有疾病时，其面部相应部位能提供内脏的信息（图 1－8、图 1－9）。

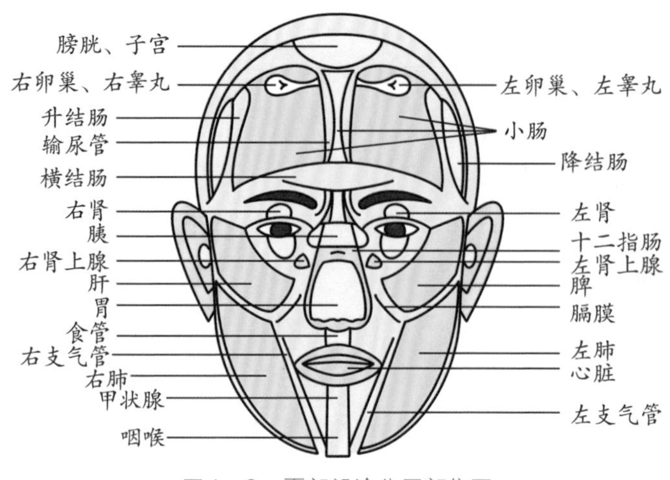

图 1－8　面部望诊分属部位图

4. 面部三区划分法（图 1－10）　日本学者还有面部三区划分法，将眉以上的部位称为上亭，诊断与脑有关的疾病；从肩以下到鼻下沿称为中亭，诊断与呼吸系统有关的疾病；鼻以下的部位称为下亭；诊断与消化系统有关的疾病。以上各国学者对颜面分属部位的不同划分法，供参考。

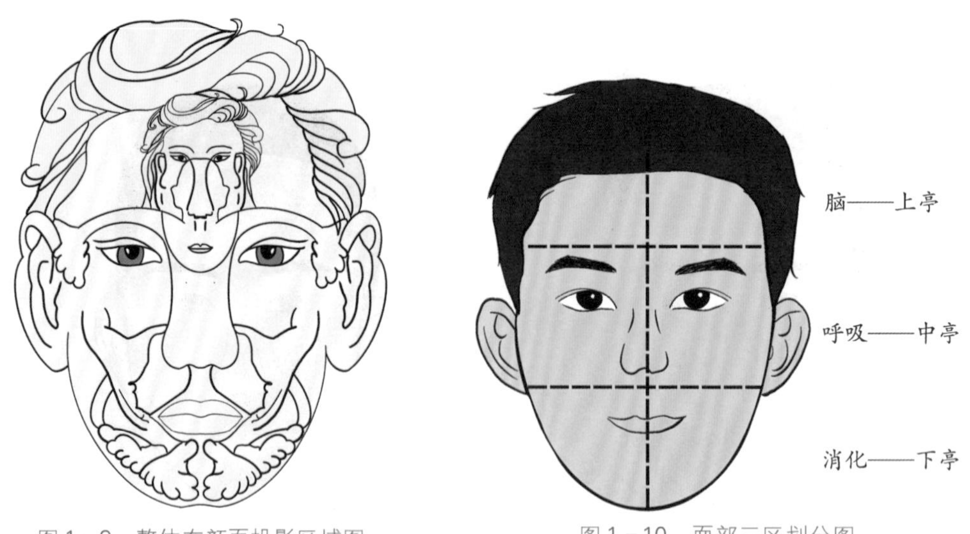

图 1－9　整体在颜面投影区域图

图 1－10　面部三区划分图

5. 五官分应五脏　根据《灵枢 · 五阅五使》“五官者，五脏之阅也”之意，喘息鼻张是肺病；唇黄者乃脾病；眦青者是肝病；舌卷短而颧赤者是心病；颧、颜、耳色黑者是肾病。若以五风病而言，口色赤者为心风，目下色青者为肝风，眉上色白者为肺风，鼻色黄者为脾风，颊肉色黑者为肾风（见《素问·风论》）。

在进行分部色诊时，应注意比较面部上下、内外、左右的色泽差异。由于面部中央主要与脏腑相应，四周主要与肢体相应。因而色泽变化见于中央，多为脏腑病变；见于四周，多为相应肢体病变。

分部色诊还要注意病色的动态变化趋势。如色从中央渐渐向四周散开，多为病由重转轻；反之，则为病情加重。从病色的位置看，病色在下，多主下部疾病；病色在上，多为上部病变。如印堂、额部色泽改变，大多与心肺疾病有关；鼻以下的人中、颏部色泽改变，大多与肾、膀胱、子宫的病变有关。

三、诊法特色与临床意义

（一）望面部神态

根据《黄帝内经》的相关论述，主要通过望诊来审察神之所在。中医望诊理论在该时期已初具规模，书中多以“色”指代望诊，尽管记载比较分散，但较为全面地叙述了望诊的内容，包含有面色诊、形诊、目色诊、体态诊、毛发诊、尺肤诊等。而神寓于人体的各个方面，通过以上多方面望诊便可了解神的得失。中医望面神与望面色密切相关，往往通过观察面部色泽来判断神之有无，如《素问·脉要精微论篇》所述：“赤欲如白裹朱，不欲如赭；白欲如鹅羽，不欲如盐；青欲如苍璧之泽，不欲如蓝；黄欲如罗裹雄黄，不欲如黄土；黑欲如重漆色，不欲如地苍”，说明正常人的色泽必须是明润而有光泽，含蓄而不暴露。色泽之神气是体内精气的作用和表现。观察色泽的神气，可以了解脏腑精气的状况，对判断疾病的转归、预后有重要价值。

（二）异常面色

1. 青色　青色内应于肝，为足厥阴肝经之本色。主寒、主痛、主气滞、主血瘀、主惊风等。

面色发青，同时伴有畏寒肢冷等症状时，这是人体感受寒邪，血行不畅，出现瘀血，瘀色外露于面所致。若伴有情志不舒，两侧胁肋胀痛时，这是由于肝气郁滞，血行不畅所致。

若面色青灰，伴有口唇青紫，心胸闷痛时，这多属于心绞痛，多因瘀血内阻，痹阻心脉，心脉不通而成。而当小儿出现眉间、鼻柱、嘴唇周围颜色发青，同时伴有高热等症状时，多属惊风或惊风先兆。

2. 赤色　赤色内应于心，为手少阴心经之本色，主热证。赤甚为实热，微赤为虚热。

若出现满面通红，伴随有高热、口渴、大汗出等症状时，多为实热证；而出现两颧潮红，伴有手脚心热，夜间睡眠时出汗，心情烦躁时，多为阴虚内热。若病重日久，原本面色晦暗，突然两颧泛红，就像化过妆一样，这是虚阳外浮的表现，属于病情危重之象。

3. 黄色　黄色内应于脾，为足太阴脾经之本色。主虚证、主湿证。多因脾失健运，气血不充；或脾虚运化失司，水湿停滞；或水湿蕴结脾胃，熏蒸肝胆；或胆汁淤积肝胆；或感受疫毒等所致。

面色淡黄，枯槁不泽，肌肤失荣，形肉瘦弱者，称为萎黄，多因脾胃气虚、长期慢性失血、小儿疳积、虫证等，致营血不能上荣所致；面色黄而虚浮称为黄胖，多因脾气虚弱，湿邪内阻所致。

面目肌肤一身尽黄，称为黄疸，多由脾胃、肝胆湿邪阻滞，或瘀血内停日久等原因，导致胆液不循常道，外溢肌肤所致。色黄而晦暗如烟熏者，称为“阴黄”，多由寒湿内停，困遏脾阳或瘀阻日久而成；色黄而鲜明如橘皮者，称为“阳黄”，为肝胆湿热蕴蒸所致；发病急骤，面目深黄，伴高热神昏，发斑吐衄者，称为急黄或瘟黄，因感受时行疫疠所致。

4. 白色　白色内应于肺，为手太阴肺经之本色。主虚证、主寒证、主脱血、主夺气，白为气血不荣之候。面色发白多与身体虚弱，大失血或受严寒侵袭有关。

面色淡白无华，口唇、爪甲均无血色，称为淡白，为营血不足之征；面色白且虚浮，称为㿠白，多为阳气不足，水湿泛滥；面色白中带青，称为苍白，如伴见形寒腹痛，多为外感寒邪，或阳虚阴盛，阴寒凝滞，筋脉拘急；若急性病突然面色苍白大汗淋漓，四肢厥冷，常为阳气暴脱的征候。

5. 黑色　黑色内应于肾，为足少阴肾经之本色。主肾虚、主寒证、主痛证、主水饮和瘀血。

面色发黑，首先应该想到的是肾虚，肾为水脏，阳虚水饮不化，水气上泛则显色黑；再者与血瘀有关，血液运行受阻，长久聚在某处，显于面部则晦暗。此外还与寒凝有关，因为“血得温则行，得寒则凝”，寒邪闭阻经脉，血液运行不畅，同样显于面部也呈黑色。

面色黧黑，伴有肌肤甲错之症，多由瘀血日久所致；面色黑而干焦，多提示肾精久耗；面黑如煤始，环口黧黑，则为足少阴肾经之气绝；目眶周围见黑色，多见于肾虚水泛的水饮病，或寒湿下注的带下证；面色黑且暗淡，多为阳衰阴盛之候。

同时，面部色诊还要注意病色的动态变化趋势。若病色扩散方向为中央至四周，则多预示着病由重转轻；反之，则为病情加重。从病色的位置看，病色在下，多主下部疾病；病色在上，多为上部病变。如印堂、额部色泽改变，大多与心肺疾病有关；鼻以下的人中、颏部色泽改变，大多与肾、膀胱、子宫的病变有关。

此外，病与色的相应关系也需要注意，病与色相应则成为正病正色，若病与色不相应，则称为病色交错。病色交错之中，又有病与色相生相克的善恶关系，病与色相生则为顺，病情较轻浅；反之则为逆，病势多凶险难愈。例如肝病见青色则为病色相应，若见黑色或赤色，则为病色不相应，但因木与火、水与木之间为相生关系，因而属顺证；若见黄色或白色，则为不相应中的相克之色，属逆证。

（三）面部异常光泽

如前文所述，面部的颜色可分为青、黄、赤、白、黑五种，反映脏腑气血的盛衰和运行情况。五脏之气外发，则五脏之色可隐现于面部皮肤之中。面部的光泽则是脏腑精气盛衰的外在表现。色与泽两者的动态变化，反映正邪斗争的盛衰，是疾病状态发展变化的具体体现。一般而言，凡面色明润含蓄者为善色，表示脏腑并未大伤，神气仍旺，预后良好；若面色晦暗暴露则为恶色，说明五脏之中有一脏败坏，或胃气已伤，精气大亏而神已衰，预后不良。由恶色转善色的，是病有转机；由善色转恶色的，则是病情加重。

（四）面部异常形态

1. 系统疾病特殊面相　有医者研究发现，将相貌分为以下五种：结核型的人，脸细长，下巴瘦而窄，两眼瞳孔间隔近为特征，此型人易患肺结核；肾脏型的人脸长而窄，瞳孔间隔宽为特征，此型人易患肾炎；溃疡型（内脏下垂型）的人，其面容介于前两型之间，瞳孔间隔不宽不窄，只是眼窝下陷明显为其特征，此型人胃溃疡的发病率高；恶性贫血型的人，整个脸大而宽，脸下部更宽，下巴呈锐角，两瞳孔间隔异常宽，鼻根部和上唇之间距离短，面色发青或为苍白色，多数面色不好；胆囊型的人脸宽而圆，下巴稍圆，瞳孔间隔窄为其特征。当面色红润，红中带黑紫色倾向时，易患胆结石；面色苍白时，为肾脏系统有病的体现。

2. 面部异常浮肿与消瘦

（1）面部浮肿：多见于水肿病，常是全身水肿的一部分。面部浮肿是指面部皮肤肿胀、光亮，按之凹陷不起。有阴阳寒热虚实之分。眼睑颜面先出现水肿，继则上下肢和腹部水肿，发病较速者，称之为阳水，多由外感风邪，肺失宣降所致；下半身先出现水肿，而后头面浮肿兼见面色㿠白，发病缓慢者，多属阴水，由脾肾阳衰，水湿泛溢所致；若面部浮肿兼见面唇青紫、心悸气喘、不能平卧，则多为心肾阳衰，血行瘀阻，水气凌心所致。

头面部红赤肿大，甚则连及耳颊者，称为头面红肿，其肿势急骤，发热，多属实证热证，常由风、热、湿毒侵犯头面所致。若头面红肿迅速蔓延，两目肿甚，不能睁开，多为毒邪内攻所致；若腮部突然肿起，耳下腮部漫肿疼痛，此为痄腮，系风温邪毒侵袭的结果；若腮腺部位一侧肿如结核，热痛红肿延及患侧耳之前后，溃后出脓臭秽，痰涌气堵者，称为发颐，多由伤寒或温病发汗未尽或疹毒未透以致余毒壅积而成。

颜面浮肿色㿠白，伴见气喘息短，语言无力，动则气急，为肺气虚弱不足，治节失职，宣散肃降之令不行而致。若颜面浮肿色萎黄，自觉面部发胀，伴见倦怠乏力，大便溏薄，则多因脾阳不足，脾气虚弱，运化失职，清阳不升所致。若面目虚浮，尤以晨起明显，压之凹陷，伴见神疲倦怠，畏寒肢冷，多属脾肾阳虚证。

（2）面削颧耸：亦称面脱，是指面部肌肉消瘦，两颧突出，为营养不足，体内精血极度消耗的表现。此多见于各种慢性病的危重阶段，常伴有大骨枯槁，大肉尽脱。亡阳虚脱时，也可见此症。

（五）面部特殊斑疹

1. 颜面疔疮　其是颜面部的急性化脓性疾病。若外形高突，根脚收束，深硬如钉，伴见恶寒发热，或发热烦渴者，多为热毒由内发或外受，蕴结肌肤，气血凝滞而成。若疔疮陷里无脓，皮色黯红，边界不清，向四周扩散，伴见高热寒战者，多为疔毒走散，入于营血，内陷心包而致。

2. 颜面热疖　以夏季及小儿患此多见。表现为初起局部皮肤潮红，次日肿痛，但无根脚，范围有限，随见脓头，自溃流脓而愈。多由感受暑热，不能外泄，阻于肌肤之间而成。

3. 面部粉刺　指面部起碎疙瘩，形如粟米，色赤肿痛，挤破流出白粉汁，多由肺经血热所致。

4. 面部白斑　在儿童面部，浮现淡白色、如小指头至拇指头大的圆斑，呈单发或多发。若白斑颜色萎黄，常发于面部及口唇，病程慢，可伴有纳食减少、脘腹胀满等症状，多属脾胃虚弱证；若白斑多发生于一侧肢端，沿一定的神经区域分布，发病突然，且病情短发展快发病前常有精神神经因素影响，伴有心悸、失眠健忘、腰膝酸软等症状，多属于心肾不交型的表现；若白斑色泽光亮，多发于头部或泛发全身，发作快，可快速蔓延，伴有五心烦热、头昏等症状，则属于血热风燥型的表现。

（六）面部异常动态

1. 颜面抽搐　其是指眼睑、嘴角及面颊肌肉的抽搐，通常仅出现于一侧。多为风痰阻络，肝风内动所致，也有血虚受风而导致的。

2. 口眼㖞斜　面部一侧肌肤不仁，肌肉弛缓，健侧紧急，患侧额纹消失，不能皱眉，鼻唇沟变浅，口角下垂，目不能闭合，鼓腮时口角漏气，饮食言语不利，口眼向健侧歪斜。多由风邪中络，或肝风内动，风痰痹阻经脉所致。

3. 特殊病容　常见的特殊病容如惊恐貌，表现为面部呈现惊悚恐惧的表现，常因闻听高声或见水时而引发，多见于狂犬病。苦笑貌，表现为牙关紧闭，面肌痉挛，就像在苦笑一样，多见于破伤风患者，在新生儿又称为脐风；满月貌，表现为面部圆润、水肿像满月样，皮肤发红，常伴痤疮和小须，多见于肾阳不足患者，如皮质醇增多症及长期应用肾上腺皮质激素者。

四、现代研究进展

随着科学技术的发展，面部诊法的客观化研究在国内外已逐步开展起来，并主要体现在以下两个方面：面诊指标现代化中医内涵研究以及面部信息采集与分析技术的研究。

（一）面诊指标现代化中医内涵研究

1. 面部色泽研究　在中医面部色泽与疾病的关系探究方面，董梦青等对冠心病、慢性肾衰竭、慢性乙型肝炎患者的面部特征信息进行了客观化采集与分析，结果显示三组患者在面部颜色指数上存在显著差异提示不同脏腑疾病面色及其参数的变化存在其固定规律，也为五色主病理论提供了实践支撑。还有学者研究发现，同一疾病不同证候面色亦存在差异。如周小芳等针对不同证型肾病患者面色指数进行分析，发现不同证型患者面色指数存在差异，可作为辩证的客观依据。陈聪等研究冠心病痰瘀互结证与血瘀证患者面色特征差异，发现两组患者整体面色及前额、面颊、鼻部、下颌、口唇的S值均存在统计学差异，说明面诊图像参数可作为区分冠心病痰瘀互结证和血瘀证的客观依据。徐艺峰等采集并分析了不同中医主证2型糖尿病患者的面部特征参数，结果显示气虚组鼻子颜色H值显著低于阴阳两虚组，口唇颜色S值显著低于气阴两虚组和阴阳两虚组，气阴两虚组鼻子颜色H值显著低于阴阳两虚组，提示不同证型2型糖尿病患者面部参数特征存在显著差异，为基于面部特征参数辅助2型糖尿病中医证候分类研究提供数据支持。同时，在疾病分期方面，有研究通过对慢性肾衰竭患者不同肾功能分期的面色特征进行采集，探索慢性肾衰竭不同分期与面诊信息变化的相关性，结果显示面色指数随着肾衰竭分期的加重而降低，提示面色指标可为慢性肾衰竭的疾病病程分期提供一定参考。

随着“健康中国”战略的提出，人们对亚健康状态的关注度逐渐增加，许多研究者也开始利用中医数字化面诊技术，探索健康状态人群及亚健康状态人群的面色特征。徐莹等使用便携式中医智能镜采集亚健康状态人群的面部特征图像，结合中医辨证分析显示肾阳虚及脾阳虚类健康人群在面部色泽上存在显著差异，说明面色的客观化采集与分析可作为亚健康人群中医辨证的参考指标，能为不同体质、不同证型的人群健康状态评估及疾病预防提供有效依据。李加才等通过对 1 388 名处于健康状态的被试者进行面色图像采集，分析不同年龄段及性别健康状态人群的面色特征，研究发现不同年龄段及性别的健康状态人群面色存在显著差异，并据此建立了基于性别及年龄的健康状态人群的面色范围，为后续中医面诊研究提供了“健康态”面色的基线参考。现代研究者同样对不同体质人群的面相特征进行了研究。杨帅等通过采集阴虚质、阳虚质以及平和质人群的面部色泽、唇色等图像特征参数，探讨面相特征在中医体质辨识中的诊断价值，结果显示阳虚质及阴虚质人群在面部色泽指数、唇色值以及面色值等方面均存在显著差异，提示面诊图像特征可能是区分阴虚、阳虚体质人群的客观判别标准之一。

2. 面部脏腑分属研究　中医学中面部不同分区有其对应的脏腑分候，许多学者也对面部分候脏腑理论进行了相关研究。关茜等用便携式面向采集系统采集肝脏、肾脏疾病患者的面部不同分区的颜色参数，采用面诊数字化分析系统对分割后的各区域面色进行统计分析，研究显示与健康对照相比较，肝病患者目眦部面色 L 值在数值上变化最大，其次为上额头、颊、目下、下颌、下极之下；肾病患者面色 L 值变化程度最大部位为下极之下，其次为上额头、目下、下颌、颊、目眦。提示面部分区颜色参数客观化分析可作为肝系疾病、肾系疾病临床诊断标准之一，为中医临床辨病提供面诊参数量化指标。李琛峰等运用面部红外热成像仪采集戒毒康复期人员的面部红外热成像图，结合中医面部分区图对红外图像进行分割，同时分析研究对象的中医证素特征与面部红外特征间的相关关系，结果显示肾、胆等病位证素的变化与面部 A5、B1、C4 区域红外平均温度值改变存在相关关系，胃病位证素则与 A5 区域特定相关，提示面部脏腑反射区温度变化与脏腑功能变化间存在相关性，面部红外热成像图谱可以客观地反映人体脏腑功能状态变化。徐琏等收集了心、肝、脾、肺、肾系患者共 501 例，将面部区域划分为前额、眼眶、脸颊、鼻部、下颌，检测面色 RGB、HSV 特征参数，结果证实不同疾病患者面部不同分区面色存在差异，且与传统中医理论中的面部脏腑分候体系基本一致。吴宏进等收集了健康人（183 例）和疾病人群（370 例）的面色光谱数据，并对面部进行分区，观察两组额、眉间、鼻、下颌、左右颧、左右眼胞处 Lab 值，结果表明健康组、疾病组各指标间均存在显著差异。以上研究说明，借用现代诊疗设备，面部分区面色改变可以被客观记录并量化，面部分区颜色的改变是脏腑功能的外在表现，能够为疾病辨证诊断提供客观依据。

3. 面部纹理特征研究　Chen Y 等通过提取额头纹理、面部颜色以及嘴角形状等特征，结合 Ada Boost 算法训练获得诊断模型，用于慢性疲劳综合征患者的临床诊断，结果显示该方法的诊断准确率高达 89.04％。同时，Sun C 等通过对 126 例精神疾病患者的面部特征进行采集与分析，发现面部的纹理特征在精神疾病的诊断上存在确切的应用价值。赵艳坤等收集了肾病、肺病、糖尿病、脂肪肝患者的面部图像信息，结合图像分割及人工智能等技术对纹理特征进行收集与分析处理，结果显示不同疾病患者存在特定面部区域的纹理特征变化。以上研究均说明，结合现代图像处理技术以及人工智能技术，面部的纹理特征也能够辅助中医疾病诊断。

4. 面部形态特征研究　还有许多研究者认为面部形态特征也与疾病发生有一定的关系。张景岳在《类经・卷六・色脏部位脉病易难》中注："面王以下者，人中也，是为膀胱子处之应。子处，子宫也。"古人认为人中部位的形态与中医妇科疾病关系密切，现代临床研究表明，子宫生长发育程度与人中长短、深浅等相关，并且存在不孕、月经不调、滑胎等妇科疾病的患者多有人中部位浅、短、宽的特征。同样，五脏病患者的面部特征也存在一定规律，研究者通过对五脏病患者的面部图像进行数字化测量，并计算相关面型指数，比较各组间的面型指数差异，结果显示冠心病组以中鼻型、阔鼻型、阔上面型、中上面型、阔面型与超阔面型多见；慢性乙肝组以阔鼻型、中上面型、超狭面型、狭面型与中面型多见；慢性胃炎组以阔鼻型、中上面型、超狭面型与狭面型多见；支气管哮喘组以阔鼻型、中上面型、狭上面型、超狭面型与狭面型多见；慢性肾衰竭组以中鼻型、中上面型、中面型、超狭面型与狭面型多见，提示不同面型特征可能为不同脏腑疾病的诊断提供依据。还有许多研究关注到面部形态与疾病之间的密切关系，Axelsson 等研究发现，面部光敏标记可识别存在疾病风险的个体，主要表现为嘴唇和皮肤苍白，面部肿胀，嘴角和眼睑下垂等。Selimoğlu 等对此进行了颅面部形态学研究，收集 84 例 2～16 岁的乳糜泻患儿及 84 名健康儿童，使用 Scion Image 程序评估前、后和侧面的面部照片，结果发现，乳糜泻患儿较健康儿童面部中 1/3 比例较小，下 1/3 比例较大，脸宽和耳长比例更大，鼻子、眼睛更窄，眼睛比例更小，说明了乳糜泻患儿面型的特异性。

（二）面部信息采集与分析技术的研究

1. 图像采集环境研究　图像采集是中医客观化面部望诊的第一步，外部光线环境的不同往往会影响面部图像采集的效果，因此现阶段许多研究者针对面部图像采集环境进行了相关采集设备研究。郑冬梅等设计的中医色诊图像采集系统采用色温 5500K、显色指数 95 的氙灯为仪器光源。国际照明委员会定义了 3 种标准日光的光谱能量分布，其中色温 6500K 的国际照明委员会 D65 标准日光被认为是人眼进行颜色判断的适用光源。因此，蔡轶珩等认为国际照明委员会 D65 标准日光是目前较为合适的中医望诊系统标准环境光。上海中医药大学和厦门大学医学院在中医面部望诊图像采集研究中，也采用国际照明委员会推荐使用的代表日光的标准光源 D65，显色指数为 95，色温 6500K 的照明环境来进行人体面部图像拍摄。

2. 图像分割技术研究　图像分割技术就是对相机所获取的图像资料进行初步处理，是计算机能够从图像中提取关键分析部位的关键步骤。基本上，计算机辅助面部医学分析的首要任务是从面部图像中检测和分割面部成分。肤色模型是面部器官检测与分割中最常用到的计算机图像处理方法，其中基于高斯模型（Gaussian Mixture Model，GMM）的肤色模型应用最为广泛。XU 等提出了一种基于肤色高斯混合模型和支持向量机的人脸颜色分类方法。该方法基于 GMM 迭代确认属于皮肤的区域以及对应的肤色像素，在优化过程中，利用二维 GMM 提取特征来描述主色和次要色。YANG 等将肤色模型与改进的 Ada-Boost 集成到复杂背景下的高分辨率图像中，进行人脸识别检测与图像分割，进而在较快速度下实现较高的检测率，且能够有效降低误检率及漏检率。HU 等提出了一种基于肤色混合模型的唇形分割方法。在 Lab 颜色空间中，以人脸上唇部以外部分的像素颜色作为训练数据，为每个人脸图像建立相应的肤色高斯混合模型。然后基于 GMM 迭代去除不属于下半部分唇形区域的肤色像素。陈淑华运用肤色模型定位面部皮肤区域，再采用最大类间方差法二值化方法将面部图像二值化，把眼睛特征突出来，并依据人眼高亮度分布特征采用更精确的眼睛定位方法，依据统计的五官几何分布关系确定并分割各区域。周利琴等认为不同人的五官位置存在共性，即“三庭五眼”的比例关系，而人体下巴在“第三庭”

"第三眼"，再结合下巴阴影部分的亮度差定位出下巴。王罡根据人脸的"三庭五眼"关系确定唇部区域，运用嘴唇 BR 加权 G 色对比法检测判别式对唇部区域进行计算，提取唇部边缘，并在边缘上提取 5 个特征点，快速有效地定位出唇部。

3. 面色提取技术研究　通常使用红绿蓝（red green blue，RGB）、色调-饱和度-明度（hue saturation value，HSV）、色差信号（chrominance signal，YIQ）、饱和度（hue-saturation-intensity，HSI）、颜色-对立空间（lab color space，Lab）、青色-品红-黄色-黑色（cyan magenta yellow black，CMYK）等颜色空间。Liu 等通过分别提取 RGB、HSV、YIQ 颜色空间下特征进行降维，将人脸整体面色分为五色中的某一类。上官文娟提出了一种面色分类中基于多颜色空间融合的块均值特征提取方法。张红凯等对五脏病患者的面色、唇色、光泽度 3 种主要面部特征信息分别进行检测分析，证明不同脏腑疾病面部特征的参数变化存在规律性。王立娜等针对面部肤色的特点确定了适用于面部光谱反射率复原的优选样本集和基函数组合，可以达到良好的复原效果。

第三节　望发

一、概念与原理

通过观察头发的色泽、形态、疏密等变化来诊断疾病，称为望发诊法。发为血之余，肾之华。头发的生长与精血盛衰有关，故观察头发的改变，可知肾之精血的盛衰；头发的生长，需要血液的濡养，脾胃为气血生化之源，肝为藏血之脏，故望头发的荣枯可以反映肝脾等脏腑的功能正常与否；头发与经脉之关系亦密切，故内在脏腑的病变，可以通过其经脉，在其循行部位的头皮或头发上反映出来；肾之精气、阳明经气血盛衰的情况均可从头发的变化上反映；头发的生长过程，还受精神情志活动、机体阴阳盛衰、外邪侵袭等因素的影响，某些皮肤病或使用某种药物后也可影响头发的生长，故观察头发的生长情况可作为临床诊病、辨证的重要依据之一。

二、诊察方法

1. 直接观察　在自然光线下，观察患者头发的色泽、荣枯、形态和生长脱落等情况。

2. 借助电子显微镜观察头发的超微结构，或利用原子吸收分光光度计检测头发中（后际处头发）所含的微量元素。

三、诊法特色与临床应用

望发诊法包括直接望发和借助显微镜望诊两部分内容，其中直接望发可通过望头发色泽、形态、生长状态的变化，大体掌握人体发育情况、疾病预后、营养状况等；现代医学望发借助显微镜开展后，发现人体内微量元素变化与气血阴阳变化相应，为中医诊断望发客观化发展与科研提供数据支撑。

（一）头发异常色泽

1. 头发黑且润泽，是肾气充盈的表现；中老年头发斑白或全部白发，虽为肾亏血衰的表现，但仍属生理上的正常衰老现象。

2. 青少年白发而兼见肾虚症状者，是肾气亏乏之病态。

3. 幼儿出生时即有白发者，可见于白化病、斑白病及某些遗传性综合征；若出生时或出生后不久，发干间断变白，黑白交替者，称为环状发，系先天禀赋不足所致。

4. 发色枯黄，形似柴草者，多为肾气不足，精血亏损或久病失养；发直色黄干枯者，系气竭液涸。

5. 头发呈灰黄或灰白色，常见于颞部出现成片灰色发，称灰发病，多因先天不足或后天失养，精血不能上华于发。

6. 头发呈红色或红褐色者，可考虑为砷、铅中毒。

（二）头发异常形态

1. 头发枯萎无泽，为阴虚血燥所致发失荣润。

2. 小儿发结如穗，枯黄不泽，为脾胃失调的疳积病。

3. 头发紧缩成束，排列形似毛笔，发根处有银白或污黄鳞屑，常见于银屑病、脂溢性湿疹及黄癣。

4. 头发干燥变脆，易于断裂，由阴虚血燥而成。头癣、脂溢性皮炎、甲状腺功能低下、糖尿病、结核病、维生素A缺乏症以及某些肿瘤患者，亦可出现脆裂发。

5. 头发干枯，易于打结，或发干出现不全横断的小结节，多由脾胃不和、后天失养而成。

6. 发干粗细不匀，状若佛珠，易于折断，或头发干燥扭曲，发硬变脆，易于折断。此两者皆由禀赋不足，精血亏虚所致。

7. 头发易于折断且参差不齐，或出皮即断，可见于黄癣、白癣、黑点癣等。

8. 头发直立而干枯，称为发竖，多为正气衰败所致。

（三）头发异常生长

1. 落发过多、所剩无几，称为秃发。可见于先天性秃发、先天性少毛症、早老综合征、结节性裂毛综合征等。

2. 长期服用砷剂、白血宁、环磷酰胺等药物导致暂时性脱发，称为药物性脱发。

3. 头发稀疏萎黄，日久不长，称为发迟，属小儿五迟之一，乃先天不足，禀赋素弱所致。

4. 枕部至颞侧头发呈半环状稀疏脱落，称为环秃，常见于小儿，因枕部摩擦所致；若伴有头大额方、鸡胸龟背者，系脾肾不足。

5. 青壮年男子出现秃发始于前额两侧，渐向头顶延伸，头发纤细，萎软不泽，乃血热生风，风动发落而成。

6. 头皮油腻，如涂膏脂，头发成片脱落，俗名鬼剃头（脂溢性脱发），由血虚生风，发失所养而成。

7. 头发突然成片脱落而头皮平滑光亮，患区头皮松动，显露头皮，多因血虚生风所致。

8. 头生白痂，大小不一，多由胃经积热生风而成，亦可由疥虫所致。

9. 头皮瘙痒而散在性脱发，以致头发稀疏，渐渐全脱，由湿热内蕴或血虚风燥所致。

10. 头皮有近圆形秃发斑，头皮菲薄光滑，皮塌内陷，常由气血瘀滞，头皮失养所致。

11. 头发枯萎色黄，干燥易折，常因久病失养，产后失血过多及某些急性热病（如猩红热、伤寒、麻疹等），伤阴耗血，发失所养而得。

12. 大病久病之后，头发脱落且稀疏，多为气血亏损，头发失荣。

（四）其他

依夏德馨老中医的经验可知，头发特别浓，有光亮，应考虑肝胆湿热以及脏躁症；头发浓而多油，结合面有痤疮者，大多乙肝表面抗原呈阳性；女性头发亮，眉毛浓，甚至有胡须者，脉实，多有肝病，易产生肝脂肪堆积；脉虚，多为肾虚，有内分泌疾病；头发眉毛脱落严重，有白皮者是慢性中毒，包括药物中毒，如抗肿瘤药、抗结核药等。

另有通过望发之直、落、逆上、冲起、润泽、枯槁等以决死生之说，可供参考。如认为发直如麻者，小肠绝；因气竭而发直干枯者，不治；面无血色，头发全脱者，为血极之证；逆上者，为死证；面色不变而头发逆上者，为痫病之征；发冲起者，为绝候；但怒发冲冠者，为大怒气上之故；因小儿疳积而发乱，或发结如穗者，可治；头发润泽者，血气未竭，主生；但汗出发润，喘不休者，为肺先绝；齿长骨枯发无泽者，骨先死，枯槁者气已竭，故主死。

四、现代研究进展

瞿岳云等通过对古代医籍关于头发的论述和个人的临床观察，总结出头发能协助诊断气血盈亏、血瘀、血热、风证、癫疾、痰湿、疟疾、偏嗜、燥证及判断疾病预后等。魏以伦通过对100例头发异常患者进行观察，总结出有黄、白、黄白相间、黄赤相间、焦枯、稀疏、脱发、斑秃、秃顶等不同类型。认为头发异常，绝大多数只是一种征象，而非单独的病。按中医学理论分析，除肾气衰外，更主要的是气血为病。吴少怀认为毛发荣悴与肝肾冲任盛衰密切相关。冲任二脉下连肝肾，上隶胃心，毛发生长，有赖于精血足，冲任脉盛。若肝肾不足，精血虚少，冲任脉衰，毛发失荣，则易脱落而不生。关幼波认为，经常出血造成的毛发干枯不荣，多为气血两虚，血分有热所致。气虚无力推动血行，则血行慢；血亏气滞，则脉道失荣；气血运行不畅日久，瘀血凝结，阻于脉道，瘀热内蕴，更耗阴血，故见面黄体虚，毛发干枯不荣。

傅湘琦用扫描电子显微镜观察了105岁、81岁、70岁、50岁、33岁和22岁六个不同年龄人头发，发现105岁的高龄者头发毛干表面其毛小皮的排列比较松，毛小皮与毛小皮的游离缘间距也较大，毛小皮的游离缘呈不整齐的钝尖状突起。81岁老人其头发毛干的毛小皮排列比105岁老人的稍紧，而毛小皮的游离缘虽然大部分呈钝尖状突起结构，但中间仍有锐尖状突起残存。而70岁者，其毛干毛小皮的游离缘亦大部分为钝尖状突起，锐尖状突起几乎与81岁无大区别。55岁者的毛发，在毛干表面毛小皮排列其游离缘间的距离，有的疏松，有的致密，松者与33岁和22岁者相近，而毛小皮的游离缘尖锐状的突起较多，钝尖状突起较少。33岁的毛干表面，毛小皮的排列比22岁者略疏，毛小皮游离缘的间距稍大。六种年龄的人中以22岁者毛小皮的游离缘间距最短，游离缘的突起绝大部分为锐尖状，几乎看不到有呈钝尖状者，更未见像高龄者的毛小皮那样破坏和脱落现象。观察结果说明，头发的变化的确与年龄有关，头发的生长、变化与人的肾气盛衰有密切关系。

微量元素与人类疾病有密切关系，此已受到国内外医学界的重视。现代研究发现，头发中含有锌、铜、铅、镉、锰、锂、铬等14种化学元素，根据肥胖与头发中微量元素关系发现，体重超重组的头发中钴、铜、碘、锰、镍、锌，尤其是镁水平显著下降。同时，头发铝和砷含量升高。此外，观察到头发微量元素与肥胖相关代谢参数之间存在显著的相互作用，已经证明头发铜水平与BMI呈负相关，瘦人中铜水平更高。囊性纤维变性患儿头发中钠元素的浓度为正常浓度的5倍，钙元素的浓度仅为正常的10％；因脂肪消化和利用失调的乳糜泻者，头发中钠含量显著减少，钾元素反而增多，而正常人头发中钠含量为钾含量的3～4倍；研究发现不良生活习惯如吸烟将导致体内钙、镁、铁、锌和铜的减少。先天代谢病即苯丙酮尿患者，其头发镁元素含量降低，钙元素降低更加明显。锌元素对青少年发育及智力影响甚大，缺锌使青少年成熟迟缓，大量脱发是缺锌所致；幼年型糖尿病患者，头发含铬低于正常浓度；先天愚型——即唐氏综合征患者，头发所含钙、铜、锰均低于正常浓度；精神分裂症病者，头发镉、锰、铅、铜的浓度低于正常，而锌的浓度却高。

微量元素在人体生长、发育和衰老中亦起着重要作用。有人通过对中医虚证与长寿老人发中微量元素相关关系的探讨，从按脏腑功能和气、阴、阳虚分类计算的微量元素的含量中，可以看到随着虚损程度的加重，发中硒、镍、锰、钙含量逐渐降低，其变化顺序为：阳虚组＞阴虚组＞气虚组，不足组＜虚弱组＜亏损组，这种变化趋势与这些元素的年龄变化趋势和中医肾气曲线的一致性，表明微量元素钙、锶、锰含量变化可部分反映“肾”的功能变化。

头发微量元素的变化可以反映中医证型之间的关系。研究结果表明，头发中铜、锌、铁、锰、铬的含量，阳虚证患者均低于阴虚证患者。高血压病阴虚阳亢证患者头发中、锌含量及锌/铜比值显著低于非阴虚阳亢证患者，高血压病虚证和阴阳两虚证患者头发中锌、铜和锌/铜比值显著降低。骨质增生患者头发中锌、镁、钙含量降低，而肾虚型骨质增生患者中降低更为明显；心肌梗死虚证患者头发微量元素中钙、铁、锰、锌均明显低于对照组，镁、磷却高于对照组；由于微量元素能通过对内分泌系统的作用，维持机体内环的稳定性，这种内环境的稳定性就相当于中医“阴阳平衡”的生理常态。由此推想阴阳平衡失调的病理状态就可能与某些微量元素的含量异常有关。王家翠等通过对诊断为甲状腺功能亢进症，辨证为阴虚内热证患者的头发微量元素的测定结果表明，微量元素的变化很明显，铜明显增高，锌也增高，锌/铜比值明显下降；此外，铁明显增高，非金属元素磷明显降低。说明微量元素的变化与中医辨证分型有密切的关系，给虚证的诊断和治疗提供了新的内容。

第四节　望眉毛

一、概念与原理

通过观察眉毛的长短、粗细、疏密、枯萎、脱落等情况以诊断疾病的方法，即称为眉诊法。自古以来，眉诊法就受到不少医家的重视，如清·汪宏《望诊遵经》即列有“眼眉望法提纲”，指出：“眉也者，禀木气而侧生者也。以经络言之，则属乎手足太阳阳明矣。其有多少疏密粗细长短之殊者，亦由气血有多少，赋禀有清浊耳……医家辨其变，亦能测病之死生。”并认为诊眉“当察泽夭以分成败，观清浊以辨阴阳，视微甚以知虚实”。这说明观眉不仅在相学上有重要价值，在临床诊断上亦有一定的意义。

二、诊察方法

受检者与医生相对而坐，面对光线，详细观察眉毛的长短、粗细、疏密、颜色（红、青、黄、黑色等）、形状、有无脱落、干燥、枯萎等情况。正常的眉毛应是粗长、浓密、润泽、乌黑发亮；而异常的眉毛则稀疏、短秃、细淡、枯脱、萎黄等。

三、诊法特色与临床意义

（一）眉部异常皮肤

1. 眉部皮肤肥厚　眉毛特别稀疏和脱落，多为疠风或称麻风病所致，乃风湿相乘，又遇毒风疠气，气血凝滞而成。

2. 眉部皮肤色青　眉部属肝，其色青为肝之本色，提示病情轻浅、预后较好。如《普济方·不治候歌》所述："眉中有青筋碧色，应须有命"，但此色若与其他部位相连则多会成为恶候。如《普济方·不治候歌》所述："青赤从眉入目者死，青色连眉入耳者死。"

3. 眉部皮肤色赤　色赤为肝热之象。如《重订广温热论·论小儿温热》曰："凡小儿眉底现红色……皆为肝热之现象。"也有医家认为眉部皮肤变红是一些疾病的表现，甚至提示病情严重，预后不良。如结胸伤寒病证时两眉尖红、小儿夜啼时眉部皮肤变红等。

4. 眉间印堂之色　眉间部位称为印堂，又谓之阙，乃肺部色诊之位。肺部疾患，往往在查印堂时已有所显现。如肺气不足者，印堂部位呈现皖白；而气血郁滞者则变为青紫。前贤还认为印堂为紫无星，在两眉头中间，要丰阔平正，两眉舒展方为吉相，所谓"印堂平正命宫牢"（《神相全篇》）。

（二）眉毛异常形态

眉毛的形态在诊断脏腑气血盛衰中具有重要价值，眉系倾者，胆将绝；眉冲起者，命将亡；眉睫堕落者，疠风之证；眉毛频蹙者，疼痛之容。40 岁以后眉毛外侧逐渐掉落为自然衰老征象，若 40 岁以内眉毛掉落较频则为早衰的征兆，尤其外眉 1/3 过于稀疏或脱落，为肾气衰减的标志，常见于肾上腺皮质功能减退症、脑垂体前叶功能和甲状腺功能减退及黏液性水肿患者。

（三）眉部异常动态

眉部异动主要包括眉蹙和眉跳。眉蹙常见于疼痛或惊风。如《望诊遵经·眼眉望法提纲》所记载："眉毛频蹙者，疼痛之容。"而眉跳可归为怪疾一类。如《外科证治全书·眉跳》记载："眉跳者，眉毛摇动……乃奇证也。"

（四）望眉部毛质

1. 眉毛浓密粗长，色黑有光泽，说明肾气充足，身强力壮，多能长寿。

2. 眉毛淡疏恶少，说明肾气虚弱，体弱多病，多易早夭。

3. 眉毛黄而枯焦，为肺气虚的征象，小儿及营养不良患者常呈此相；眉毛黑而色泽光亮的，又为气血充足的佳兆。

4. 眉毛梢直而干燥者，如果是女性可有月经不正常，是男性则多患神经系统疾病。

5. 女性眉毛特别浓黑，可能与肾上腺皮质功能亢进有关。

6. 两眉颜色发青是一种无病的正常色泽，若见红色，多是烦热证候。

（五）眉毛与体质

视眉毛的粗细长短色泽以及眉间距（眉宇），可以知人的体质强弱及性格状况。如眉毛浓密者体质较强，精力充沛。眉毛疏淡者，体质多弱，精力偏差；眉毛粗短者，多性急易怒，常罹急暴病；眉毛细长者，性多温柔反应慢。眉毛为"\ /"字形者，性多凶悍；两眉为"八"字形者，性多怯弱；扫帚眉者，性格狡黠；清秀眉者，聪明灵巧；眉长过眼者，性格开朗；眉比眼短者，性格孤格；眉间距宽者，多胸怀宽广；眉间距窄者，多狭而猜疑；眉生白毛，为长寿的象征；老年眉毛长垂者，主长寿；少年眉毛长者，主早夭。

第五节 望人中

一、概念与原理

望人中是临床上通过诊察人中的形态、色泽、干湿等来诊断疾病的一种诊法。人中诊法最早见之于《黄帝内经》，《灵枢·五色》中有“面王（鼻）以下者，膀胱、子处也”以及“唇厚，人中长，以候小肠”之说，张景岳注曰：“面王以下者，人中也，是为膀胱、子处之应。子处，子宫也。”其后，从唐宋至明清亦有望人中相关的论述。新中国成立以后，全国高等院校第二版教材《中医诊断学》提及人中之长短变化，预示疾病的吉凶，随着在临床中的应用增多，人中诊法也日益受到学术界的重视。

二、诊察方法

人中之诊察，以望诊为主，包括望人中的色泽（白、赤、黑色等）、长度、人中的深浅、人中沟内有无异常隆起或明显的皱褶纹等，临床还常需结合触诊，诊察人中的温度（灼热、冷等）和湿度（汗出、干燥等）。

首先，可参照《人体测量手册》的有关规定，诊察人中长度：以鼻下点（鼻中隔与上唇顶部交点）至上唇缘中点的连线为人中长度。人中长度小于12 mm为人中偏短；12～19 mm为中等；大于19 mm为偏长。其次，观察人中沟道深浅、形态时，受检者与检查者相对而坐，用聚焦灯光侧面照射人中沟，光线与上唇平面呈30°～45°，观察人中沟的两侧沟缘隆起是否清楚，人中沟道内有无细线状或点状隆起，有无明显的纵行或横行皱褶纹。

三、诊法特色与临床意义

人中诊法是中医望诊的特殊诊法之一，具有源远流长的理论沉淀，对妇科疾病、生殖系统疾病、泌尿系统疾病等的临床诊治具有指导意义。正常情况下，人中沟将上唇平均分成两边，作为人身左右的基准线，在人体发育成熟时定型。人中保持正直不斜，两侧沟缘清晰，中滩外阔，长短与食指同身寸接近，颜色和整个面部保持一致。人中的长度、形状因身高、脸型等不同有所差别。身高面长者，人中稍长；身矮面短者，人中稍短；肥胖面宽者，人中偏宽；瘦削面狭者，人中稍狭。常见人中类型有以下几种，见图1-11。

在临床中常见的异常情况及其临床意义有以下几个方面。

（一）人中异常色泽

1. 人中色黄而透红，肌肤丰润，为脾肾健旺，后天充盛之象；反之，人中

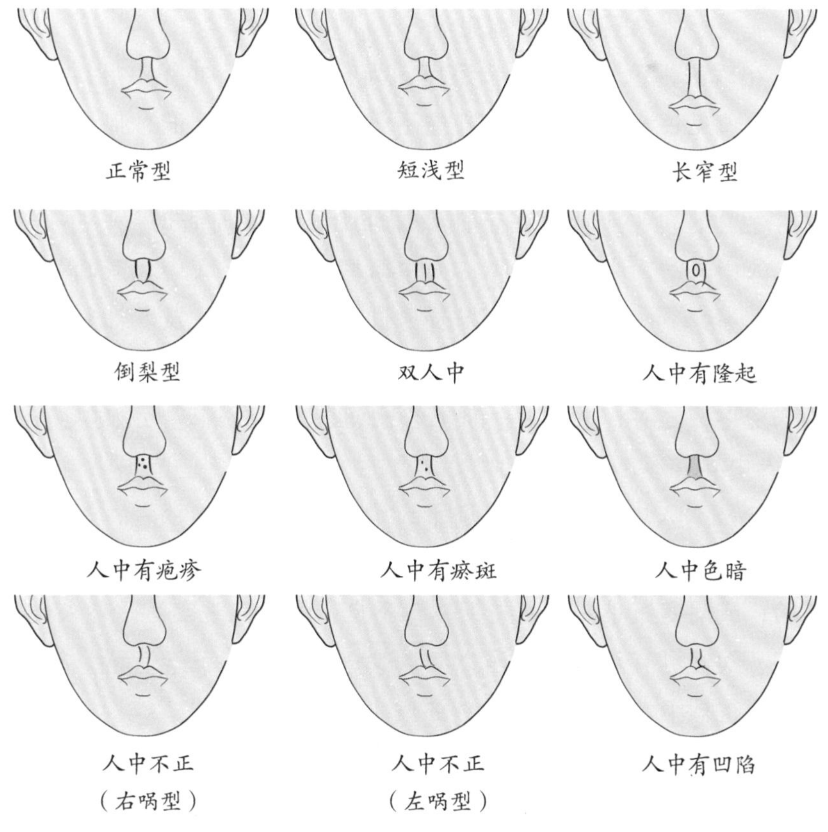

图 1－11　常见的人中类型

色萎黄，肤松肉薄，为脾肾虚弱，阴血不充之征；人中显土黄色，为脾胃虚寒；孕妇人中隐黄则胎漏下血，为子死腹中。

2. 人中色白者，病危难治；人中色淡白，见于虚寒泄泻（慢性溃疡性结肠炎）；色淡白面干者，多为血枯闭经；人中㿠白，冷汗涔涔，多见于咳嗽、咯血（支气管扩张、肺结核咯血）；人中上近鼻际处呈㿠白色，多为气虚崩漏。

3. 人中微见赤色，多病发痈；人中下段近唇际处潮红，多属血热崩漏，或为膀胱湿热之血淋；人中下段近唇际处色淡紫，甚则水沟短缩，多见于实热胃痛（十二指肠球部溃疡）；人中隐现紫红，多见于瘀热痛经。似疔而生于人中，形如赤豆，色紫顶焦，称为龙泉疽，由上焦风热攻于督脉而成。

4. 人中色青主寒证；人中隐现青色，多见于寒性痛经。人中呈暗绿色，多见于严重胆囊炎、胆结石、胆绞痛患者。

5. 人中出现黑褐色，或有片状黑斑，为天癸气竭，冲任不足；人中色泽偏晦滞而枯夭，或见色素沉着，多为肾虚不孕；人中光泽明润，提示孕妇气血旺盛，母子安康。故人中部位色泽的变化，可作为早孕的诊断参考。

6. 人中色黑，可见于肾病综合征及尿毒症；人中时青时黑，主肝病及肾；撮口色青，人中颤动，为肝风侮脾；人中微黑主热证；人中色灰暗失荣，多见于阳痿、男性不育、房劳过度、失精及男性泌尿系疾病，及女性宫颈炎、附件炎、卵巢囊肿、子宫肌瘤等患者；人中青黑，可见于睾丸炎、前列腺炎、输尿管结石等病变疼痛之时；下痢者，脐下忽剧痛，人中色黑，乃病危之征。

（二）人中异常形态

1. 人中短浅　人中特短，沟道扁平，沟缘隐约，其色淡者，一般提示子宫小（常为幼稚型子宫），宫颈短，发育差，多无内膜生长；或见宫颈松弛，受孕后易漏胎；或阴茎短小，睾丸先天发育不良。据临床观察，此种人性欲较低，多有不育症，女性可有月经初潮迟，经量少；男性可有阳痿遗精，精液检查见精子活动度往往低于50％，精子计数亦偏少。

2. 人中狭长　人中沟道狭窄细长，沟缘显著，或中段尤细，上下稍宽，其色黯者，为长窄型，提示子宫体狭小，宫颈狭长，男性可见包皮过紧或过长，女性多出现痛经。据报道，人中长度大于中指同身寸者常见子宫下垂，沟深者常为子宫后位，浅者为前倾，宽阔者为子宫肌瘤。人中松弛变长者，多见于子宫下垂。

3. 人中上宽下窄，似倒梨状，为倒梨型人中，多提示子宫前倾或前位，常有经行胀痛。人中上窄下宽，呈八字状，为八字型人中，多提示子宫后倾或后位，常表现经行腰酸，严重者可影响受孕，多见于矮胖体型之人。

4. 人中不正　人中沟道或一侧沟缘向左或向右偏斜（除先天性、损伤性及神经性的鼻唇沟变形外），为偏斜型人中。人中向左倾斜者，提示子宫体偏左；人中向右倾斜者，提示子宫体偏右。人中有凹陷者，称为凹陷型人中，一般提示骨盆异常或骨盆狭窄，易发生难产。人中不正还可见于危重病证中，最常见的是中风。风邪中于经络，常见口眼㖞斜。

5. 人中有双沟者，称为双人中，提示内有双子宫，甚至双阴道或双阴道横膈。人中沟道浅而平坦，沟缘不显，称为浅坦型，宽狭均可见。浅而窄者提示后天性子宫萎缩，质硬，活动较差，常表现为经期紊乱，经量逐渐减少而致经闭；浅而宽者提示先天性子宫发育不良，或生殖功能低下，或子宫萎缩（多见于老年人）。

6. 人中隆起　沟道中有位置及形态不定的增生物隆起，甚至引起沟形的改变，称为沟道凸隆型人中。提示情况较复杂，一般为宫颈糜烂。一侧增生或变形，则多有一侧腹痛或压痛或腰酸以及月经不调等症，妇检多有附件炎或增厚，子宫肌瘤或息肉、囊肿等。

7. 人中起疹子，多提示宫颈糜烂、附件炎，男性则可见前列腺炎、精索炎等；人中有瘀斑，每提示子宫内膜结核、附睾结核、精索静脉曲张等。

8. 孕妇若人中短于同身寸，多为先天肾气不足，提示有流产、早产之倾向；若人中原本正常，而孕后某一时期突然短缩，且伴腰膝酸痛，带下绵绵者，提示难免流产，这种迹象每在流产前 7～15 天即已显露。孕妇人中出现枯黄而浅平，且水沟呈上宽下窄的倒梨形，提示胎儿发育停止，甚或胎死腹中。孕妇人中较孕前变长，且气色黄活，多提示胎儿为男性。

（三）混合型人中

1. 泌尿系统病症　癃闭患者，若人中常变浅且呈㿠白色，为肾虚气化不及膀胱；若人中先萎弛，继则变浅而缩短，为肾虚之极，水毒内踞，邪有冲心蒙窍之趋势；如肾病出现氮质血症时，人中每有萎弛之象，继转尿毒症则反短缩，迨至昏迷临危则唇外翻。

2. 心血管系统病症　隐性冠心病者在临床症状尚不显著时，而人中每呈长窄形状，其色晦滞，迨至心绞痛发作时，则人中紫暗，甚则短缩。

3. 孕妇人中色偏红而时生红疹者，多示胎毒甚重，娩出之小儿多疮疖之灾。

四、现代研究进展

人中的长度，发现同身寸与人中之长度差距超过正常范围（0.3 cm）的 98 例中除 1 例男性病者外，均有生殖系统病症；长度差距在正常范围（小于 0.2 cm）的则无生殖系统病症。其中男性中指同身寸长度大于人中 0.5 cm 的有

29 例，占受检人数的 19.33％，分别患有阳痿、早泄、不射精、不育、子痈、狐疝等病症；女性中指同身寸长度大于人中 0.5 cm 的有 69 例，占受检人数的 46％，分别患有痛经、崩漏、经前腹痛、习惯性流产、早产、不孕、闭经、妊娠恶阻、白带多等病症。且一般经治获效的患者，其人中的异常颜色如黑、赤、青等，均随病情向愈而转为正常，但人中长度不能改变。

赵萍研究发现子宫肌瘤患者会同时出现人中结构异常改变与人中上宽度宽大的特征。人中结构异常改变主要表现为凹陷与褶纹，不同部位子宫肌瘤患者人中形态无明显差异。

李蝶和林晓峰总结发现人中所在部位是经络交织、经气灌注的要塞，由于经脉的络属关系，观察人中色泽、形态等的改变可以推测脏腑病变及疾病程度。人中组织发育与胚胎形成过程中肾旁管形成有关，故人中形态和色泽在一定程度上可以反映生殖系统疾病，还与泌尿、心、脾胃疾病相关。

第六节 望目

一、概念与原理

目是人体的视觉器官，属五官之一。临床上，通过观察眼睛各部位的神、色、形、态变化来诊断疾病的方法，称为目诊法。目诊首见于《黄帝内经》，该书不仅详细阐述了目与脏腑、经络、精、神、气、血的关系等基本理论，还通过诊察眼睛五色的变化、目中赤脉、瞳孔及目睛的状态（如瞳孔散大或缩小、目睛上视与内陷等）来诊断疾病。

目是五脏六腑的缩影，与五脏六腑关系密切，脏腑发生病理变化时皆可反映于目。目分五轮，归属于五脏。五轮学说（图 1－12）是目诊的重要理论。该学说将眼分为五轮，即胞睑为肉轮，属脾；大小两眦为血轮，属心；白睛为气轮，属肺；黑睛为风轮，属肝；瞳神为水轮，属肾。临床上，根据五轮配属五脏的关系，可以“以目测脏”，即通过观察目部五轮的改变，可以诊察全身各对应脏器生理、病理的变化，辅助医者及早了解全身疾患的信息。

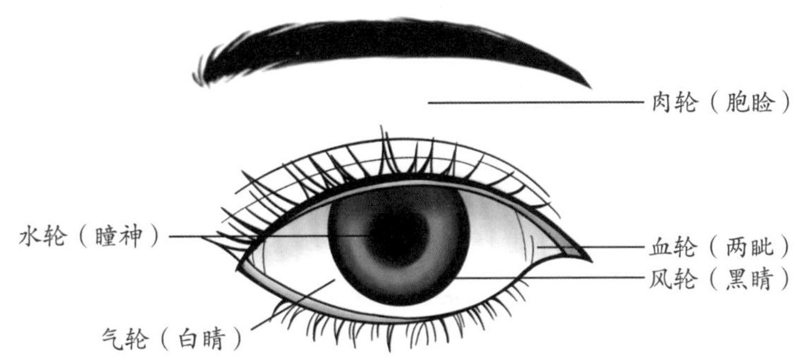

图 1－12 五轮部位与五脏分属图

目分八廓，分属于脏腑。八廓学说（图 1－13）是目诊另一个重要理论。该学说明确了眼的八个方位与脏腑之间的密切联系。历代眼科名著对八廓定位都有所不同，现认为主要分属于六腑及心包、命门。其中水廓为瞳仁，配属膀胱，又名津液廓；风廓为黑珠，配属胆，又名养化廓；天廓为白珠，配属大肠，又名传导廓；地廓为上下胞睑，配属胃，又名水谷廓；火廓为内眦，配属小肠，又名抱阳廓；雷廓为内眦，配属命门，又名关泉廓；泽廓为外眦，配属三焦，又名清净廓；山廓为外眦，配属包络，又名会阴廓。临床上，通过诊察八廓也可以诊断相应脏腑的病变。

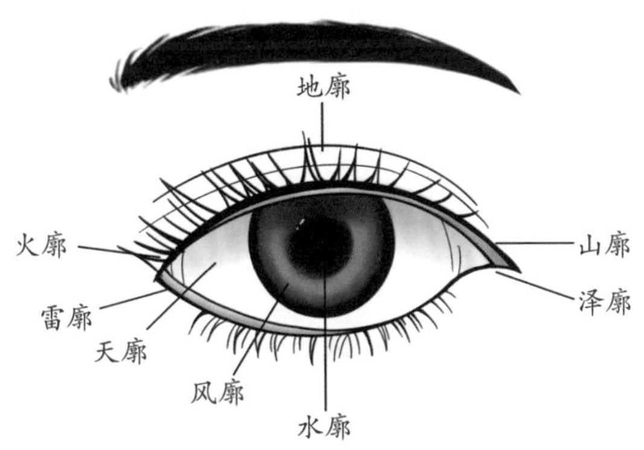

图 1－13 眼八廓图（仿《中医眼科学》）

目与经络联系广泛。十二经脉中有八条经脉，奇经八脉中有五条经脉，其循行与眼密切相关，其中肝经、心经与目系（视神经）有直接联系。通过望目，可测知上述经络及其相应脏腑的病变情况。

总之，望目不仅可辨别眼目疾病，还可察知五脏六腑的变化，对某些疾病的诊断，具有“见微知著”的意义。

二、诊察方法

1. 望目应在充足的光线或在手电筒照射下进行，患者面窗而坐，医者背窗，面向患者。必要时需借助直接检眼镜、间接检眼镜、眼压计、视野计、裂隙灯显微镜、彩色眼底照相机、眼底血管造影、眼部光学相干断层扫描等检查设备。从外眼到内眼依次检查视力、胞睑、两眦、白睛、黑睛、黄仁、瞳神、晶珠、神膏、目系、视衣等，并询问有无目痛、目痒、目眵、目泪及视觉情况，触按胞睑、眼眶有无肿块硬结及压痛，指按眼珠的软硬以了解眼压情况，按压目内眦睛明穴以观察有无脓液或黏液从泪窍溢出等。

2. 传统的望问切诊法、分区望诊法、虹膜诊断法、眼底图像分析法是望目的主要方法。

传统的望问切诊法：通过传统的望、问、切诊诊察眼目以诊断疾病的方法。

分区望诊法：通过观察眼部各区的变化以诊断疾病的方法。郑德良等绘制了一张东方模式的眼诊图，将眼分为心脏区、大肠区、气管及肺区、肝胆区、肾脏区等 14 个区域。此外，壮医目诊和瑶医目诊也属于分区望诊的范畴。

虹膜诊断法：通过检查双眼虹膜以确定人体组织器官病损及其功能紊乱的诊断方法。

眼底图像分析法：通过使用彩色眼底照相机、荧光素眼底血管造影、吲哚菁绿脉络膜血管造影、眼部光学相干断层扫描等获取疾病的眼底图像进行分析，作为疾病诊断和中医辨证的依据。

三、诊法特色与临床意义

正常人两目精彩内含，神光充沛，视物清晰。胞睑色黄润泽，开合自如，睑弦上生有睫毛，排列整齐，睑内血络淡红，光滑平整。眼珠外形如球似珠，转运灵活，无突出、下陷及偏斜。两眦部血脉红活，泪窍、泪泉通畅，无黏浊泪水外溢及赤脉攀睛。白睛表层光泽透明，有少许血络分布；里层色白而坚韧。黑睛透明而呈青黑色。两眼瞳神等大等圆，阳看则小，阴看则大，展缩自如，气色晶莹透澈，能明视万物。晶珠及神膏透明，目系色淡红，边界清晰。视衣无出血、渗出、水肿，其上血脉走行正常，比例协调。眼珠软硬适中，眼睛各部无疼痛及压痛等。

临床上，通常采用传统的望问切诊法、分区望诊法、虹膜诊断法、眼底图像分析法相结合的方式诊察眼目。通过观察眼目各部位的异常情况以诊察疾病。

（一）目神变化

1. 双眼黑白分明，光彩晶莹，明朗润泽，神光充沛，有泪滋润，不燥不涩，视物清晰正确，为眼有神，虽病易治。反之，若见白睛暗浊，黑睛色滞，失却光彩，浮光暴露，无眵无泪，视物模糊错乱，为眼无神，多为阴血亏虚或精气衰败，病属难治。

2. 两目深陷无光，是脏气败竭的征兆；神采飞扬，目视逼人，是狂证先兆；神色暗淡，目光呆滞，是癫证的预兆；目光忧郁，是郁证的前兆。

3. 观察两目光泽可以判定胎儿性别。有学者通过观察孕妇之夫的双目，判断孕妇胎内所孕胎儿的性别。研究发现，目之光泽有阴阳属性之别，聚集者为阳，怀胎为男；平淡者为阴，怀胎为女。阳性光泽的表现为：无论棕色或棕黑色，在黑睛与瞳神的交界处似乎很浑浊，在瞳神（瞳孔）与黑睛的中心水平线上，透出一点微光或几乎没有光，给人一种神色团聚之感；而阴性光泽的表现为：无论棕色或棕黑色，在瞳神与黑睛的交界处，颜色显得很明朗，瞳神与黑睛的水平线上透出明亮和蔼的光泽，给人一种平淡无拘之感。

（二）胞睑病变

1. 胞睑虚浮肿者，主风、主虚；胞睑赤肿者，主风热；眼圈青色，主肝寒、伏饮；胞睑黯黑，肌肤甲错，为内有干血；睑内色白者，主血虚、脏寒；睑内色滞黄白者，主食积；睑内有粟粒状白粒，主虫积。

2. 胞虚如球　胞睑肿胀如球，按之虚软，皮色光亮，不红不痛不痒，为脾虚失运，湿邪停聚，或肾阳不振，水湿上泛。

3. 眼睑丹毒　胞睑局限性红赤肿胀，如涂丹砂，触之质硬，表面光亮紧张的病变。多因风热火毒外袭，郁于肌肤而成，或眼睑皮肤外伤，邪毒乘伤袭入所致。

4. 针眼　又名土疡、土疳或偷针。为眼睑边缘或睑内局限性红肿硬结，继之成脓，压痛明显。本病多因邪毒外袭，或脾胃热毒壅盛，瘀滞胞睑而成。本病反复发作者，多因脾胃不健所致。

5. 胞生痰核　指胞睑局限性肿胀，不红不痛，触之有核状硬结的病变。本病多因痰湿郁滞胞睑，血气不分，混而遂结；或因睑内针眼，日久不溃，硬结不消，转化而成。

6. 眼胞瘀血　指眼部挫伤后，胞睑青紫肿胀。本病多为外伤后，脉破血溢，瘀血内停所致。

7. 睑弦赤烂　指眼睑边缘红赤溃烂、痛痒并作的病变。本病内因多为脾胃湿热蕴积，外因风邪侵袭，以致风湿热三邪搏结于胞睑而成。

8. 胞肿如桃　指胞睑高肿难睁，皮色红赤，如熟桃的病变。本病多由风热邪毒客于胞睑肌肤之间，集聚成肿；或脾肺壅热，上犯于目，客于胞睑所致。

9. 椒疮　指睑内表面丛生花椒样颗粒，色红而坚的病变。本病多因风热邪毒外侵，脾胃湿热内蕴，内外合邪，郁于胞睑，气血瘀滞而成。

10. 粟疮　指睑内表面丛生粟粒样颗粒，色黄而软的病变。本病多因脾虚湿邪上泛，湿邪停滞胞睑而成；或湿热熏蒸，郁于胞睑血络，气血壅滞所致。

11. 睑内结石　指睑内出现黄白色细小颗粒，质地坚硬如石的病变。本病多因椒疮、赤丝虬脉等慢性病变迁延不愈，津液受灼，痰湿凝滞而成。

12. 上胞下垂　指上睑垂下，遮掩瞳神，不能提举的病变。本病多因先天禀赋不足；或脾气虚弱，清气下陷；或肌腠空虚，风邪阻络所致。

13. 倒睫　指胞睑内翻，睫毛向内倒入摩擦眼珠。本病多因椒疮经久不愈，睑内瘢痕密布，以致睑板厚硬，内急外弛，睫唇内翻而成。

14. 胞轮振跳　指眼睑肌肤不自主地跳动。本病多因气血不和，肝血不足，血虚生风；或心脾亏损，气血不足，筋脉失养而筋惕肉瞤。

15. 目闭不开　指双目闭合，不欲睁眼。本病多因外感风热，邪滞胞睑，致筋纵不收，升举失司；或湿热郁遏，上犯于目，闭阻胞睑经络所致；或脾气不足，阳气下陷，上胞升提乏力；或肝肾不足，精气虚衰，目失濡养所致。

16. 眼瘤　指胞睑生一肿块，质地坚硬，颜色灰白，不痒不痛，逐渐长大的病变。本病多因痰浊、瘀血凝滞所致。

17. 目窠肿起　凡水肿病初起，多见目下微肿；若目窠下微肿，如新卧起之状，伴面部浮肿者，为风水；眼睑红肿而起病急，多为脾热；下睑肿垂，多见于老年脾肾虚弱；眼胞肿，十指微肿者，为久咳；目下有卧蚕，面目鲜泽，脉伏消渴者，多为水肿实证。

18. 睑黡　指眼无他病，仅胞睑周围皮肤呈黯黑色的眼症。本病多因五劳虚极羸瘦，瘀血内停，上干于目；或多梦少眠，肝肾阴亏所致。而小儿下睑皮肤出现暗斑者，提示脾胃虚损。

19. 望胞睑知妇科病　有学者研究发现眼胞黧黑与月经、带下病的关系密切，可辅助诊断月经、带下病。还有学者通过对52例带下病患者的观察，均在其下睫毛边缘与眼下胞相连之处，发现有条线状的浅黑色的明亮带（称为明亮带征）存在，据此可诊断带下病。

（三）两眦病变

1. 漏睛　指经常流泪，当指压大眦部或冲洗泪道时，可见泪液与脓液混杂自泪窍溢出的慢性眼病，又称眦漏证。本病多因椒疮日久，邪毒蔓延，窍道阻塞，复加心热上承，热毒蕴积，灼伤津液气血，蓄腐化脓而成。

2. 漏睛疮　指内眦部睛明穴处，骤然出现红肿热痛，触之有豆样或枣核样硬结，化腐溃脓的眼病。本病多因风热邪毒外袭，心火内炽，内外相搏，结聚于内眦而成。

3. 赤脉传睛　指赤脉起于眦部，横贯白睛，甚则侵及黑睛。本病发于大眦者，称为大眦赤脉传睛；发于小眦者，称为小眦赤脉传睛。赤脉粗大者，为心经实火所致；赤脉细小，干涩不适者，为心经虚火所致。

4. 胬肉攀睛　指眦部白睛上附有三角状肉膜，由眦角横布白睛渐侵黑睛。本病外因多为风沙、日光等长期刺激。内因多为心肺风热壅盛，或脾胃湿热上熏，以致血脉瘀滞而成；或因肾阴亏耗，水不制火，心火上炎所致。

5. 小儿目眦红赤，眼泪汪汪，须防麻疹。伤寒目眦赤，身热舌绛，为心包火盛，宜防痉、厥之变。

（四）白睛病变

1. 白睛红赤　指白睛红赤，越靠近白睛周边越明显，颜色鲜红，其血络位于浅层，推之可移动。本病多为外感风热或肺火上炎所致。

2. 抱轮红赤　指环抱黑睛发红，颜色紫暗，其血络位于深层，推之不能移动。本病多为肝火上炎兼有瘀滞所致。

3. 白睛混赤　指白睛红赤与抱轮红赤同时存在。本病多为肺肝热盛，夹有瘀滞所致。

4. 血睛溢血　指白睛浅层有片状血液，境界分明，初起鲜红，继则紫暗，终则暗黄而消失，又称为色似胭脂症。本病多因年老阴精不足，脉络脆弱，络破血溢所致；或因热郁肺经，肺气失宣，顿咳不已，震破脉络引起；或因撞击外伤、眼部手术、球结膜下注射等，致脉络受损，血溢络外。

5. 白睛辨色　白睛呈蓝白色，多见于小儿及孕妇，常为血虚所致；白睛色苍白为肺气虚；白睛色青为肝病；白睛色黑乃肾竭，为大凶之兆；白睛出现绿点，为胃肠积滞，腑气不通；白睛散在小红点，是微细脉络末端扩张，多见于消渴病患者。白睛色黄者，为胆病；若黄而鲜明如橘者，为阳黄，多为肝胆湿热上熏；若黄而晦暗如烟熏者，为阴黄，多由寒湿上泛。

6. 天行赤眼　指白睛浅层红赤臃肿，眵少或无眵，泪涕交流，骤然发生的疾病。本病多因时行疫毒侵犯于目所致；或由患者的泪涕相染引起。本病易传染于人，可造成广泛流行。

7. 天行赤眼暴翳　指白睛浅层骤然红赤肿痛，黑睛骤生星点翳障。本病多因时行疫毒突然外袭，侵犯肺卫，肺金乘克肝木；或素有五脏积热，内外相搏，上攻于目所致。

8. 暴风客热　指白睛浅层红赤肿痛，伴胞睑红肿，眵泪俱多。本病多因外感风热邪毒，风热相搏，交攻于目所致；或由患者的眵泪相染而成。

9. 白膜侵睛　指白睛有膜状物，赤脉细小稀疏，向黑睛发展较慢的疾病，又称白膜遮睛、白膜蔽睛。本病多为肺阴不足，虚火上承所致。

10. 金疳　指白睛表层出现灰白色小疱，周围绕以赤脉，推之可移动。本病多因肺火上承；或肺阴不足，虚火上炎，郁结不散，气郁血滞而成。

11. 火疳　指白睛里层出现紫红色结节，呈圆形或椭圆形，初起较小，继之增大，推之不能移动，触痛明显。本病多由肺经实火上炎，热郁滞结而成；或妇女行经之际，肝火偏盛，热郁血分，血热壅滞引起；亦可因全身疾病如痨瘵、痹证、杨梅结毒等所致。

12. 眼珠干燥　指白睛浅层干燥，暗淡无光，易成皱褶，甚至粗如皮肤，黑睛干燥混浊。本病多因椒疮日久，灼伤络脉，津液源竭；或因酸碱烧伤，组织受损，津液不生；或为疳积。

13. 黄油障　指白睛近黑睛之内外侧，有略隆起之淡黄色斑块，状如油脂。本病多因风尘侵袭日久，于白睛常露之处，变生而成；或因湿热犯肺，结聚白睛所致。本病老年人多见，不累及黑睛。

14. 白睛蓝斑（图1－14）　指白睛的上部或下部，内部或外部，呈现一种如针尖至绿豆大小、不规则、不凸出白睛表面的蓝色斑点，据此可诊断蛔虫病。

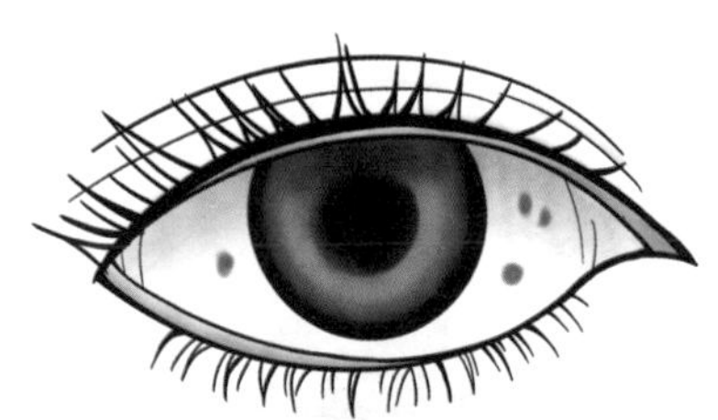

图1－14　白睛蓝斑

15. 眼蛔斑（图1－15）　指白睛上的小血管顶端和旁边，有蓝色、青黑色或紫褐色圆形的斑点，约大针头大小。据此可诊断蛔虫病。一般来说，斑大，表明寄生的是成虫；斑小，表明寄生的为幼虫；斑数量多，为虫多；斑数量少，为虫少。

据报道，在203例经镜检诊断为蛔虫感染者中，出现眼蛔斑和白睛蓝斑者有186例，其诊断符合率为91.63％。

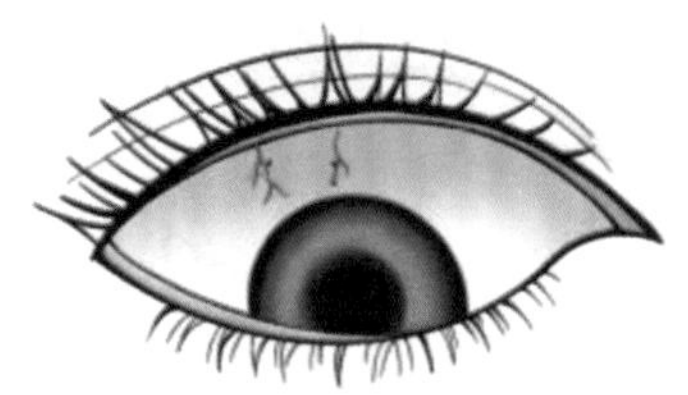

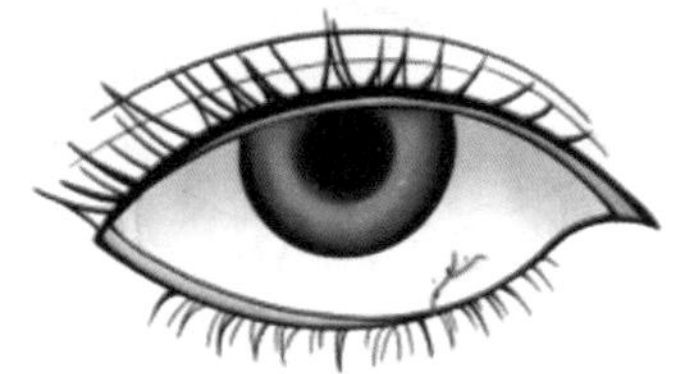

图1－15　眼蛔斑

16. 紫色云斑（图1－16）　指白睛上的毛细血管上端和边缘，出现多样状的浅紫色、云絮状斑块，据此可诊断钩虫病。斑块大者，为感染程度较重；斑块小者，为感染程度较轻。

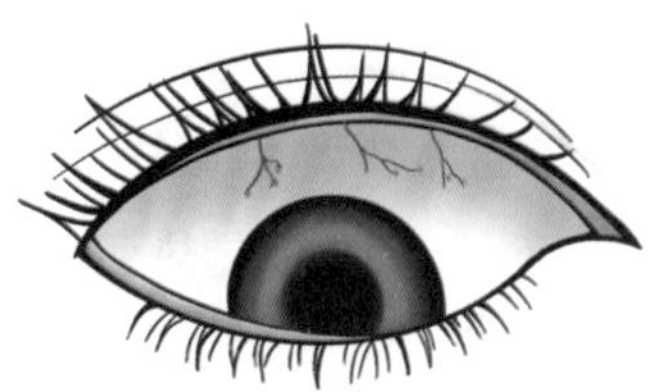
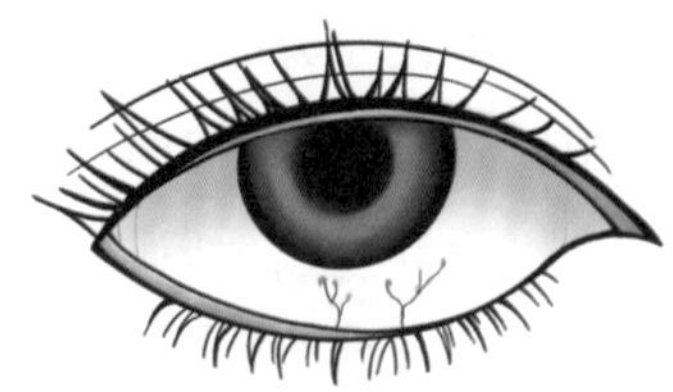

图 1－16 紫色云斑

17. 黑色斑点（图 1－17） 指黑睛左、右上方的白睛区出现近似圆形的一个或数个直径大小为 1～3 mm 的黑色斑点。据此可诊断蛲虫病。

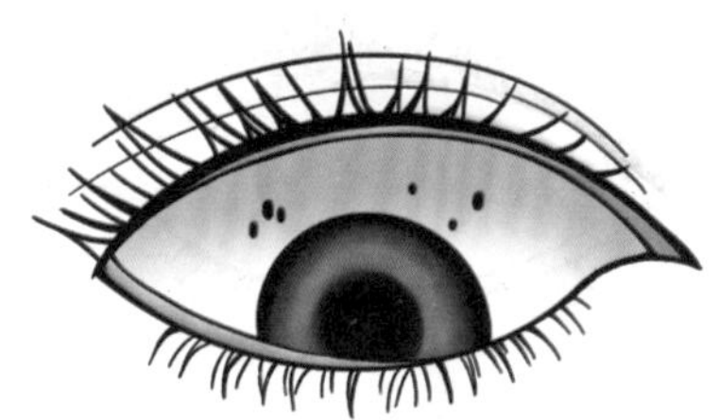

图 1－17 黑色斑点

18. 疟斑（图 1－18） 指白睛的毛细血管末端或弯曲部，呈现黑色、青紫色、棕色、紫红色、淡紫色、银灰色等各种色素斑点，形状有圆形、椭圆形、三角形等，直径大小 1～4 mm。据此可诊断疟疾。疟疾发作时，疟斑多呈黑色或青紫色，略凸出表面，境界清楚，血管的末梢呈膨胀样；疟疾治愈后，可恢复正常或成为斑迹。

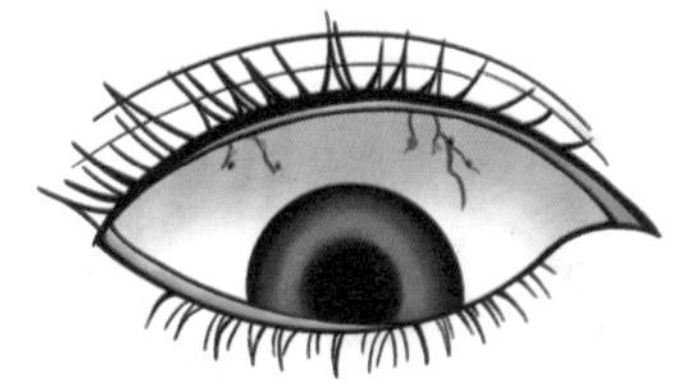
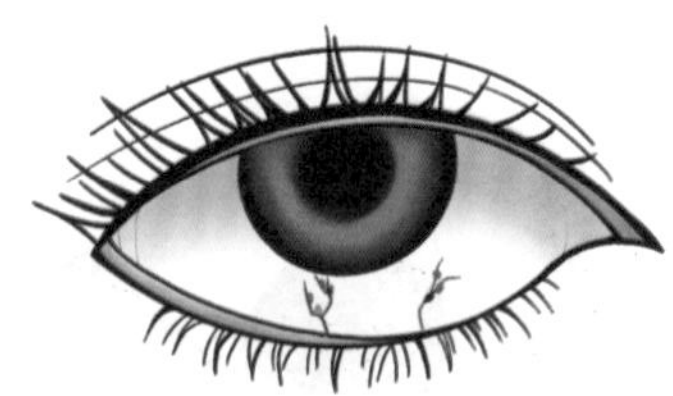

图 1－18 疟斑

19. 白睛肝征（图 1－19） 指在白睛的内下方，其上的毛细血管呈充血、扩张、淡青色。据此可诊断肝炎。

20. 白睛胃征（图 1－20） 指在双眼瞳孔的下方 6 点处，白睛上的毛细血管呈充血、扩张、红黑色。据此可辅助诊断胃肠道疾病，如胃炎、胃十二指肠溃疡等。

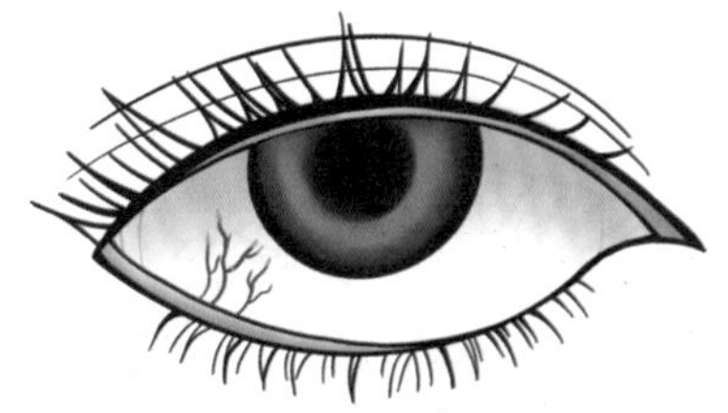
图1－19 白睛肝征

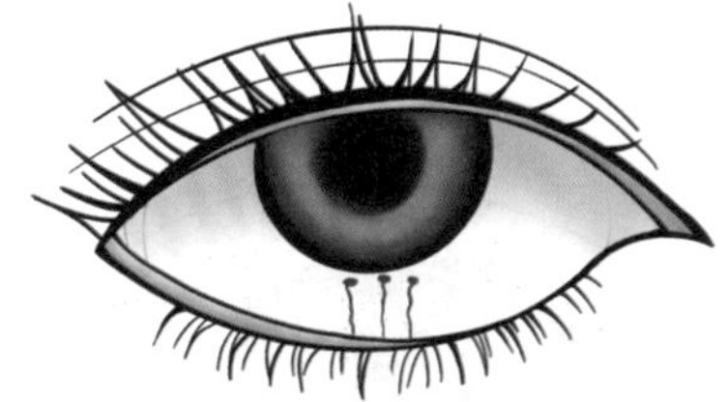
图1－20 白睛胃征

21. 白睛癌征 指眼珠上半部白睛浅层下呈“一”字形的静脉显露者为阳性，据此可诊断癌症。据报道，该法诊断肝癌阳性率为47％，食管癌阳性率为35％，肠癌阳性率为30％，胃癌阳性率为28％。或眼球上半部结膜表层血管出现异常走向，如出现横行血管，使血管走向呈U形者属阳性，据此也可诊断癌症。该法诊断肠癌阳性率为69％，胃癌阳性率为58％，食管癌阳性率为57％，肝癌阳性率为45％。

22. 白睛报伤点 指患者伤后白睛见青紫色血络浮起，在血络末端有瘀血点，又称“报伤眼征”。瘀点颜色较黑，如针尖大小，则提示体内有伤。如果瘀血点不在血络末端而在其中部，或离开血络，则无诊断价值。

（1）以瞳仁水平线为准，报伤点在水平线之上者，主要反映腰、背及上肢有伤（图1－21）。其中，腰部的瘀血点偏向内侧或近瞳仁（图1－22）；肩部与脊柱的瘀血点多居中（图1－23）；上肢的血络分支短，其瘀血点多偏向外侧且远离瞳仁（图1－24）；下肢的血络分支长且超过瞳仁水平线（图1－25）；若两下肢俱伤，则血络可呈中断跳跃状态（图1－26）。

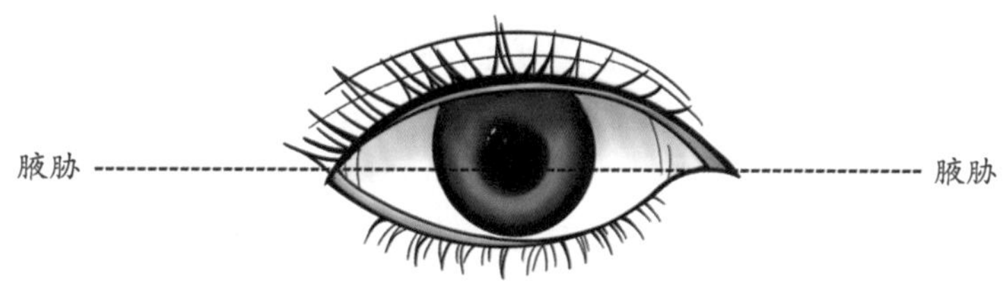

图1－21 报伤部位

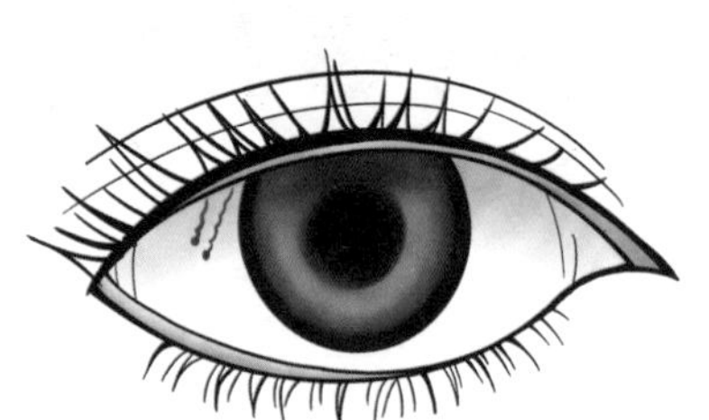

图1－22　腰部瘀血点位置

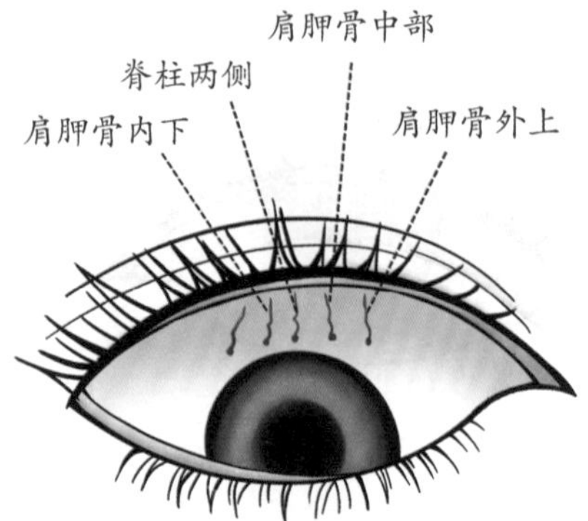

图1－23　肩部与脊柱的瘀血点位置

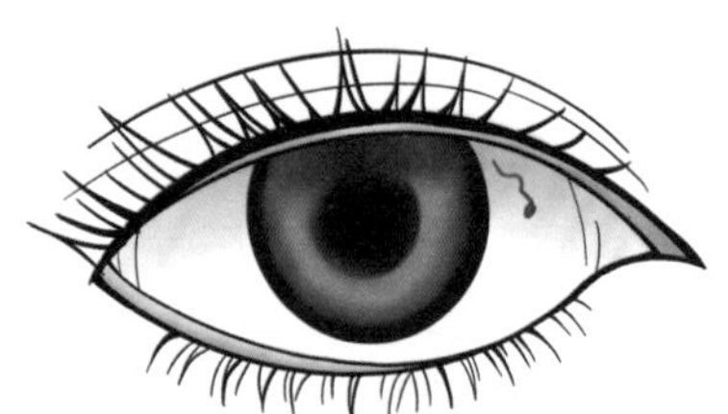

图1－24　上肢瘀血点位置

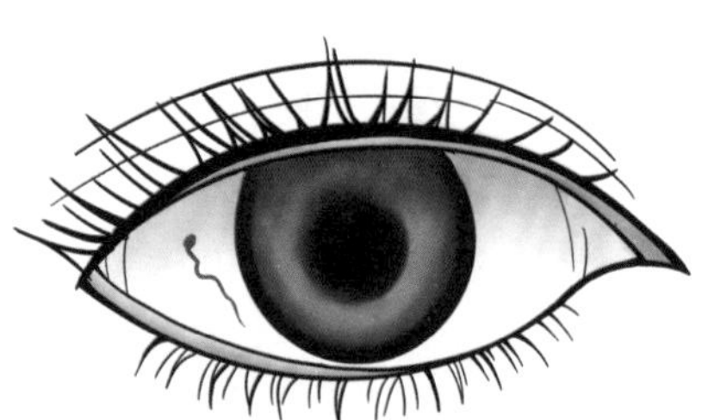

图1－25　下肢小血络形态及位置

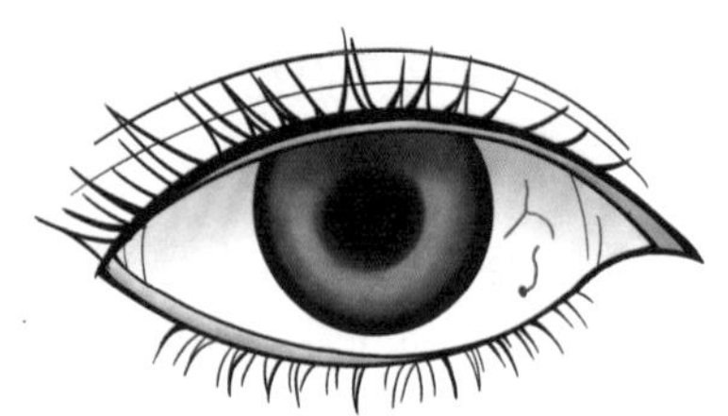

图1－26　上下肢俱伤的小血络形状

（2）报伤点出现在眼的水平线之下，主要反映胸部及下肢有伤。伤在乳头上方者，瘀血点居中；伤在乳头上内侧、胸骨旁者，瘀血点偏于内侧；伤在乳头外侧下方及锁骨窝下者，则瘀血点偏向外侧（图1－27）；伤在胸骨柄两侧者，则呈“Y”形血络分叉，瘀血点位于分叉的末梢（图1－28）。

（3）报伤点出现在左眼者，表示身体左侧有伤；出现在右眼者，表示身体右侧有伤。

（4）报伤点出现在眼的外侧，按瘀血点上下次序分别示腋后线、腋中线及腋前线受伤（图1－29）；报伤点出现在眼的内侧，则提示对侧腋胁受伤（图

1－30）。

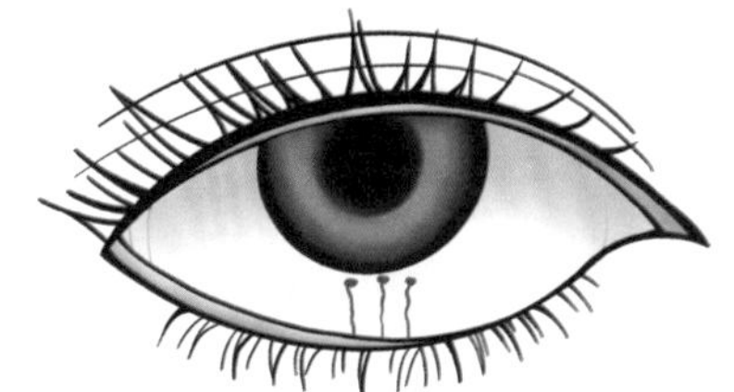

图 1－27 胸部瘀血点位置

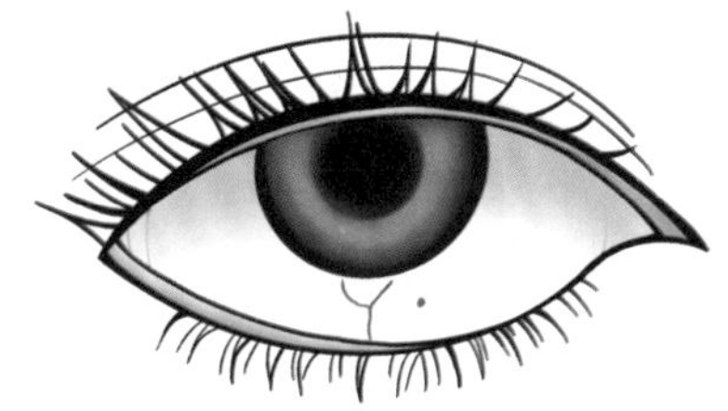

图 1－28 胸骨柄上端两侧呈“Y”形的血络分叉

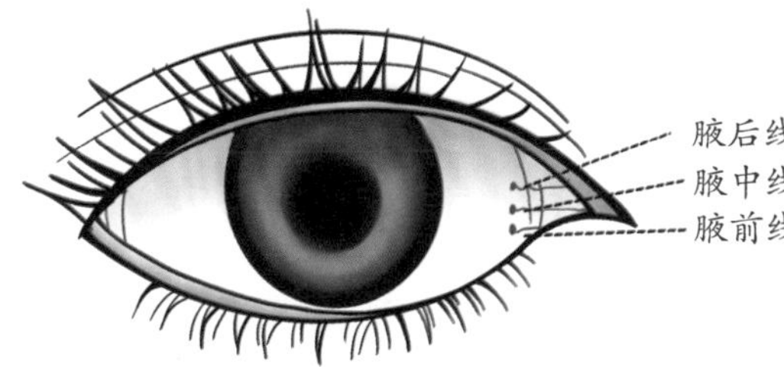

图 1－29 腋胁部瘀血点位置

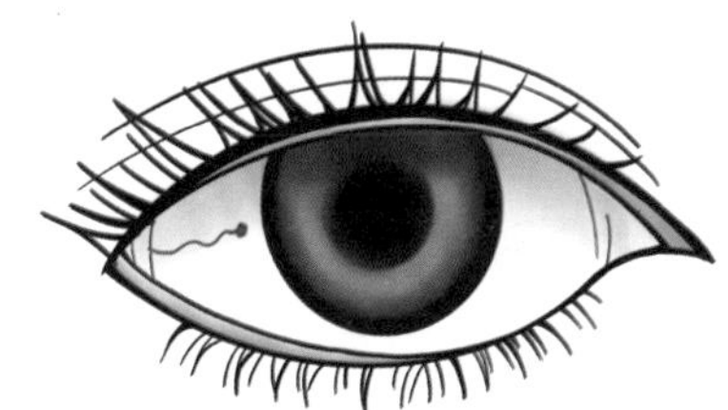

图 1－30 内侧瘀血点提示对侧腋胁受伤

（5）报伤点下的血络呈明显扩张、弯曲如螺旋者，提示有较剧烈的疼痛出现（图 1－31）；若血络粗细不一，则虽无瘀点，也提示有伤（图 1－32）。

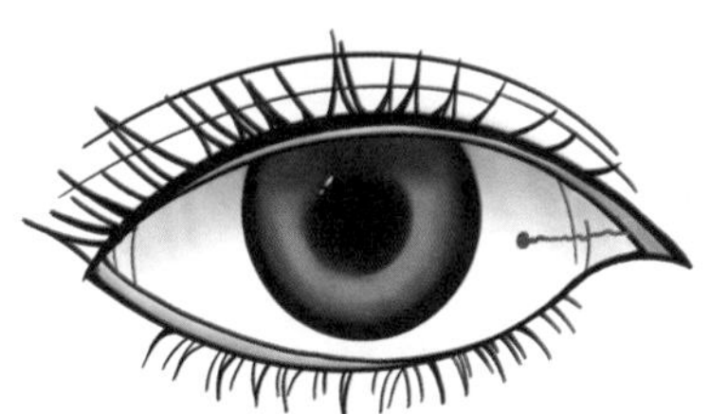

图 1－31 血络怒张提示剧烈疼痛

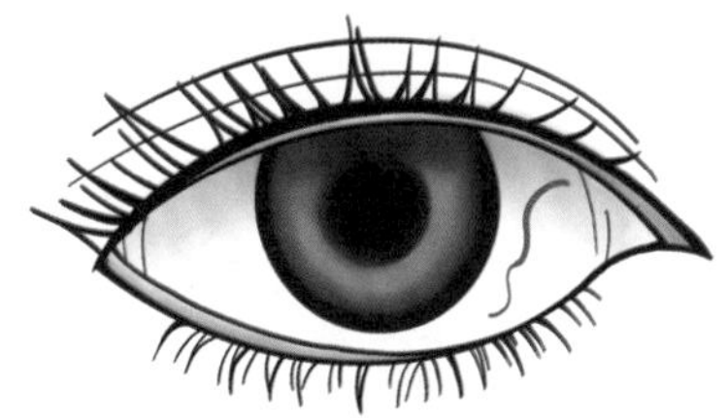

图 1－32 血络粗细不一提示有伤

福建中医学院西学中班望眼诊伤研究小组曾根据上述报伤点的特点对 1 000 例患者做了观察分析。结果显示：1 000 人中有报伤点出现者 691 例，其中报伤点的出现与诊断受伤符合者 605 例，诊断符合率为 87.5％。在有受伤史并有报伤点的 541 例患者中，其报伤点出现部位与受伤部位完全符合者 407 例，占 75％；报伤点出现数与受伤部位数相等者 304 例，占 56％。

23. 叶有福医师的经验 两眼白睛的颜色呈黄色者，主位于两侧锁骨中线以内，乳头连线以上的胸部病变；红色者，主位于两侧锁骨中线以内，乳头连线以下，脐水平线以上的胸腹部病变；黑色者，主位于两侧锁骨中线以内，脐水平线以下的下腹部病变；青蓝色者，主位于两侧锁骨中线以外，脐水平线以下的两侧少腹部病变。左眼白睛血丝主左侧病变，右眼白睛血丝主右侧病变；瞳孔内侧主人体内侧病变，瞳孔外侧主人体外侧病变。若以瞳孔水平线为界分为上、中、下三部（图1－33），则血丝出现部位与人体疾病相应的关系为：瞳孔内侧上部主锁骨中线以内，乳头水平线以上的胸部病变；中部主锁骨中线以内，乳头水平线以下的胸腹部病变；下部主锁骨中线以内、脐水平线以下的下腹部病变。瞳孔外侧的上、中、下部与内侧划分相同，只是位于该部之外侧而已。

福建省松政县组织专人对叶氏的经验做了一次双盲调查，结果显示：①症状符合率：即患者主观症状与叶老所判断结果的符合情况。研究共调查了51例患者，其中完全符合者19例，基本符合者28例，总符合率为92.1％；②病位符合率：即患者发病部位与叶老所判断结果的符合情况。研究共调查了47例患者，其中完全符合者18例，基本符合者19例，总符合率为78.7％。

左眼

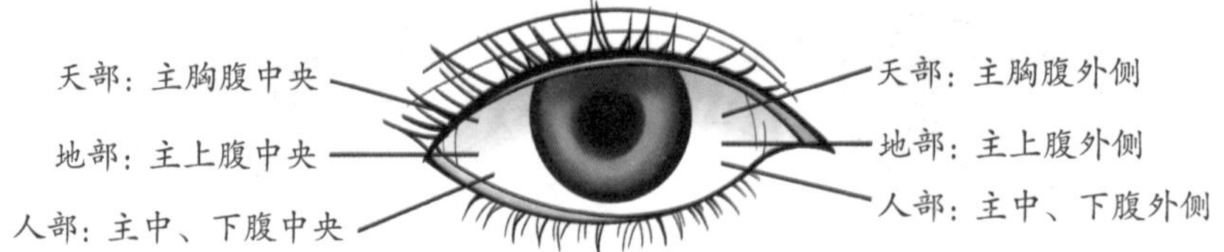

图1－33　白睛上、中、下三部划分图

24. 眼球经区诊法　辽宁中医药大学彭静山教授提出该法。将眼球划分成8个经区（图1－34），各经区所代表的脏腑，左右相同。1区代表肺与大肠，2区代表肾与膀胱，3区代表上焦，4区代表肝与胆，5区代表中焦，6区代表心与小肠，7区代表脾胃，8区代表下焦。通过观察各区球结膜上血管形状和颜色的变化可以诊断疾病。

（1）血管根部粗大，多属血流瘀滞；血管曲张，甚至怒张，多属血瘀证；血管变长，并从某一经区延伸到邻近经区，为病发于一经传到另一经之征象；

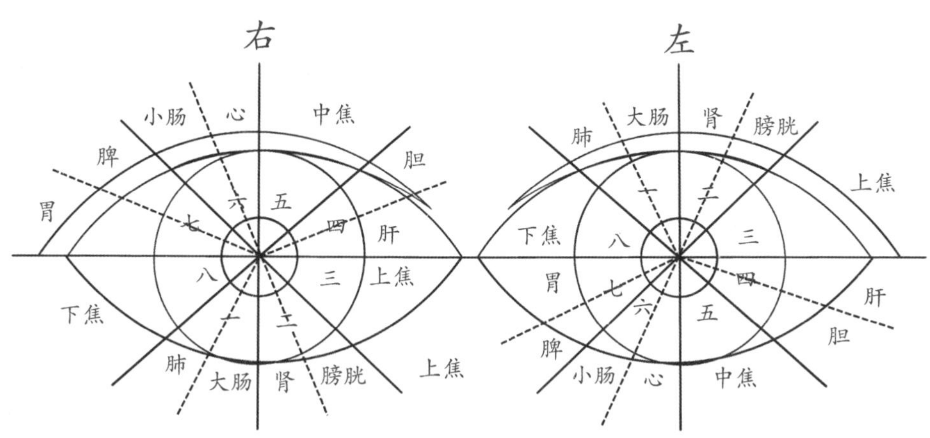

图1－34 眼球经区诊法图

血管像树枝分杈，常发生在瞳仁水平以下，多属血流瘀滞；血管在球结膜上似隆起一条，常常发生于六腑病变，如左眼大肠区血管隆起，多属痔漏或肛门病；右眼小肠区血管隆起，多属十二指肠球部溃疡；瘀血凝集成片状，易出现于肝、胆、下焦区，多属郁证；延长的血管末端像悬垂的露水珠，多见于虫积或瘀血患者。

（2）血管色紫红，多属热盛；色浅淡，多属虚证（气血不足）或寒证；色红中带黑，为新病传热；若热炽血滞，则由紫转为黑色；鲜红色，多为新感的实热证；暗灰色，为陈旧性病灶；深红色，为病势加重；淡黄色，为疾病将愈；红中带黄，为病势减轻。

（3）如某经区的血管延伸到其他经区，且原发经区血管颜色深重，为邪传他经，原发经之病仍重；反之，为不传他经，原发经的症状已渐消退。

（五）黑睛病变

1. 动翳　凡黑睛混浊，表面污浊，边缘模糊，基底不净，荧光素着色阳性，具有发展趋势或发展迅速者，均属于此类范围。本病多因肝经风热，或肝胆火炽，或湿热熏蒸等导致。

2. 静翳　凡黑睛混浊，表面光滑，边缘清楚，基底干净，荧光素着色阴性，病理变化相对静止的，均属于此类范围。又称其为“宿翳”。其中，翳菲薄，须在聚光下方能察见者称“冰瑕翳”；翳稍厚，在自然光线下可见者称“云翳”；翳较厚，一望则知者称“厚翳”；若翳与黄仁粘着者称“斑脂翳”。

这些表现均为黑睛疾病痊愈后结成的瘢痕翳障，常兼有津液受灼，气血失调的病机。

3. 聚星障　指黑睛骤生多个细小星翳，散在如云雾状，或排列如树枝状，或如地图状，或向深层发展团聚如圆盘状，白睛红赤，畏光流泪。本病多因机体抵抗力下降，风热或风寒之邪入侵；或肝火炽盛，上攻于目；或湿热痰火，熏灼黑睛；或热病伤阴，虚火上炎引起。

4. 凝脂翳　指黑睛生翳，如凝脂样肥浮脆嫩，发展迅速，黄液上冲。若翳色淡绿，黑睛迅速溃烂，黄液量多，遮满瞳神，白睛混赤臃肿。本病多因黑睛受伤，风热邪毒侵伤乘入，致热毒炽盛而成；或聚星障等迁延不愈，复加邪毒侵袭，转化为本病。

5. 湿翳　指黑睛出现圆形或椭圆形翳障，色黄暗，表面如腐渣样物堆积，逐渐向四周发展，眵泪黏腻，白睛混赤。本病多因湿邪外侵，或湿郁化热，湿热（湿重于热）上熏，蒸灼黑睛所致。

6. 混睛障　指黑睛深层呈现灰白色混浊，同时赤脉从黑睛四周侵入，排列如梳。此多因肝经风热或肝胆热毒蕴蒸于目，蒸灼津液，气血不和，瘀血凝滞而成。

7. 蟹睛　指黑睛溃破，黄仁自溃口脱出，状如蟹眼。本病多因肝胆火炽，邪毒炽盛，腐蚀黑睛，以致溃破，黄仁绽出而成。

8. 撞刺生翳　指异物入目，伤及黑睛，遗留灰白色的翳障。其多为外伤所致。

9. 偃月障　指黑睛上缘发生灰白色混浊。本病多为年老体虚，肝气不足，肺金乘克肝木所致。

10. 黑睛形状异常　黑睛形状大小异常，或比正常大，或比正常小，多为先天异常所致。

（六）瞳神病变

1. 瞳神疾病如瞳神散大、缩小或变形、变色，或外观如常而视力障碍等，皆属内障眼病，常因脏腑内损，真元耗伤，精气不能上奉于目所致，多属虚证。但亦可由热毒火盛，痰湿郁滞，窍道闭塞；或肝风上冲清窍；或外伤破损所致。

2. 瞳神紧小　指瞳神紧缩，甚至小如针孔，失去展缩功能，伴见神水混浊，红赤疼痛，视力下降。本病多因风热之邪外袭；或湿热内蕴，内外合邪，上攻于目；或风湿热邪，流窜经络，上扰目窍所致。

3. 瞳神干缺　指黄仁与晶珠粘着，致瞳孔失去整圆而呈梅花或锯齿状。本病多因患瞳神紧小症，实热之邪久留不解，耗损津液，阴伤邪留，虚实夹杂；或劳思焦虑，酒色过度，肝肾阴亏，虚火上炎所致。

4. 绿风内障　指瞳神散大，色呈淡绿，眼胀欲脱，眼硬如木，视力急剧下降，头痛呕吐。本病多因情志不舒，郁久化火，肝胆风火上扰；或脾胃虚寒，肝气乘脾，浊气上泛，以致眼孔不通，玄府闭塞，气血不和，神水瘀滞而成。

5. 黑风内障　指瞳神散大，眼胀眼痛，时有呕吐，视力下降，病势较缓和。本病多素有头风痰火，复因房劳伤肾，肾精亏虚；或肾阴不济肝阴，肝阴不足，肝阳上亢，气血失和，神水瘀滞而成。

6. 青风内障　指瞳神内微混，呈淡青色，如青山笼罩淡烟，视力日渐减退，视野日渐缩小，眼珠逐渐变硬。本病多由抑郁忿怒，肝气郁滞，化火生风；或劳瞻竭视，肝肾阴亏，气机不畅所致。

7. 乌风内障　指瞳神内气色昏暗，如暮雨中之浓烟重雾，视力日渐模糊，终致不见三光。本病多因七情内伤，嗜欲太过，阴精内损，阴不制阳，肝风上扰所致。

8. 黄风内障　指瞳神散大难收，气色混浊不清，而呈淡黄色，神光欲绝。本病多因绿风内障失治，肝胆风火上扰，耗损瞳神，蒸灼神膏而成。

9. 瞳神散大　指瞳神开大，不能敛聚，阳看时亦不能变小。本病多因七情内伤，精气不敛；或过食辛辣刺激，恣食烟酒，积热生火，耗伤气阴；或痰火上攻所致。久病见瞳神散大，为肾竭将亡之兆；暴病见瞳仁散大，多为中风之险；散大不收为濒死之讯。

10. 重瞳证　指单眼瞳神区内有两个或两个以上的瞳仁，大小不等，形态不一、阳看则小、阴看则大、展缩如常。多因胎儿眼目发育异常，与生俱来，亦有手术所致者。

11. 两侧瞳神不等大　若一侧缩小或散大，为气机逆乱，阴阳失调重证；若双侧皆缩小，是中风闭证的征兆；双侧皆散大，又为中风脱证的标志；瞳神由小变大，为病情由闭转脱之兆；凡瞳神散大，病必见凶，多有瞬息之变；如在瞳神发生变化的同时，还伴有目光晦暗，眼球呆滞和视物涣散，则为失神之兆，预后更为不佳。

另外，临床上见瞳神紧小者，为梅毒、糖尿病、结核、麻风的预兆；瞳神缩小如针尖大小者，为中毒之兆；瞳神不圆，双侧不等大者，又为颅脑肿瘤的信号；颅脑疾患中如瞳神对光反射迟钝，为危笃凶兆；瞳神左右震颤为神经衰弱；瞳神开缩急速为神经过敏。

12. 血灌瞳神　指瘀血积于瞳神下方或全掩瞳神，或瞳神内隐隐透见一点殷红或暗红色。本病多因外伤撞击或针拨内障等，伤及黄仁血络，血溢络外，积于瞳神；或因肝胆火炽，迫血妄行，血络破损，灌入瞳神。

13. 圆翳内障　指瞳神之内，晶珠混浊如银白色，形状整圆。如病变早期，混浊仅呈枣花、锯齿状者，则称为“枣花内障”。本病多见于老年患者，多因年老体衰，肝肾不足，精血亏虚，目失濡养；或脾胃虚弱，运化失常，清气不能上升，精微不能营养于目所致。

（七）眼内病症

1. 玻璃体

（1）眼内有炎性病变或病史，玻璃体内出现尘埃状混浊者，多为湿热蕴蒸。

（2）眼内有出血性病变或病史，或有外伤史，玻璃体内出现片状、条状混浊者，多为气滞血瘀。

（3）眼底呈退行性改变，玻璃体内出现棉絮状或蝌蚪状混浊者，多为肝肾不足或气血虚弱。

2. 视乳头

（1）视乳头充血隆起，颜色鲜红，边缘模糊者，多为肝胆实火；或肝气郁结，郁久化火；或兼气滞血瘀所致。

（2）视乳头颜色淡白或花白，生理凹陷扩大加深者，多为肝肾不足；或脾气虚弱，气血不足。但是，也有虚中夹实者。

（3）视乳头血管屈膝，偏向鼻侧，或有动脉搏动者，多为阴虚阳亢，肝风上扰；或痰湿内阻所致。

3. 视网膜血管

（1）血管粗大充血伴有渗出物或出血者，多为血分有热。

（2）血管痉挛，动脉变细，反光增强，或动、静脉交叉处有压迹；或黄斑部有螺旋状小血管者，多为肝肾阴虚，阴不潜阳，肝阳上亢所致。

（3）血管阻塞：发生在动脉者，表现为动脉显著变细如铜丝状，距乳头不远即消失，多为情志不遂，肝气上逆，以致玄府不通，脉络闭塞。发生在静脉者，表现为静脉怒张弯曲，甚或呈节段状，多为阴虚阳亢，脉络瘀阻；或肝火上炎，火灼脉道所致。

（4）血管细小，伴有眼底退变者，多为气血不足，目失濡养所致。

4. 视网膜出血

（1）视网膜出血：颜色鲜红，呈火焰状者，病情相对较轻；呈片状、团状，位于深层者，病情较重；若出血量多，充满玻璃体，眼底不能窥及者，病情更重。皆为血溢脉外所致。其因甚多，如心肝火热，蒸迫脉道，血液妄行；或肝肾阴虚，阴不潜阳，肝阳上亢，肝失藏血；或气血瘀滞，瘀血未去，新血妄行；或外伤脉道等所致。

（2）若出血陈旧，血色暗红，多为气机不利，血凝不行，气血瘀滞之象。

（3）若血液机化，组织增生，亦为气滞血瘀或痰湿郁积，凝积不散所致。

（4）若反复出血，新旧夹杂，或有新生血管，多为阴虚火旺，虚火上炎；或脾气虚弱，统血失权；或虚中夹瘀，虚中夹邪，正虚邪留所致。

（5）若出血仅局限于黄斑部，常见于中度以上近视和黄斑部盘状变性的患者。多因劳瞻久视，耗损肝阴，肝失藏血；或脾气虚弱，统血失权所致。

5. 视网膜渗出物

（1）视网膜出现新鲜渗出物，多为肝胆湿热或热郁血分所致；较为陈旧者，多为肝肾不足兼有气滞血瘀或兼痰湿郁积所致。

（2）若视网膜呈弥漫性水肿，多为脾肾失调，水气上泛所致，常见于肾炎患者。

（3）视网膜出现萎缩退变，多为肝肾不足，气血虚弱。

6. 黄斑部

（1）黄斑部渗出水肿，多为肝气犯脾，脾失运化，水湿停聚；若水肿消退，遗留渗出物，则多为气血失和，气血瘀滞。

（2）如果新鲜渗出物与陈旧渗出物相互夹杂，多为阴虚火旺所致。

（3）渗出物较为陈旧，或有色素沉着，或黄斑囊样变性者，多为肝肾不足所致。

（八）眼位改变

1. 突起睛高　指单侧眼珠突高胀起，转动受限，白睛浅层臃肿。多因风热火毒，脏腑积热，上攻于目；或因头面疖肿、丹毒等邻近病灶，邪毒蔓延至眶内所致；眼珠进行性突出，多为眶内肿瘤所致。

2. 鹘眼凝睛　指双侧眼珠突出，如庙堂凶神之目，红赤如鹘眼，凝视难以转动。多因情志失调，肝气郁结，郁久化火，火热上炎，目络涩滞；或因郁久伤阴，心阴亏耗，肝阴受损，以致阴虚阳亢所致。

3. 珠突出眶　指眼珠骤然突出，轻者含于睑内，重者突于眶外，怒吼呕逆时加重，仰头平卧时减轻。多因暴怒气悖、高声吼喊、低头进气等以致气血并走于上，脉络郁滞所致。

4. 物伤睛突　指眼珠突出，胞睑青紫肿胀，有明显外伤史。多因眶骨骨折，眶内软组织受伤，或针刺眼周穴位及球后注射时，误伤血络，血溢络外，停于眶内所致。

5. 膏伤珠陷　指眼珠向后缩陷。多因色欲过度，肾精过耗；或嗜食辛燥，耗津灼液；或误伤眼眶经络，出血过多，瘀血内停，血液机化，牵引眼珠向后缩陷所致。

6. 口眼㖞斜　指口眼偏斜一侧。多因正气不足，经脉空虚，风中经络，经隧不利；或痰湿内蕴，复感风邪，风痰阻络；或中风后遗，气虚血滞，脉络瘀阻；或头面外伤，经络受损等所致。

7. 辘轳转关　指双眼目珠不自主地向左右，或向上下如辘轳样不停地、有节奏地颤动或旋转不定。多因腠理不固，风邪外袭；或肝血不足，阴不制阳，肝风内动；或先天不足，眼珠发育不全，视力高度障碍引起。

四、现代研究进展

（一）理论研究

中医目诊历经几千年的发展，有着自己深厚的理论基础。《黄帝内经》开系统论述目诊之先河，该书详细地阐述了目与五脏、六腑、经络、气、血、津液、精、神之间的密切联系。该书虽然没有设立目诊专篇，但是散见于各篇中有关目诊内容的精彩阐述，奠定了中医目诊的理论基础。

五轮学说和八廓学说是传统中医目诊的重要理论。五轮学说认为，眼部五轮对应脏腑，通过观察眼部五轮的变化，可以诊察相应脏腑精气的情况。正如《审视瑶函》一书中写道："夫目之有轮，各应乎脏，脏有所病，必现于轮。如肝有病则发于风轮，心有病则发于血轮，肾有病则发于水轮，脾有病则发于肉轮。"五轮学说现仍为当代医家所重视，并运用于临床。八廓学说有别于五轮学说，它首先明确了眼的八个方位与脏腑之间的密切关系。在临床运用中，主要是通过眼睛的八个方位观察白睛上细微脉络的变化，以此判断内在脏腑及全身各部位的病变情况，从而辅助诊断，为辨证施治提供可靠的依据。由于历代医家对八廓的命名及其脏腑配属均存在争议，甚至相互矛盾，给后世医家临证带来了困扰，导致八廓学说并没有完全在临床上推广使用，甚至一度被认为没有太大的临床指导价值。

现代学者在古籍文献研究基础上，结合各自的临床经验，进一步发展了目诊理论，取得了一些新的成就。著名眼科专家陈达夫将传统中医理论与现代医学知识相结合，创造性地提出视神经、视网膜、虹膜、睫状体以及睫状小带属足厥阴肝经，视网膜黄斑区属足太阴脾经，脉络膜属手少阴心经，玻璃体属手太阴肺经，房水属足少阳胆经，眼中一切色素属足少阴肾经，从而建立了内眼结构与六经相属的学说。邱礼新以中医理论为指导，结合陈达夫先生的六经辨证思路，提出了"内五轮假说"，推动了五轮学说的局部辨证发展为眼内的微观辨证，用以指导眼科临床。辽宁中医药大学彭静山在继承传统八廓主要定位于白睛上，进一步扩大到外围眼眶，用后天八卦把眼部分成八个区，分别配属脏腑，用于诊断疾病，并结合经络学说创立了眼针理论。赵廷富以五色入五脏理论及目与脏腑的关系为基础，提出了眼疾五色诊治理论。李国贤以传统中医目诊为基础，结合微循环理论，在临床上观察球结膜血管改变、报伤点、出血点、出血斑、网状畸形以及眼周皮肤等总结出了"血瘀证目征"理论。王今觉以华佗经典"望目"诊断为基础，总结了古今有关"望目"的理论和经验，在长期的临床实践中，形成了独特的"望目辨证"理论、方法和经验。此外，生物全息理论、虹膜诊断理论也极大地丰富了目诊理论。不断丰富的目诊理论，有利于构建中医目诊完整的理论体系，从而使中医目诊更好地服务于临床。

（二）临床研究

中医目诊的临床运用，由来久矣。传统中医目诊主要通过诊察眼睛的神、色、形、态和询问眼睛不适感觉及功能情况，以及触按胞睑皮肤有无压痛、硬结、肿块，肿块的软硬度及是否与皮肤组织粘连等来辅助中医辨证及诊断疾病。由于历史的局限性和科技的发展水平，传统中医目诊主要是观察外眼（尤其是白睛和黑睛）的结构、形态和功能来进行疾病的辨证和诊断。其中，壮医目诊的临床研究尤为突出，其归属于中医目诊的范畴。壮医目诊认为，巩膜上有可以反映人体组织器官的讯号分区标记，每个分区内不同的异常讯号可以反映同一组织器官不同的疾病。壮医目诊可用于糖尿病、消化性溃疡、乙型肝病毒性肝炎、高血压、甲状腺功能亢进症、子宫肌瘤等疾病的辅助诊断。朱红梅利用壮医目诊，借助放大镜观察眼睛上脉络的细微变化来诊断糖尿病。宋宁等利用壮医目诊观察了150例消化性溃疡患者的眼征，结果发现消化性溃疡患者白睛消化区出现异常血管，且有血管走向、弯曲度、色泽及斑点的异常改变。谭俊等采用壮医目诊法对150例经乙型病毒性肝炎5项及肝功能血液生化检查确诊的患者，观察其乙型病毒性肝炎阳性眼征率。结果发现目诊阳性征与生化检查的符合率是：大三阳：黑睛84.6％，白睛89.2％；小三阳：黑睛87％，白睛89.4％。该研究结果说明了乙型病毒性肝炎患者阳性眼征的出现具有极高的诊断参考价值。黄莉对32例高血压患者在壮医目诊中，同时使用裂隙灯显微镜观察眼睛。研究结果表明，在目诊中利用裂隙灯显微镜可早期发现高血压并发症，这对疾病的早诊断、早治疗具有重要意义。朱红梅运用壮医目诊观察甲状腺功能亢进症患者白睛、黑睛的变化38例，发现有眼阳性指征者32例，诊断符合率达84.2％。有研究称壮医目诊可用于子宫肌瘤的初步诊断，当子宫发生病理改变时，反映到眼部的巩膜上生殖反应区会出现相应的蛇行状或蝌蚪状脉络。

此外，彭静山将眼球划分为八个经区来诊断全身性疾病（内容见前文），此诊法目前主要用于神经系统、心血管系统、生殖泌尿系统中的大多数疾病，以及胃病、胆囊炎、胆道蛔虫、肝炎、消化不良、肛门疾病、腰腿疼痛、头面五官疾患等。彭老还在该诊法的基础上发展成了眼针，通过针刺眼八区十三穴，治疗全身各相应脏腑的疾病。

王今觉通过观察双眼白睛特征、白睛络脉特征及变化，以诊断全身疾病证候。王今觉独特的“望目辨证”理论、方法，属于全身全息诊断，不是针对单纯的眼科疾患，可用于全身性疾病的辨证和诊断，如妊娠恶阻、胸痹、鼓胀等。

这些临床研究表明，中医目诊具备简、便、廉、验、达的优势，对某些疾病的诊断具有特异性，应当进一步继承中医目诊的理论、方法，使其更好地服务于临床。

科技的进步，眼检查设备的蓬勃发展，使现代中医目诊的临床运用更加广泛、深入。医者可以通过检眼镜、眼底照相机、激光扫描眼底镜、眼底荧光血管造影、吲哚菁绿脉络膜血管造影、视网膜断层扫描仪、偏振激光扫描仪、光学相干断层扫描仪等现代眼检查设备获取高质量、多维度的眼底图像，从而深入地剖析内眼的组织结构及血管构成情况，为疾病的辨证和诊断提供可靠的依据。获取的各种眼检查数据结果，不仅可用于眼科疾病的诊断，还可用于全身性疾病的诊断。研究表明，糖尿病、高血压、慢性肾脏病、脑卒中、肝硬化等全身性疾病均会出现眼底的病理性改变。因此，通过对眼底的诊察，可以辅助诊断全身性疾病，监测病情，为疾病预防（中医称为“治未病”）服务。

此外，现代中医目诊，在继承传统中医目诊的基础上，尝试与计算机科学相结合，构建中医目诊数字化体系。目前，有学者进行了相关的探索。针对白睛特征：朱贵冬在王今觉“望目辨证”理论下，构建了“望目辨证”数字化实验系统，是解决中医“望目辨证”诊断数字化关键技术上的首次探索。朱会明等运用仿生模式识别及计算机图像处理技术，研发了一种可穿戴的中医肝病智能目诊系统。该系统主要由眼部图片自动采集、图谱智能生成设备及数字化诊断系统两部分构成。程修平基于彭氏眼针观眼识证理论使用微循环图像分析系统采集中风病恢复期患者的白睛络脉量化资料，并结合临床资料构建中风病恢复期气虚血瘀证的证候诊断模型，评测诊断模型预测证型的准确性及筛选气虚血瘀证的特征变量，为中风病的辨证提供更高效、准确的方法和依据。针对黄仁特征：穆珺等基于中医目诊的虹膜特征分析为出发点，以虹膜仪采集图像为对象，研究并提出了一种基于中医目诊的虹膜定位算法，主要是采用基于灰度阈值估计的方法得到瞳孔中心大致位置，再进行改进的霍夫变换，得到虹膜内边界的定位结果，然后采用K均值聚类估计虹膜区域的大致范围，并以此构造初始轮廓，利用主动轮廓模型得到虹膜的外边界，从而避免由于图像畸变而引起霍夫变换失效的问题。文毅借助虹膜仪采集受试者的虹膜图像，从虹膜特征的提取、描述与表达、分析开展了中医目诊数字化的临床研究。董飞侠等利用电子虹膜镜采集了150例慢性肾脏病患者的虹膜图像，结果发现虹膜改变定级与慢性肾脏病分期相关性呈正相关，与中医证型演变呈正相关。研究结果表明，虹膜镜对诊断早期慢性肾脏病有重要的意义。戴宗顺等利用虹膜诊断仪采集了150例慢性肝衰竭患者的虹膜图像，分析了患者虹膜特征与中医证型的相关性。建立了虹膜诊断判别模型，训练样本回代法示阳黄证判别符合率66.7%，阴黄证为60.0%，阴阳黄证为70.0%，3种证型判别的总符合率为65.6%。针对视衣、目系特征：李翔等研究发现，糖尿病眼底体征与中医证素具有关联性。具体为：水肿与气虚血瘀水停相关，渗出与气虚湿聚痰凝相关，微血管瘤以及出血与气虚血瘀相关，黄斑前膜与肾阳虚衰相关。廖林丽等研究表明，病性证素“湿”与慢性肾脏病患者黄斑中心凹下脉络膜厚度具有相关性，差异有统计学意义（$P<0.05$）。研究结果表明，黄斑中心凹下脉络膜厚度的大小对病性证素“湿”的判定有一定的贡献度，可用于病性证素“湿”的判断。李新宇等研究发现，肝硬化患者不同中医证型，其眼底体征有区别，差异有统计学意义。具体为：实证组患者的眼底改变以眼底血管管径改变为主，虚实夹杂证组的眼底血管形态改变最为显著，虚证组的眼底改变种类最多。研究结果表明，眼底体征可用于肝硬化患者不同中医证型的判断。

目前，中医目诊数字化的研究尚处于起步阶段，随着中医目诊与计算机科学的交叉融合发展，未来中医目诊可以形成如舌诊、脉诊一样既有系统理论又有临床支持的研究成果，从而作为中医四诊方法的重要补充，为临床疾病的诊断和预测提供可靠依据。

中医目诊是中医诊断学的重要组成部分，通过诊察眼睛的变化，可以探究人体脏腑、气血、阴阳的变化。中医目诊历经千年的传承，有着深厚的理论基础，丰富的临床实践，为人类疾病的诊断和病情预测作出了不可磨灭的贡献。然而，中医目诊在当代的传承依然存在着一些问题。一是中医目诊理论方面：目前，中医目诊尚未建立完整的理论体系，现有的一些理论在临床上并不适用。

如临床经常用到的“五轮学说”即存在脏病未必都现于轮上，轮脏也未必是一一对应的问题。在临床中，从脏器患病到眼睛上出现病理改变有一个过程，人的体质、生活环境、饮食习惯不同，病种有异，过程自然也不同。有的疾病信息，可以早于临床症状出现，观目诊察这类疾病时往往可以收到“见微知著”的效果；而有的疾病在临床症状和体征都十分严重了，眼睛仍没有变化，望目诊断也就没有太大的意义。二是文献资料整理上：我们对古人中医目诊经验往往整理有余，提升不足，古人经验的科学性很难把握，以致临床实际运用的价值并不大。在总结古人经验时，又偏重名著经验的整理，忽视了医案中目诊资料的收集与分析。三是临床运用上：虽说目诊的临床运用领域不断扩大，但大多数是散在的、零星的运用，个案居多，并没有建立多中心、大样本的临床运用平台，导致中医目诊的理论、方法很难在临床上得到广泛地推广。因此，中医目诊在当代要实现新的发展，既要认识到自身所处的优势，又要正视目前存在的问题，加快构建中医目诊完整的理论体系和临床运用系统，同时，顺应时代发展潮流，推动中医目诊数字化发展方向，这样才能取得新的发展，收获新的成就。

【附】虹膜诊断法

一、概念与原理

通过检查双眼虹膜以确定人体组织器官病损及其功能紊乱的诊断方法，称为虹膜诊断法。

虹膜在五轮八廓中属于风轮，内应于肝，又称为风廓，内应于胆；瞳神（瞳孔）属于水轮，内应于肾，又称为水廓，内应于膀胱。故虹膜的特征性改变能反映肝、胆、肾、膀胱等脏器的生理病理情况。

虹膜是眼的重要组成部分，手足三阴三阳经多直接或间接地与眼睛有联系。又目为肝之窍，目与肝的关系更为密切，在眼科六经辨证中，肝主筋，虹膜属足厥阴肝经所主。故诊察虹膜能反映脏腑情况，尤其能反映肝脏的情况。

虹膜是人体血管最丰富、最敏感的部位之一。虹膜由脉络血管组成，是微细血管宗聚之处，是微循环的缩影，并且虹膜有丰富的神经纤维与中枢神经相通。故虹膜能较早反映机体内在的器质性病变，是全身性疾病的报警器。

二、诊察方法

诊察虹膜时，需借助放大镜、眼科显微镜、摄影检查、偏振光装置或彩色录像系统等设备进行检查，其放大能力以 30～50 倍者为佳，以观察虹膜的颜色、斑点变化及纤维形状等。医学影像技术的发展，现在有专门的虹膜仪用于虹膜图像的采集。

1. 虹膜体形的划分　从虹膜的内侧向外侧方向将虹膜划分成 7 个同心环，每环都有代表性，称为“同心环定位”（图 1－35）。按 Vega 氏法从中心到周边（从瞳孔到睫状体虹膜外缘）由 6 个圆圈划分 7 个环，标志 7 个虹膜功能带。

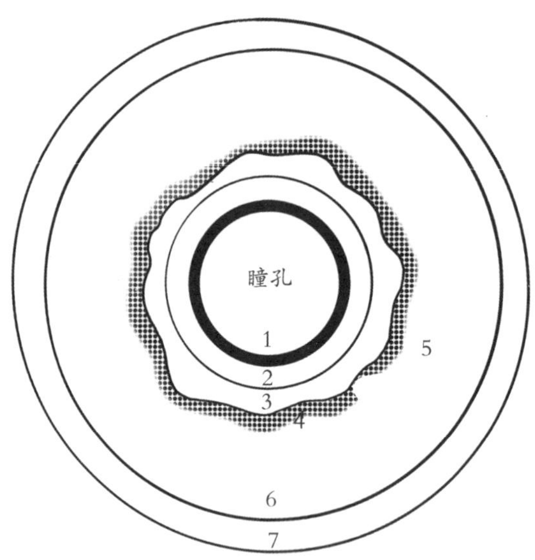

注：1. 代谢区域及动眼神经副交感神经系统投影环；2. 消化区域——胃功能环；3. 消化区域——肠功能环；4. 虹膜卷缩轮——交感神经系统环；5. 体循环及淋巴结系统环；6. 器官投影节段（某些消化结构除外）；7. 周边血管结构环和皮肤投影环

图 1－35　Vega 氏同心环图（左右眼一致）

（1）代谢环和副交感神经系统投射环，此环存在时，全部器官的主要功能完整，提示虹膜其他对应点的疾患属良性；环的色变或退色意味着神经系统失调。

（2）消化区域——胃功能环，代表胃功能。

（3）消化区域——肠功能环，是大肠、小肠的投影处。

（4）虹膜卷缩轮，展示交感神经系统和较大的代谢功能紊乱（本区域隆起或变色）。

（5）体循环和淋巴系统的投影环，位于睫状部虹膜的最内侧。

（6）睫状部虹膜划分为内、外两环，内环占2/3，与各器官节段投影相对应。

（7）外环占1/3，是周边血管结构及皮肤的投影处。

2. 节段定位　每侧眼球整个睫状部虹膜上可划分为16个节段，每节段分别代表相应器官的投影（图1－36）。近12点钟处为颈顶节段，右眼9点钟处、左眼3点钟处各为心脏节段，左右两眼虹膜分别表示躯体各半侧的对应器官。

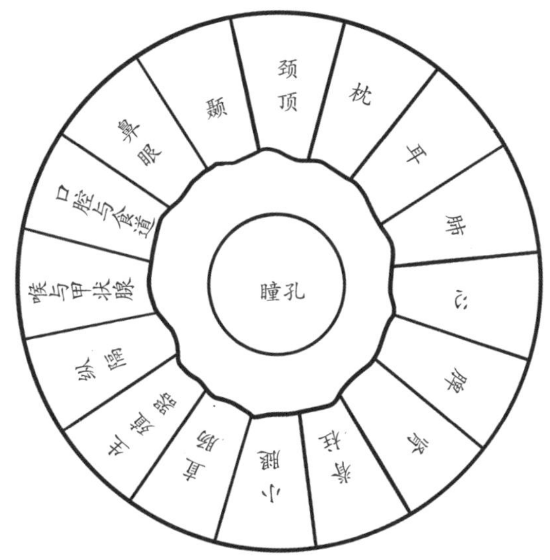

注：Gaston Verdier定律：两侧相应的器官节段可以交叉投影。例如：位于右眼虹膜6点钟处的斑点能提示左上肢的紊乱，位于左眼虹膜5点钟处的斑点能提示右肾的损害。

图1－36　Vega氏虹膜节段定位图（左眼，右眼相反向）

三、诊法特色与临床意义

虹膜的特征性改变对疾病的诊断具有重要意义。据报道，虹膜特征性改变常于其他临床证候发生之前的几个月甚至几年前就出现了。疾病的病理信息一般约15天可反映到虹膜上，证实了初病入络的观点。中枢神经系统通过它的网状结构，不断向虹膜纤维传递它所获得的来自机体各部位的信息。虹膜就像一个信息接收站和反应区，不断地接收、反应身体各个器官通过各种神经系统传导的信息。如与肺部位置相对应的虹膜上出现深色虹膜纤维，是慢性支气管炎的征象；与肝胆相对应的虹膜上出现小斑点，表明患有慢性肝炎；与肠道相对应的位置出现三角形的深色纤维，表明患有结肠炎。

1. 毒性斑点　指位于虹膜网状结构面上的斑点颜色深，其外观为边缘清晰的多角形。毒性斑点的出现，表示一个暂时的中毒状态，如环境污染中毒、烟草中毒、酒精中毒和滥用药物等。当其以遗传形式出现时，则见于银屑病、心血管疾病和癌症。

2. 色素沉着　指斑点呈色素颗粒状堆积孤立地散在于虹膜纤维表面。如色素淡黄，表明化脓性感染；色素暗黄，表明中毒；外表绿色，表明结核病或铜绿假单胞菌疾病；色素极深，表明恶性疾病（或疾病性质险恶）可能，尤其呈海胆形态时；红色色素，意味着出血，如果呈小洼状密集于虹膜面，说明出血仍在进展。

3. 黑点　可见于任何部位，形状大小不一，颜色可深可浅。如冠心病、心肌梗死、风湿性心脏病等。

4. 黑线　多呈放射状排列，颜色可深可浅。慢性肾炎患者在肾上腺或肾区多见；咳嗽胸痛患者在肺部、肋部可见；腰腿痛者在腰背部或腿膝部常见。

5. 缺损　以虹膜上方缺损多见。许多颅脑外伤患者或脑供血不足者有此表现。虹膜上的缺损较浅，颜色呈浅黑色，表现病程短，症状轻；虹膜上的缺损较深，颜色呈深黑色，表示病程长，症状重。

6. 苍白　虹膜上出现大小不等的苍白区，提示有急性炎症。如在膀胱、尿道区出现，多见于尿路感染；如靠近外周出现苍白点，多为淋巴结炎。

7. 窝孔　亦即隐沟，为形态不一、大小不等的凹陷。散布于虹膜各个区域，见于多个器官的损害或慢性贫血的患者，少数属先天性缺陷。

8. 白环　老年人在虹膜周围出现一圈乳白色或灰暗色的环，俗称老年环。如果单独出现于上部臂区，多为脑部供血不良。如见于高血压、动脉硬化或低血压患者，常见有头晕、头痛的症状。

9. 卷缩轮　正常人卷缩轮靠近瞳孔，纹理均匀而纤细，病变时此轮明显增粗、扩大，状若蔷薇花环，俗称花环扩大。此征为有毒物质刺激所致，常见于腹腔炎症如急性肝炎、慢性浅表性胃炎、慢性结肠炎等。若仅见十二指肠区出现纤维增粗，多为十二指肠球部溃疡。

10. 收缩圈　亦称神经圈或惊恐圈。为靠近虹膜外周边缘可见到1～2个白色的不完整的圆圈。多见于曾遇交通事故、创伤或受恐吓者，表现为精神紧张、焦虑、恐惧等。

11. 虹膜异常　左眼虹膜出现异常变化，说明右半身某处出现了病变；右眼虹膜出现异常变化，说明左半身某处出现了病变；如果双眼虹膜都出现异常，则说明人体的中间部位或两侧都出现了病变。

12. 虹膜黄染是肝炎和黄疸的表现；虹膜上出现褐色斑点，在小儿多为肠蛔虫病；虹膜上有细血管瘀血，多见于高血压动脉硬化患者。

四、现代研究进展

西方虹膜诊断学起源于19世纪。匈牙利医生Ignatz von Peczely根据多年的研究和实践，在虹膜上划分出与人体相对应的三十多个区域，建立了第一张完整的虹膜图（Iridology Chart）。此后，德国人Gaston Verdier又进行了大量研究，将30多个区域进一步细分为160个映射点，并绘制了“Vega氏虹膜分区表”。20世纪70—80年代，虹膜诊断理论逐渐形成。法国学者Fragnay等通过对6 000只眼睛的观察分析，进一步肯定了虹膜诊断的应用价值，并著成《虹膜诊断学》一书，使之成为一门新的分支学科。

自西方虹膜诊断学诞生，已有百年的历史。经过近百年的发展，西方虹膜诊断学已经形成了比较完善的体系。中医常道：“有诸内者，必形诸外”，西方虹膜诊断学与中医诊病思想具有相通之处，可将虹膜诊断归属于中医望诊（目诊）的范畴，通过对虹膜的诊察，可用于疾病的诊断和辨证。目前，我国学者针对虹膜诊断开展了相关的研究，并取得了一些成就。

参照美国Jensen大夫的虹膜定位方法，杨文辉等在中国人的虹膜上验证了350例门诊及住院患者，结果显示：在323例心脏、胆道、肝、胃、肠道、泌尿系疾患和痔疮、咽炎患者中，有276例在虹膜相应部位出现异变，其诊断符合率达85.5％。李建平将西方虹膜学的成果与中医学理论相结合，创立了通道阻塞论、毒素沉积区域论和整体调理理论，形成了虹膜辨证与亚健康状态干预应用理论体系。韩萍等运用上工瑞泰LG-D1虹膜检测仪采集了420例疲劳性亚健康状态人群的虹膜图像，依据虹膜定位图及相关理论对其表现特点进行分析。研究发现疲劳性亚健康状态人群的常见的中医证型与其虹膜表现之间存在一定的相关性，具体为：肝郁脾虚证与卷缩轮紧缩、肠环狭窄呈正相关；肝气郁结证与钠环呈正相关，与皮质代谢环呈负相关；肝火炽盛证与压力环呈负相关；肝胃不和证与卷缩轮无活力和结缔组织型虹膜纤维呈正相关，与肠环色重和忧虑型虹膜纤维呈负相关；脾虚湿阻证与神经源型虹膜纤维呈正相关；心脾两虚证与过大瞳孔和蓝环呈正相关；肝肾阴虚证与过大瞳孔呈正相关；脾肾阳虚证与色素斑和钠环呈正相关；痰热内扰证与过大瞳孔呈正相关；肺脾气虚证与酸性刺激环呈负相关；湿热蕴脾证与卷缩轮紧缩和卷缩轮薄及缥缈呈正相关；脾气虚证与压力环呈正相关；湿热内蕴证与多形腺体型、结缔组织型虹膜纤维呈正相关，与忧虑型虹膜纤维呈负相关；肺气虚证与卷缩轮薄及缥缈呈正相关；肾阳虚证与胃环异常呈负相关；气阴两虚证与卷缩轮无活力呈正相关，与老化弧呈负相关。董飞侠等采用Mikky公司DC-106型电子虹膜镜观察了150例慢性肾脏病患者的虹膜病变点出现率、病变程度量、颜色深浅量。研究发现，虹膜改变定级与慢性肾脏病肾功能分期相关性呈正相关，与中医证型演变呈正相关。刘秀芬等回顾性分析了虹膜眼诊1 200例的临床资料，研究结果表明虹膜眼诊是一项准确、方便、经济实用的诊断疾病的方法，对疾病的前瞻性研究和预防性诊断有着广阔的运用前景。黄艳收集114例肝郁证作为受试者，分为气滞组、阴虚组、阳虚组，另设对照组，并利用虹膜检测仪拍摄受试者的虹膜图像，研究结果表明气滞组和阴虚组在30岁以上各阶段证候积分显著高于30岁以前，中年组和老年组无差异；而阳虚组症候积分随年龄的增长而增加；肝郁气滞证与卷缩轮紧缩、肠环狭窄和裂纹，肝郁阴虚证与过大瞳孔、裂纹，肝郁阳虚证与色素斑、钠环分别呈显著正相关。

此外，当代虹膜诊断，在继承传统虹膜诊断的基础上，与计算机科学相结合，尝试构建计算机辅助虹膜诊断系统。针对虹膜诊断数字化的研究，我国学者也开展了相关的研究。如穆珺等基于中医目诊的虹膜图像特征数字化表示的需求，设计了针对虹膜颜色特征、密度特征、基于卷缩轮/瞳孔的特征、线条、阳光放射沟特征、斑块、坑洞的特征描述和表示方法。初步实验结果显示，该方法能较有效地支持虹膜图像特征的表示和度量。蔡昂等设计了基于虹膜角点密度和瞳孔大小的健康检测系统，研究结果表明，该系统具有很好的性能，可用于大众人群健康的初步检测。何家峰等根据虹膜诊断特点，从虹膜图像的采集、分析、软件设计，进行了计算机辅助虹膜诊断系统的研发工作。马琳等设计了一款自动虹膜诊病系统，该系统由虹膜图像处理、虹膜智能化诊病机制、虹膜诊病知识与诊断标准数据库、专家指导机制四大部分组成。同时，该研究还通过该系统进行了虹膜诊断的相关实验，取得了理想的效果。王巍等采用图像处理技术对虹膜图像进行定位，提取虹膜图像，并进行图像的归一化处理，用多通道 Gabor 滤波、二维小波变换等纹理分析法提取虹膜特征进行病理特征分析，通过分析比较虹膜异常特征以实现计算机辅助诊断人体病证。赵晨旭运用数字图像处理技术，对虹膜定位和纹理等特征进行提取，并在此基础上，结合图像采集硬件和虹膜诊断学理论搭建了虹膜辅助诊断系统。张宽设计了基于 FPGA 的虹膜图像采集系统，并实现了虹膜图像数据采集与传输的功能。于婧、朱立军也针对虹膜图像特征，运用图像识别技术，设计相关机器学习算法，进行了虹膜诊断数字化的研究。

既有的临床实践证明，虹膜诊断法是一种简单、快捷、有效的诊断方法，对某些疾病的诊断、辨证具有特异性。在当代的临床实践中，我们应当将西方虹膜诊断学与中医基础理论有效地结合起来，充分发掘虹膜诊断法在临床的运用价值，构建有中国特色的虹膜诊断临床运用图谱。同时，中医诊断数字化发展是当今时代的热潮，虹膜诊断作为中医望诊的一部分，也要探索数字化发展道路，构建虹膜诊断数字化系统，和其他四诊资料有效地结合起来，为中医的诊断、辨证服务。

第七节 望耳

一、概念与原理

望耳是通过观察耳廓的位置、大小、厚薄、形态、颜色、血管及其他“阳性反应物”（如皱折、丘疹、脱屑等）的变化；或用特制染色液进行耳穴染色以观察耳穴的颜色变化等来预测、诊断疾病和判断预后的方法。望耳最早见于《黄帝内经》，望耳的色泽、形态、位置是望耳的核心，在此时期刚刚形成基本的雏形；隋朝《诸病源候论》在望耳判断死候和与脏腑疾病的关系上有进一步提升，增加了耳部赘生物的色泽、形态判断死候，也证明了《黄帝内经》望耳的科学性；唐朝扩大了望耳的范围；宋金元时期，发展了望耳的论述；明朝，望耳大量应用于临床，可以辨别外感、内伤，明确病因、病位、病性等，完备望耳系统理论；清朝，望耳的地位进一步提升，张振鋆所著《厘正按摩要术》一书中，最早提出了耳背分属五脏的理论，并绘制了耳背图，对后代影响较大。汪宏在所著《望诊遵经》一书中，则专列“望耳诊法提纲”一节，讨论耳廓望诊，不仅提出了以耳部色泽变化分属五行、应平五脏的观点，还认为辨耳形可知寒热虚实，并言：“下消则耳轮焦干；肠痈则耳轮甲错；肾前病，耳则为之焦枯；肾前死，耳则为之黯黑焦癖。”

人耳可分为外耳、中耳和内耳。通常情况下，内耳及中耳无法直接揽及，外耳则相对容易观察。由于外耳道细小弯曲，鼓膜听骨深藏，当耳道狭小或局部有炎症而肿胀时，徒手肉眼难以看清鼓膜的结构，为观察其全貌及病变情况，必须借助于各种耳镜及手术显微镜，更好地识别正常标志和病变形态，也就是耳镜检查法。耳镜是利用光学及电子成像使人们能观察到人体内部结构，观察耳道和鼓膜的完整图像，以便诊断、手术。传统的耳镜是将耳廓拉回并向上拉直外耳道，然后将耳镜放入外耳道，通过前额镜，光线被反射到耳镜中，以观察耳膜和耳道。电动耳镜是一种内窥镜，将耳廓向后和向上拉直耳道，然后将电子耳镜的探头插入耳道，观察耳道。耳镜检查有普通耳镜、鼓气耳镜和电耳镜检查，耳内镜检查有耳内镜和微内镜检查。

耳镜检查扩大了中医望耳的范畴，可以很方便地通过狭窄的结构，使得医护人员能够直接对患者病灶部位进行检查，提高了耳部疾病诊断的准确性，同时减轻了检查过程给患者带来的痛苦。耳虽为人体的一个小部分，但耳具有预报全身脏器生理、病理的全息作用，所以脏腑组织的病变可反映于耳，通过察耳可较早测知内脏疾患。

耳廓是人体体表外窍中的重要荧光屏，是人体信息输出、输入最强、最集中的地方之一。耳是人体各脏腑组织器官的缩影，人体各脏器、各部位于耳部皆有集中反应点，脏腑组织有病必然反映于耳。因此，通过察耳可以窥知内脏之疾患。耳穴分布图（见图1－37）；耳穴标准化方案穴区分布图（见图1－38）；耳与脏腑组织相关图（见图1－39）。

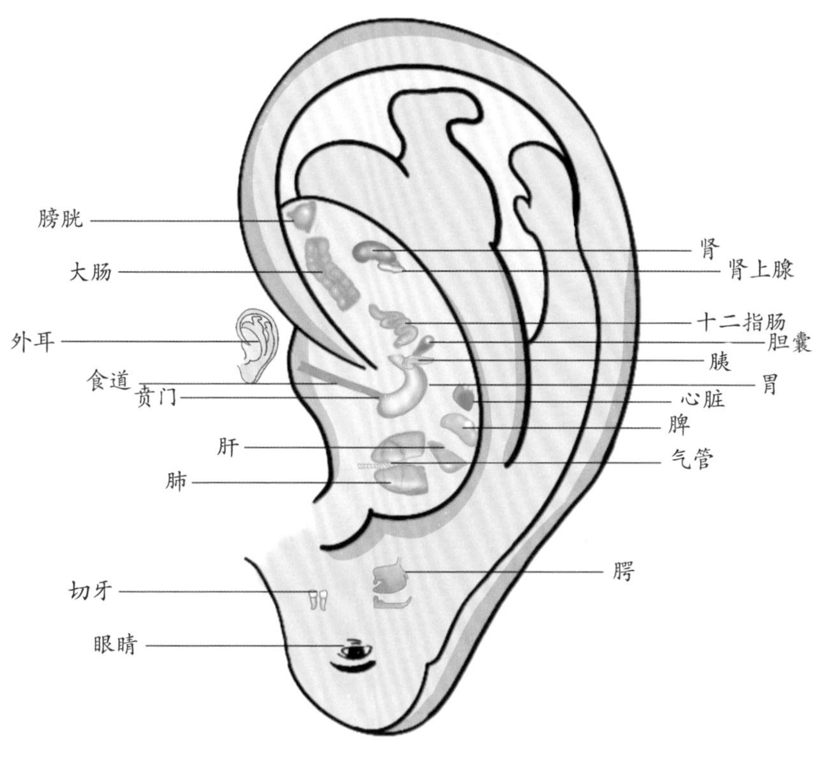

图1－37　耳穴分布图

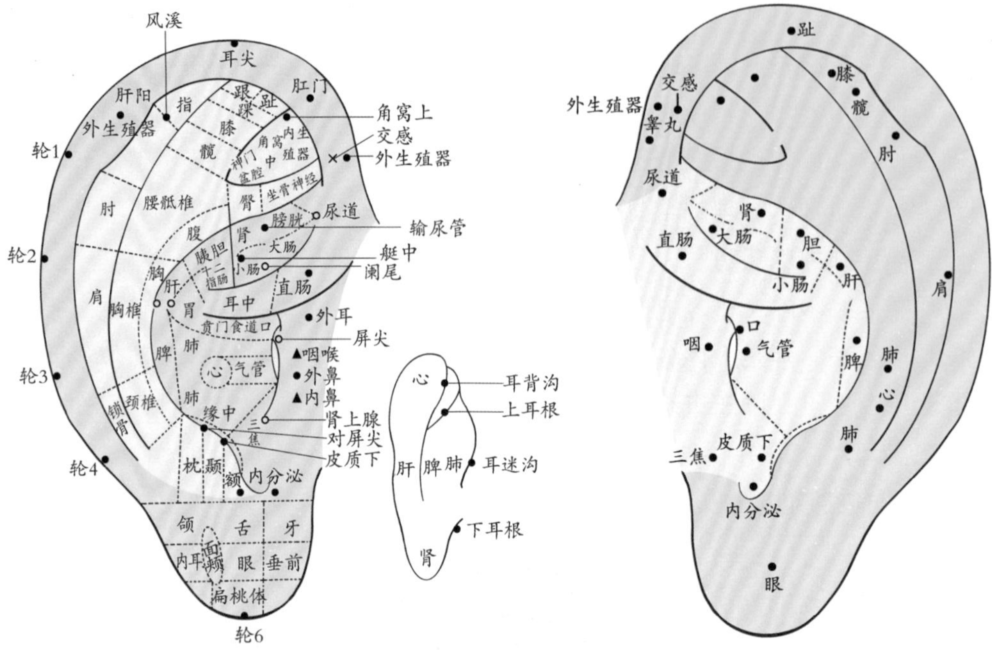

注："——"示耳廓解剖轮廓；"○"示所指示的穴位；"……"示表面穴区；"●"示表面穴位；"△"示内侧面穴位；"×"示被遮盖穴位；"□"示耳甲部各穴分区辅助点。

图1－38　耳穴标准化方案穴区分布示意图

图1－39　耳与脏腑组织相关图

二、诊察方法

（一）直接望诊

通过肉眼观察耳廓皮肤上出现的色泽、形态改变、血管变化、丘疹、脱屑等"阳性反应物"的出现及耳廓的大小、厚薄等，并依据其所在耳穴对疾病作出诊断。望诊前切忌揉擦、洗浴耳廓。光线应充足，且以自然光线为佳，并力求排除耳廓上痣、疣、小脓疱、冻疮、瘢痕等假象，同时还应注意耳廓上阳性反应物与气候、出汗程度的关系等。

（二）耳镜检查

患者侧坐，被检查侧对检查者。如检查右耳则以左手中及无名指夹持耳廓，成人将耳廓向后、上、外方牵引，婴幼儿应向后、下、外方牵引，以将外耳道展平直。选一大小合适的耳镜，以右手拇、食指夹指耳镜并以旋转的方式由外耳道口轻轻插入，并将耳镜移交给左手拇、食指夹持，使稳定于外耳道内，以便空出右手进行治疗操作。如检查左耳，则以左手拇、食指夹持耳镜，中指支撑于耳廓舟状窝内，将耳廓向后、上、外方撑起。电耳镜上附有放大镜，有的电耳镜附有鼓气装置，可以放大观察外耳道及鼓膜，并利用鼓气装置观察鼓膜活动情况。检查时，注意观察外耳道有无红肿、溃烂、耵聍、新生物、血、混浊、内陷、膨出、穿孔、瘢痕、分泌物等。并利用鼓气装置，观察鼓膜有无充血。耳部结构示意图（图 1－40）。

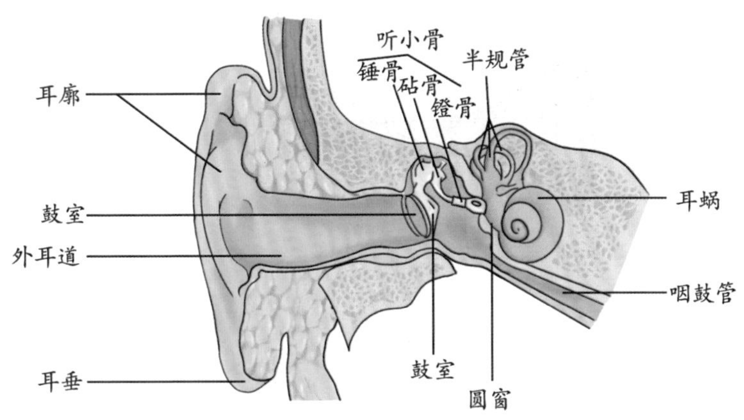

图 1－40　耳部结构示意图

1. 窥耳器检查法（图 1－41）　窥耳器外形如漏斗，为金属或塑料制成，管径规格大小不一，检查室一般配备口径不同的窥耳器一套，检查时，应根据外耳道的宽窄选择大小适当的耳镜。使用时按徒手检查法牵耳廓和耳屏，在光照下右手将耳镜放入，方向与外耳道纵轴一致，其作用在于推开软骨部的软组织和耳毛。为了观察外耳道各壁及鼓膜全貌，还必须适当调整耳镜的方向，耳镜放入不得超越外耳道峡部，以免耳镜远端压迫骨部耳道而引起疼痛，耳镜放置合适后，便可进行检查，也可以左手固定耳镜，调整方向，空出右手进行各种操作。

窥耳器检查法分为双手检查法和单手检查法。①双手检查法：检查者左手牵拉耳廓使外耳道变直；右手持窥耳器，将其轻轻插入外耳道的外 1/3 处，注意勿超过软骨部和骨部交界处，以免引起疼痛和反射性咳嗽。窥耳器管轴方向应与外耳道长轴相一致。②单手检查法：在检查左耳时，检查者左手拇指和食指持窥耳器，先以中指从耳甲艇处将耳廓向后、上推压，随后将窥耳器插于外耳道内。检查右耳时，仍以左手拇指及食指持窥耳器，用中指及食指持耳廓并向后、上、外牵拉，当外耳道变直时，将窥耳器插入外耳道内。

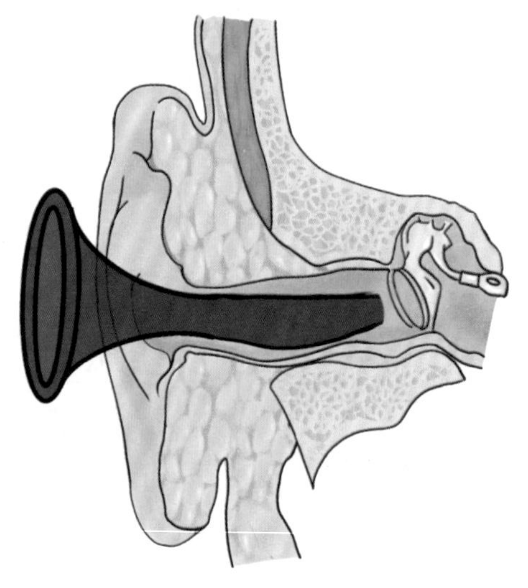

图 1－41　窥耳镜检查示意图

2. 电耳镜检查法　电耳镜是用电池为光源，并有放大装置的耳镜，其配有可调换的管径大小不一的窥耳器，使用方便，可以较仔细地观察外耳道深部和鼓膜，有时还能发现耳镜下未能察觉的病变。对婴幼儿及卧床患者比较方便，尤其适用于无额镜反射光源的地方。

3. 鼓气耳镜检查法（图 1－42）　鼓气耳镜是一种可以放大实像和鼓气的耳镜。其结构特点为在耳镜的侧方有一小孔，并经一小橡皮球连接；底部由一放大镜所密闭。使用时将耳镜远端紧塞外耳道，挤压橡皮球使耳镜及耳道内气压增大，鼓膜被压内陷；放松橡皮球，外耳道负压，鼓膜向外膨出，即可检查鼓膜的运动情况及其细微病变。鼓气耳镜也可自带光源。

4. 放大耳镜检查法　放大耳镜即耳鼓膜显微镜。此检查法较精细，能发现与辨别一般耳镜检查难以发现的鼓膜、鼓室细微病变。一般单眼的放大耳镜由

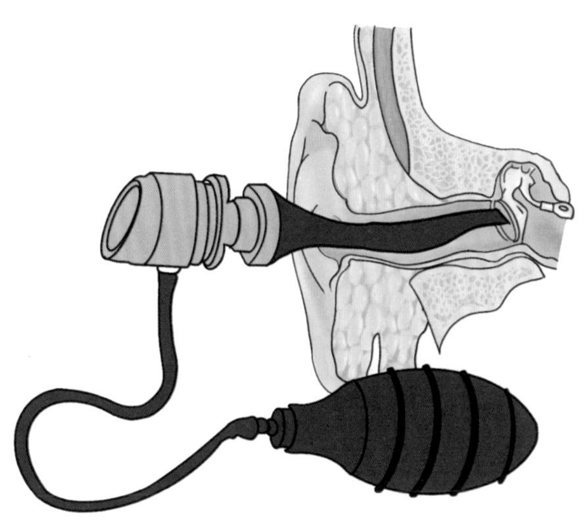

图1－42　鼓气耳镜检查示意图

两部分组成，即照明部分，主要由低电压灯泡、聚光镜及附的光圈组成；观察部分，由物镜及光学系统的单眼望远镜组成，适用于观察细微病变和进行镜下操作。

放大镜耳镜的使用方法：①将放大耳镜的变压器接通电源，调整电阻钮，以使灯泡的亮度最适于检查为止；②根据被检查的外耳道的大小，选一个最合适的耳镜，安装在放大耳镜的耳镜支架上，根据需要可在装好的耳镜基底部加鼓气耳镜附件，便可观察鼓膜振动情况；③左手持镜，旋转目镜调节焦距，达到最清晰度时为妥；④调节镜头光圈，使其直径略小于耳镜末端的口径为宜，以消除耳镜内侧面的光反射，也可以根据检查者的需要来调节视野。

放大镜耳镜的作用，既可用于检查，也可用于简单手术：①可用于检查外耳道的皮肤病变或真菌生长情况。②看清鼓膜的轻微充血和微小穿孔。③识别完整鼓膜内侧的少量积液、血管瘤等。④装上鼓气耳镜附件，能仔细地观察鼓膜振动或与鼓室粘连的情况。⑤若鼓膜穿孔，可直接观察鼓室黏膜及听骨链的情况。⑥可观察中耳术后鼓膜移植物生长愈合情况。⑦用于手术，可在放大镜下准确地做鼓膜切开术、穿刺抽液、微小肉芽刮除和采取活检等。

5. 手术显微镜检查法　利用手术显微镜检查能更清楚观察细微的病变。手术显微镜是一双筒立体显微镜，其特点是：①附有独立的照明装置，并有绿色的滤光片，供观察血管用。②有测量目镜，可准确测定鼓膜穿孔的大小、血管的粗细。③可随使用者的需要而变换方向、调节焦距，以达到最合适程度。④放大倍率可根据需要调节6倍、10倍、16倍等，仔细观察细微病变。⑤可进行耳部手术。

6. 冷光源纤维耳镜检查法　利用冷光源经导光纤维通过针形耳镜，放入耳道，经目镜观察鼓膜情况，同时还可以摄影和录像。

7. 金属硬管内窥镜检查法　现代硬管耳内窥镜，临床常用的有Storz式和Hallpike式两种。硬管耳内窥镜检查方法简单、方便，将镜体插入外耳道内，边检查边进入，可检查外耳道、鼓膜、鼓室及乳突腔。对诊断外耳道、鼓膜及中耳病变效果很好，并可在直视下进行活检。

8. 耳内镜　对外耳道和鼓膜形态及疾病观察的结果可以通过监视器显示和照相打印等方法记录。观察鼓室病变时需在鼓膜表面麻醉后切开一小孔，伸入鼓室进行检查。在鼓膜穿孔时可以直接观察咽鼓管有无炎症，听骨链是否完整，鼓峡是否通畅。

9. 微内镜　对内耳病变，可在手术显微镜下用直径0.3～0.4 mm的微内镜通过鼓阶造孔进行观察。

三、诊法特色与临床意义

望耳是以中医脏腑、经络学说及四诊八纲为基础，结合现代医学知识，通过观察耳朵的形态变化，并结合问诊或者其他诊查手段进行综合分析辨证，作出初步临床诊断的方法。它不仅能为耳穴治疗提供配穴依据，还能提供机体健康状况的信息。

1. 耳是人体信息的接收站　耳被称为“采听宫”，是人体脏腑组织疾病表现于外的重要器官，为人体宗脉之所聚，耳是全身经络分布最密的地方，十二经脉、三百六十五络的别气都走行于耳。此外还有许多经脉注入于耳，经络的病理也通过耳朵有所反映。因此，通过耳朵可以较早知道体内的疾患。耳部是人体信息输入最强、最集中的地方之一，人体的五脏六腑、经筋脉络在耳部皆有反应点，故耳具有重要的预测身体健康状况的意义。

2. 望耳体现了耳与经络的关系　《灵枢·邪气脏府病形》：“十二经脉，三百六十五络……其别于耳为听”，故曰耳为：“宗月之所聚”，指出耳为宗脉（各经脉）所聚之处，十二经分别五脏六相络属。

3. 望耳体现了耳与脏腑的关系　耳与五脏之间通过经络上相连，功能上相关，皆有一定的联系。其中尤与肾、肝、心的关系最为密切。肾藏精，精微物质上充于耳，耳才能听得清楚；肝藏血，心主血，耳有充分的血液供养，才能听得清楚。以上说明耳与人体脏腑经络皆有着不可分割的密切关系，脏腑有病也必然反映于耳，故耳能反映疾病先兆是有其物质基础的。因为耳朵通过经络系统与脏腑有着纵横交错的联系，因此脏腑的病变也可以通过十二经的变化反映于耳。

4. 望耳体现了耳的解剖学特征　耳朵虽然只是人身体的一个小器官，按面积计算，占人体总面积不过1％而已，但是却起着提示人体脏腑是否健康的全息作用。耳廓是以弹性纤维软骨为支架，并附有韧带、脂肪、结缔组织和退化的肌肉，以及覆盖在外层的皮下组织和皮肤等结构组成。耳廓上血管、神经和淋巴丰富，互相交织成网状，其中耳廓的神经分布更具特色。耳廓是人体神经的最末端、最浅层，通过刺激耳廓，能同时刺激相应的神经、支配的肌肉、器官等，起到双向调节的作用。耳朵上有丰富的血管神经，与人体的脑及其他器官组织皆有千丝万缕的联系，因此，耳是人体重要的“健康状况晴雨表”。

5. 耳镜望诊　耳部发病多在深邃的孔窝内，病变隐匿，不易诊视。随着现代科技的发展，在继承传统四诊的基础上，逐渐形成了独具特色的局部诊法，突出了专科诊病的需要，在手段上利用当代先进的声、光、电等检测手段及计算机智能化的检测设备，丰富了传统四诊的内涵。

耳镜具有细长镜杆特点能够使其顺应耳道生理结构，耳镜检查可以很方便地通过狭窄的结构，对耳部疾病如急性化脓性中耳炎、慢性化脓性中耳炎、卡他性中耳炎、耳鸣、突发性耳聋等进行检查，降低术中对术腔外侧组织除去的弊端，耳镜配备的光学镜片及光源可为操作者提供放大、高分辨率图像，在术中耳镜可紧贴鼓膜表面，有效提高操作精确度，从而帮助诊断疾病，判断严重程度，使得医护人员能够直接对患者病灶部位进行检查，提高了耳部疾病诊断的准确性，同时减轻了检查过程给患者带来的痛苦。

通过对耳部的观察，在临床上常见以下几个方面的情况。

（1）耳部异常色泽

1）耳廓若见红润为气血充足；色白属寒；薄而且白为肾衰；厚且白为气虚有痰。

2）耳轮正常是红润，若色红赤，为上焦心肺积热；若久病微红，为阴虚火动。

3）耳青黑常见于剧痛患者，或肾虚；黑为肾气将绝，也见于肾病；干枯焦黑，为肾水亏极。色泽总体以鲜明润泽为佳，沉浊晦暗为差；色明为新病，色晦为久病。

（2）耳部异常形态

1）耳廓外形宽大厚实，耳垂肥厚下垂是形盛，为肾实；耳廓瘦小且薄，耳垂小且不能下垂是形亏，为肾亏。

2）耳肿为邪气实，多属热；耳枯萎皱薄，肾气竭绝，属危候；耳轮甲错，为久病血瘀。

3）耳纹　分纹形与纹色。纹形有竹丫形、树枝形和网状形等。竹丫形干直且分枝少，约两三条，由“完骨”起直上耳尖，主无病或轻症；树枝形干斜上且分枝多，主有病且重；网状形树干粗细难明，纹多且乱，状如蜘蛛网，主危。纹色红主内外皆热，青主气滞血瘀兼风，紫主热邪内闭，黑主寒邪内伏。病情轻重是以红轻、紫重、黑危。耳络：由于耳络属细小的络脉，若气血转输不利，络脉不畅，耳廓肌肤浅薄，易于显示。

4）耳痔　耳内长出小肉，形如樱桃或羊奶头；耳蕈：若小肉头大蒂小，状如蕈；耳挺：小肉如枣核细长，胬出耳外，触之痛者。

5）耵聍　为耳道内正常之分泌物，干后呈白色碎屑。

6）耳疖或耳疔　生于外耳道，呈局限性红肿，突起如椒目。

7）脓耳　脓液自耳内流出，量多，质黏成脓，耳道不红肿或红肿轻微。流黄脓为聤耳（中耳炎）；白脓为缠耳；红脓为耳风毒；臭脓且黑为耳疳；清脓为震耳。

8）耳壳流痰　指耳壳肿起且皮色不变，不热不痛，按之柔软，抽之有黄色黏液，抽后消肿，不久又起。多因脾胃虚弱，风邪外犯，痰浊凝滞所致。

9）耳疮　外耳道弥漫性红肿；断耳疮：耳壳红肿热痛，继成脓溃烂，甚至断落、缺损、畸形。为风湿搏于气血所致。

10. 耳诊伤（图 1－43） 耳壳上出现鲜红或紫色的丝状红筋或斑点，压之不散，为诊伤耳征。此征显于右耳示右侧半身有伤；显于左耳示左侧半身有伤；显于耳壳上半部，示背部有伤；显于耳壳下半部，示胸部有伤；在耳的上项有黑或红色向外扩散的点，示左腋下有伤；在耳垂底有白色或黑色点，示右腋下有伤。

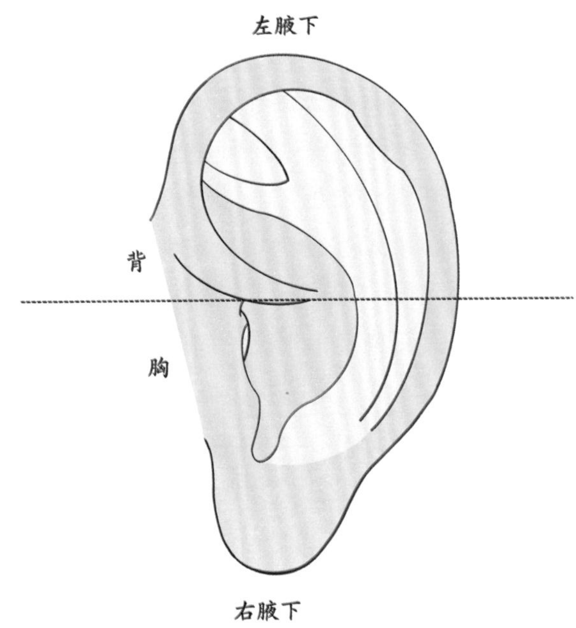

图 1－43 耳壳诊伤图

四、现代研究进展

中医强调内脏和体表组织器官在结构和机能上的协调、完整性以及在生理上的密切联系和病理上的相互影响。耳诊是诊断辨证和疗效评价的重要依据之一。在临床上医者观察耳部不同区域颜色和形态变化可探知内在脏腑的健康状态。

随着计算机技术的不断发展，耳诊有望借助数字图像分析技术，实现快速高效的客观化诊断。研究发现结合注意力机制与特征融合的思想，在 U-Net 基础上提出五脏反射区分割模型，本文采用 U-Net 基本结构，结合注意力机制与特征融合，设计了一个面向耳诊图像五脏（心、肝、脾、肺、肾）反射区的分割模型，针对分割小目标的五脏反射区域和完善分割边界细节，并在两个耳诊图像数据集上进行五脏反射区分割实验。

（一）直接望诊的研究进展

1. 诊肿瘤：癌症患者的耳部阳性特征主要表现为耳壳有关部位的增厚隆起，以及相应部位皮肤颜色的异常。耳穴电特性具有反映机体生理功能和病理变化的特异性，具有反应癌病变（含食道、胃、肝等癌肿）的特异性和多元性，与生物分子活性密切相关，能够获得耳穴的频谱特性，获得了人工神经网络智能识别多元耳穴信息及应用于筛检癌肿的方法。

朱丹采用耳廓视诊、电探测、染色三种方法对 116 例恶性肿瘤患者、120 例良性疾病患者以及 115 例健康人进行比较，发现恶性肿瘤患者的耳廓相应部位出现软骨增生，耳轮色素沉着，Y2 软骨增生，耳廓上代表癌区的部位及肿瘤在耳郭上的相应部位电流增大，染色时耳轮、Y1-Y2 及耳廓相应部位着色，为临床通过耳穴诊断恶性肿瘤提供了一定依据。朱伟坚等选取 52 例食管癌患者和 50 例健康人，望诊及触诊观察左右耳口、食道、贲门等 27 个耳穴的色泽、形态，并使用数码相机采集耳廓皮肤颜色，发现食管癌患者在相关耳穴会出现色泽、形态等变化，耳穴具有反应食管癌的特异性。

2. 诊肺部疾病　肺部疾病在耳郭上也有其特征性改变。杜昌华运用中医电脑诊断系统对耳穴角窝中（喘点）进行检测发现，可以通过对耳穴角窝中电学参数变化的动态分析，初步把握咳嗽变异性哮喘的变化趋势，并判断预后。当出现哮喘症状后相关电学参数则明显升高，在疾病得到有效的治疗后相关电学参数可降到接近正常的范围。

3. 诊肝胆疾病　章进等观察 66 例疑似胆石症且伴有耳甲丘疹的患者，再与 B 超或 CT 对照验证，发现通过耳甲丘疹诊断胆石症与 B 超或 CT 诊断的符合率为 90.9％，且胆石症病程越长、并发症多的耳甲丘疹也越大，增多或簇集成片，左右互见。

4. 诊消化系疾病　王吉根等对 1 287 例患者通过耳穴染色法诊断与上消化道钡餐检查诊断进行对比，观察食管、贲门、胃、十二指肠耳穴的染色情况，结果耳穴染色阳性率与全钡餐检出率比较差异无统计学意义，在染色过程中发现，浅紫色者以胃炎居多，深紫色以胃窦炎、胃下垂、低张力胃、十二指肠壶腹溃疡居多，紫黑色以食管癌、贲门癌居多，说明染色的深浅与病变的性质和程度有着一定的内在联系。刘继洪等观察100例腹痛患者与30例健康人的耳穴反应，同时进行腹部B超或胃镜检查诊断发现：耳穴定位诊断与B超或胃镜诊断相比，其诊断比较差异无统计学意义，说明耳穴诊断法对急性腹痛进行诊断有一定的准确性和可行性。

5. 诊泌尿系疾病　于晓华等观察不同肾区耳穴与肾脏疾病的相关性，对180例肾炎或尿路感染的患者用CLRH-A型耳穴探测器先后探测耳穴的国标肾区、法国Nogier肾区及国标尿道穴区，统计阳性反应点出现例数发现：国标肾区对肾炎的反应明显，国标尿道穴对尿感的反应明显，而法国Nogier肾区不能较好地反映肾炎及尿感。

6. 诊神经系统疾病　王频等通过观察耳穴的电学特征探讨耳穴与中风及其虚实证候的特异性关系，结果发现耳穴中肝、脾的电学特征与中风具有特异性诊断，耳穴交感、肾的电学特征也可以较明确地反应中风的虚实证候。刘礼梅等通过观察60例中风患者耳廓相应特定区域的病理表现，来探讨中风在耳廓特定区域的变化规律，结果发现中风患者耳廓病理反应主要在枕颞额、皮质下、脑干等脑血管相应区域，改变主要为变色、脱屑和皱褶。

临床观察人群耳垂上出现的斜纹，发现耳诊异常者患病危险因素及各类基础病的发生率高，能够预警各类心脑血管疾病的发生，在现代医学解剖中也发现，耳廓具有丰富的神经分布，与大脑皮层存在着密切联系。耳穴阳性程度与疾病的好转存在一定的关联，通过对中风患者治疗前后耳穴探测积分比较，可指导临床医者通过刺激耳穴阳性反应点而达到治疗中风的目的。因此耳穴电测定能对中风诊断具有一定的临床意义，可作为中风诊断的一种辅助检查。

7. 诊骨科疾病　赵磊等通过比较腰椎疾病的望耳诊与影像学检查的结果，经过数据分析发现望耳诊与影像学检查符合率较高，两者差异无统计学意义。张向丽等对50例颈椎病疑似患者用望耳诊法予以初筛诊断，与X线检查诊断结果进行对照比较，结果两者诊断符合率占86％，说明望耳诊在颈椎病的诊断方面有特征性指标意义。以耳穴作为施治点，通过中频电脉冲的强刺激结合王不留行籽慢性而温柔的刺激，使得神门、颈椎穴、肾、枕、枕前、交感、皮质下、心、颈、肩胛等多个治疗耳穴产生反应，协同作用，发挥祛风、除湿、散寒、通络的功效，中频电脉冲和耳穴贴压的双重刺激，可以补肝益肾，强筋壮骨，调节经络，从而改善局部血液循环，缓解椎动脉型颈椎病。

（二）耳镜及耳内镜望诊的研究进展

杨妙丽等认为数字耳镜定量检测鼓膜穿孔可为听力损失的评估提供重要依据，应用数字耳镜检测系统对慢性化脓性中耳炎鼓膜穿孔进行数据定量分析，可以对听力损失进行合理评估，是传导性听力损失评价不可缺少的数据指标。卢硕辰等根据耳镜图片特征针对性地筛选出卷积神经网络进行特征提取，同时引入特征金字塔网络以进行多尺度的特征提取，增强检测能力，采用锚框尺度优化和超参数调整的快速卷积神经网络进行识别，所提方法有效提高了耳镜图片分类的准确率。江远明等采用数字耳镜测量系统，通过内窥镜电脑成像对双耳鼓膜进行检测，检查鼓膜穿孔的部位、穿孔面积大小、穿孔形态、穿孔周边有无出血、观察穿孔的边缘形态以及测量出穿孔的面积并记录。结果发现应用数字耳镜系统检测外伤性鼓膜穿孔，能为临床治疗外伤性鼓膜穿孔提供准确的数据支持。

田静莉等发现常规耳镜检查对 0～6 岁发热并发急性中耳炎儿童早期诊断具有较高的临床应用价值，可显著提高疾病检出率，降低漏诊率，值得在临床推广实施。对于分泌性中耳炎患者来讲，使用耳镜下鼓膜穿刺术进行治疗，能够取得满意成效，此法安全性高，有效性强，范振兰发现耳镜下鼓膜置管术联合腺样体切除术可显著改善分泌性中耳炎患儿临床指标、下调炎症因子水平、改善听力情况并减少术后并发症和复发率。

耳内镜易于清晰显示及定位耳科疾病的病灶，在耳科疾病的随诊、影像结果保存及诊断准确性等方面具有显著性优势。运用中耳虚拟耳镜清晰辨认听骨链及鼓室各壁的三维立体结构，比常规 CT 获取的信息量大且趋于现实，可为听骨链成形术的术前诊断和术后随访提供客观依据。汪照炎总结 2019 年耳内镜鼓膜修补术领域的一些进展，认为耳内镜不仅可以完成鼓膜修补术、面神经减压术、听小骨重建术、中耳腔病变清理等中耳手术，同时还扩展到内耳、岩尖、桥小脑角等部位病变的处理，但最为成熟和广泛应用的耳内镜手术仍然为鼓膜修补术。

近年来，随着耳镜技术的不断进步和发展，相应专利不断涌现应用于疾病治疗，如便携式电耳镜、超低延迟电耳镜、输药装置及可视精准上药耳镜、带影像探头的可鼓气耳镜和组合式数字耳镜等，对于病证的诊断具有较好的发展前景。

第八节 望鼻

一、概念与原理

望鼻主要是通过观察鼻的色泽变化、形态大小、呼吸时的动态变化等进行诊病辨证的一种方法。鼻诊之法，早在《内经》中就有不少论述，并认为鼻是脏腑组织的缩影，如《灵枢·五色》说："庭者，首面也；阙上者，咽喉也；阙中者，肺也；下极者，心也……当肾者，脐也；面王以上者，小肠也；面王以下者，膀胱子处也。"后代医家关于鼻部的脏腑分属（图1－44），虽有多种观点，但多趋向于《灵枢·五色》的说法。现代医者对鼻的脏腑组织分属，在古代医家的基础上又有新的更详细的划分（图1－45）。现代中医学家又在鼻诊的基础上开展了鼻针疗法（图1－46）。可见，望鼻是中医诊断的重要内容。

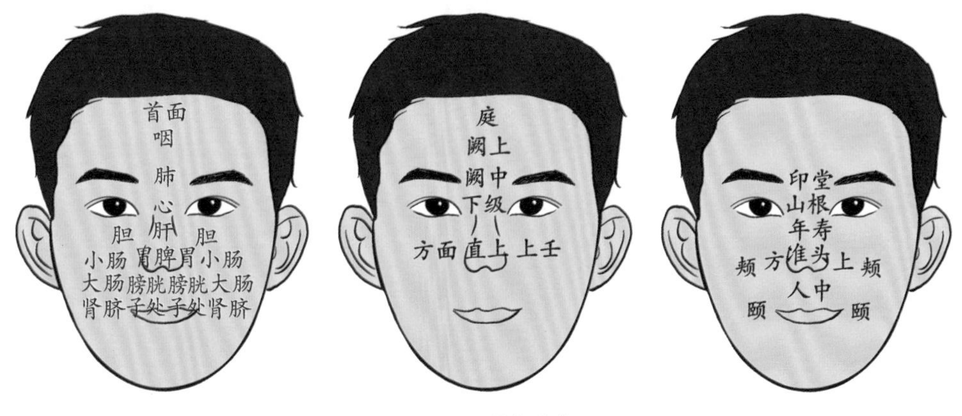

图1－44 明堂分位图

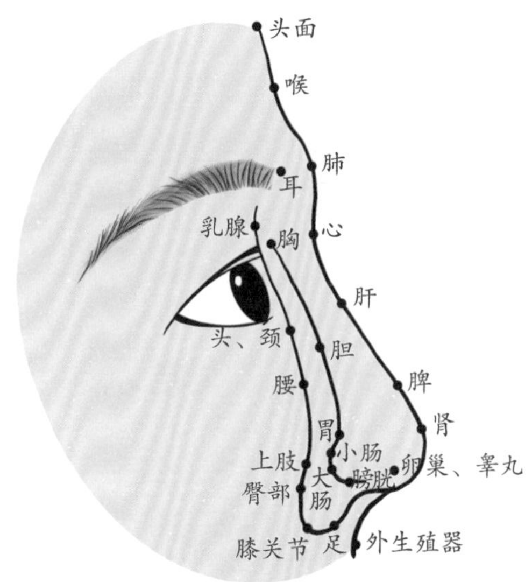

图 1－45　鼻部脏腑组织分属图

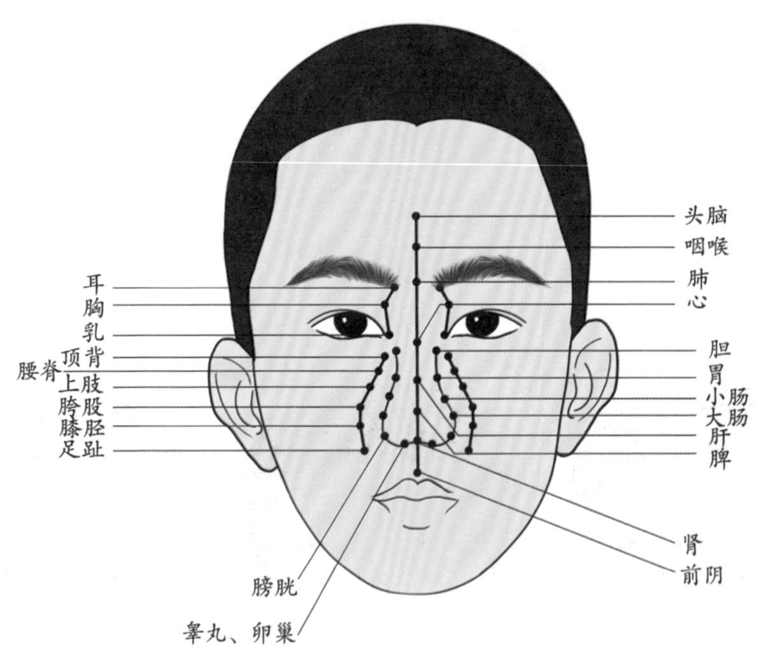

图 1－46　鼻针穴位图

由于鼻与肺、脾等脏腑有密切关系：鼻在上，下连于喉，直贯于肺，协助肺而行呼吸，为肺之外窍。《素问·阴阳应象大论》说："肺主鼻……在窍为鼻”。“鼻为脾之部”（《丹溪心法》），“脾土色黄，一或有病，色必变见于面庭矣”（《医学准绳六要》）。脾统血，鼻准属脾，为血脉积聚之处，脾为气血生化之源，脾气健旺，鼻得以濡养，若脾失健运，气血生化之源不足，鼻失濡养，鼻窍失和而不闻香臭。鼻为面王，“五脏次于中央，六腑挟其两侧”（《灵枢·五色》）。外邪可通过鼻窍而内传入脏腑，脏腑之病变亦可通过经络而反映于鼻。鼻与经脉也有着密切联系：鼻与脏腑之联系，主要是通过经脉的循行联系起来的。足阳明胃经起于鼻外侧，上行至鼻根部；手明大肠经分布于鼻孔两侧；足太阳膀胱经起于鼻根部等。因而这些经脉及脏腑的生理、病理，均可由鼻而反映于外。

二、诊察方法

检查外鼻时，应在充足的自然光线下或日光灯下，观察鼻的颜色（红、黄、白、黑、青等）、外形（大小、隆起、凹陷，有无红肿、结节、溃烂等）及呼吸时的动态变化（鼻煽、鼻仰息等）。检查鼻腔时，请患者面对窗门，头向后仰，检查者用左手拇指把鼻尖略向上推，让光线照进去，用手电筒或利用额镜照射更好。观察时注意鼻毛之色泽与多少，分泌物的性状（黏性、脓性、脓血等），有无溃疡、结痂、疮疖或肿物，有无出血及血液之多少与色泽；若鼻涕过多，影响观察，应先以棉签拭去再进行观察。另外，还应询问嗅觉是否敏感等。正如《望诊遵经》所说：“诊视明堂（鼻），察其气色，分其部位……他如气之粗细、息之疾除、嚏之有无、窍之通塞，当详各门。”正常人鼻子外观端正，大小适中，无红肿疮疖；鼻色红黄隐隐，明润含蓄；鼻毛色黑，疏密适中；鼻黏膜淡红润泽；无鼻塞、流涕、出血等现象。

三、诊法特色与临床意义

（一）鼻部异常色泽

1. 青色　主痛。鼻头青色程度的不同和口唇、温度的表现，反映了疼痛的不同程度。鼻头青色隐现，提示腹中疼痛；若感觉寒冷，则为死证。若疼痛加重，甚至痉挛时，鼻头常呈现青黑色；另外还根据青色出现部位，辨别正气盛衰。汪氏指出，若鼻根、鼻梁发青，提示正气不足，容易生病。

2. 赤色　主热。《望诊遵经》云，“鼻红燥者，脾热也”，说明小儿脾热时，鼻部常常红燥；“妊娠准头赤者，必难产也”，当孕妇鼻头色赤者，提示难产。“年寿目堂赤者，疝气也”，当两眉头中点和山根下出现赤色时，提示肝气郁结。

3. 黄色　主风、湿热，亦主脾胃。汪氏根据黄色的程度，分布的部位及兼见症状判断疾病，如鼻上色黄，提示脾风，鼻头色黄，提示胸上有寒，鼻尖青黄，提示淋证，小儿面黄，身热，腹部胀大，鼻部溃烂，提示腹中有虫，鼻色惨黄，提示脾败。

4. 白色　主寒，又云少热气，即阳衰。当患有肺风之症时，眼睛下方，鼻子上方，两边下行延伸至口，若隐隐呈现白色，尚且可以治疗；若为黄色，则肺已伤，治疗不起作用了。

5. 黑色　主痛，主水，又主多血少气。《望诊遵法》记载：“鼻头色微黑者，有水气。”汪氏认为，黑色的出现常提示死证、绝证。鼻如烟煤或鼻孔黑燥无涕者，常提示肺绝；危重患者额头、发际、鼻脊和两颧若呈现黑色，五日之内必死。

（二）异常鼻形

1. 鼻疳　又称赤鼻，病程较长，常迁延不愈，由于邪气客肺，肺气通于鼻，以致鼻塞和鼻孔、附近皮肤反复红肿痒痛、糜烂、渗液及咳嗽气促等。《医宗金鉴》记载可用鼻疳散外敷，或用鼻蝉壳散吹入鼻内治疗。

2. 鼻柱坏　即鼻柱倒塌，鼻中生息肉。《望诊遵经》认为这主要是由于湿热生风，风生虫，虫蚀肺所致。

3. 鼻息肉　又称鼻痔，此病多因热邪阻滞阳明经络，手阳明大肠经与足阳明胃经在鼻旁迎香穴相接，湿热阻滞两条阳明经，导致肺经蕴热，结滞鼻窍，凝结而成息肉。

4. 酒糟鼻　又称赤鼻，因湿热乘肺，或肺经风热，导致鼻准部出现红斑、丘疹等，故好饮酒者多见，常用荆芥散治疗。面鼻紫黑者，往往因为热血得寒，血液凝滞于鼻所致，常用四物汤加减以行血、活血、补血。

（三）鼻部异常动态

肺开窍于鼻，鼻态尤其反映出肺气盛衰，鼻翼煽动，即鼻孔随着呼吸张大与缩小，常提示肺气虚损，正常人不会出现。仰息，即仰起头呼吸，常提示肺经邪气旺盛。另外，书中还记载了肺绝症的多种表现，如鼻翼煽动兼见喘息、汗出，口鼻虚张短气等。

（四）望鼻分泌物

涕：《诸病源候论》认为，肺主气，通于鼻，气为阳，若气虚受风冷，风冷客于头脑，则气不和，冷气停滞，搏于津液，脓涕结聚，鼻不闻香臭，即鼻塞。发热恶寒，鼻塞、流浊涕，多为风热袭表所致。若浊涕量多不止，称为鼻渊。鼻渊是由于脑热或胆经有热上犯于起脑引起，常伴随头痛和嗅觉减退等症状。

血：脑部出血易从口鼻流出。鼻衄有虚实之分，鼻衄出血不止，兼见面色黄白者，提示正气虚损，气不摄血导致血流不止；鼻衄兼见发热无汗，口鼻干燥者，提示邪气盛实。

四、现代研究进展

有关鼻诊基础理论的研究，许天德通过对历代中医古籍中有关鼻诊内容的复习，就鼻诊的理论依据、鼻部的脏腑分属、鼻诊的具体内容（色泽变化、形态大小、分泌物的性状等）及辨别病因病性、确定病位、推测病势、判断预后等临床意义做了概述。辰鸣等介绍了《相书》中望鼻诊病的经验，认为鼻之形色，主要反映脾、肺的病变，《相书》中对鼻的部位划分，则远比中医学望诊中望鼻的内容详细，观察鼻之形态，不仅可以诊断疾病、判断病性和推测预后，还可推断人寿命的长短。

王鸿谟对明堂色诊的部位划分做了研讨，根据作者多年来大量临床病例的观察，色部范围大小虽有变化，却总是以一固定的点为中心。每一脏腑肢节病色的出现或聚或散，总是围绕在特定色部中心周围，大小方圆，各如其形。认为肺部中心在前正中线与两眉内侧端连线交点；心部中心在前正中线与两侧内眦连线交点，正当鼻梁骨最低处；肝部中心在前正中线与两颧骨连线交点，正当鼻梁骨最高处；脾部中心在前正中线与鼻翼中央偏上 1/3 连线交点，正当鼻尖上方，鼻端准头上缘正中处；胆部中心在目内眦垂线与两颧骨连线交点，肝部两侧，相当于鼻梁骨外缘偏下方，下缘尽处；胃部中心在目内眦垂线与鼻翼中央偏上 1/3 连线交点，脾部两侧，相当于鼻翼中央偏上方等（图 1 −47）。

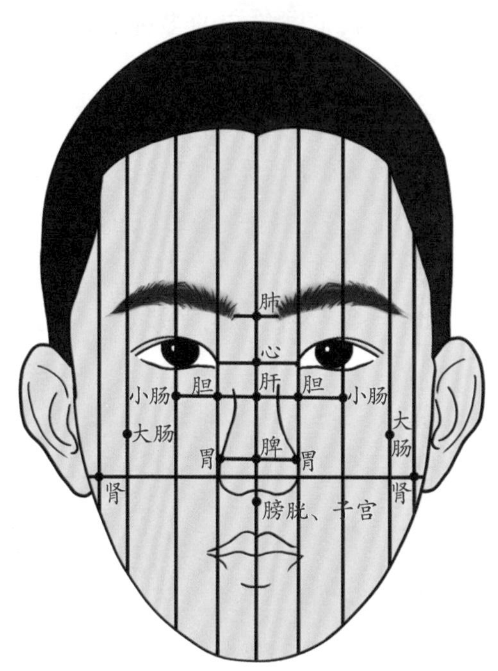

图 1 −47　明堂脏腑部位划分图

现代医学研究发现，从一个人的鼻子可大体看出他的健康状况：如果鼻子很硬，可能是动脉硬化，胆固醇太高，心脏脂肪积累太多；鼻子发生肿块现象，表示胰脏和肾脏有毛病；鼻子尖红肿，心脏可能也发肿或正在扩大；红鼻子则表示心脏和血液循环发生了毛病；鼻子带有棕色、蓝色或黑色，表示脾脏和胰脏发生了问题；如果鼻子上发生了黑头面疮，表明乳类和油性食物吃得太多。鼻头圆形加上毛细血管扩张暴露者，提示有肝硬化。鼻柱部出现豆状、青褐色者，提示患胃下垂，其色素深浅与病程长短有关；鼻翼两侧出现椭圆形的浅黄色或深绿色者，提示患胆囊炎。肺开窍于鼻，肺脏病变可反映于鼻部，鼻翼煽动，在小儿为邪热内陷于肺，属肺炎重症；在成人则有缓急之分，急证多为痰热塞肺之闭证；久病见之，兼见面色苍白，头汗肢冷，则属肺气耗损之脱证。鼻梁浮现青筋为感风挟痰，鼻准凉为脾虚作泻。

清代医家汪宏将个人心得与前人经验相结合，著成我国第一部中医望诊学专著《望诊遵经》。全书由上、下 2 卷组成，上卷简述望诊的原则，下卷详述体表各部位及分泌物的望诊提纲。汪宏认为，诊法为治法之先，其中望诊居首位，更强调鼻诊在望诊中的重要地位。欧阳芸详述汪氏鼻诊的学术思想，包括根据鼻部形态、色泽及分泌物的不同，辨别邪正盛衰；阐明死证、绝证等危急重症表现在鼻部的症状，如肺绝时，鼻部色泽如同烟煤或鼻孔黑燥无涕、妇人难产，鼻头红赤等，以期对临床查体有所帮助。张国强通过观察鼻部色泽变化将色分7种，黄白相间、黄色鲜明、黄黯不显、黄中泛青、黄黑并见、黄灰并色、黄隐青多。不管病情多久，症状多重，黄色一直存在，只不过色泽鲜明程度，夹杂色不同而已，根据夹杂色之不同，病情存在不同的判定。随着全息理论在中医望诊中的应用，中医“司外而揣内”“有诸内必形于外”的思维方法应用渐广。中医鼻部与脏腑的分属关系、鼻形、鼻色、鼻内分泌物的改变，说明了鼻诊具有反应机体变化的生物全息特性，是全息理论在中医望诊中的体现之一。

曾雅婷在红外热成像技术和中医藏象“肺开窍于鼻”的理论基础上，通过肺与鼻之间的相关性研究，艾灸人体中府穴作用于肺区来观察受试者肺区和鼻子的温度变化，进一步说明肺与鼻紧密的关联。利用红外可视化技术来验证“肺开窍于鼻”这一理论，用科学性的实验研究为中医藏象理论提供科学的数据支撑，有理有据地将藏象理论运用于临床或科研教学中。结合红外热成像技术与中医药现代传承研究，为红外热成像用于临床医学成像诊断指引了方向。

第九节　望山根

一、概念与原理

山根，即鼻根部，又名王宫、頞、下极，与五脏六腑密切相关。望山根主要是通过观察山根部位脉纹的形态、色泽变化以诊断疾病的方法。这种诊法主要运用于小儿科。山根，其一可候心，其二可候肺，其三可候脾，其四可候肾与肝，因肾藏精，主纳气，故鼻与肾也有一定联系。《望诊遵经》说：“肝合筋……筋者肝之部……筋有粗细缓急……太过者为有余，不及者为不足，皆可辨其盛衰虚实”，故山根处筋脉显露常可认为与肝有关。其五可候六腑，因督脉沿前额下行鼻柱，过山根，督脉为阳脉之海，总督六阳经，可主各类热病、神志病。

山根与心有密切关系：因山根位于两目内眦之间。根据《内经》“中以候中”的原理，山根部位正好候心，手少阴心经属心络小肠，还目系，手太阳小肠经脉到达目内眦，心与小肠经脉相表里，其经气均能达目内眦间。因此，山根色泽的变化最能反映心气的存亡。尤其在小儿科，山根色诊更显得十分重要。

山根与脾肺有密切关系：因山根为鼻根，鼻为肺窍属脾经，肺与大肠相表里，足阳明胃经“起于鼻之交頞中”。山根为“足阳明胃脉所起，大凡小儿脾胃无伤，则山根之脉不现”“倘乳食过度，胃气抑郁，则青黑之纹，横截于山根之位”（《幼幼集成》）。足阳明胃经属胃络脾，脾统血，鼻为血脉多聚之处，因而能体现脾的虚实。说明山根络脉的变化，可以测知肺、脾、胃等脏腑的病变；诊察山根横截之络脉在提示“脾肺为病，以脾为主”上有一定的参考价值。

山根与肝肾有密切关系：因肾藏精，主纳气，故鼻与肾也有一定联系。《望诊遵经》说：“肝合筋……筋者肝之部……筋有粗细缓急……太过者为有余，不及者为不足，皆可辨其盛衰虚实”，故山根处筋脉显露常可认为与肝有关。

山根与六腑有密切关系：因督脉沿前额下行鼻柱，过山根，督脉为阳脉之海，总督六阳经，可主各类热病、神志病。因而这些经脉及相关脏腑的生理、病理，均可经山根的征象表现出来。

二、诊察方法

在充足的自然光线下，受检者取坐位面向门窗。检查者详细观察山根部位脉纹（即皮下显露的毛细血管）的形态（横形、竖形、斜形等）、色泽（黄色、青色、红色、黑色等）等变化。健康婴幼儿的脉纹呈青筋隐隐，或连及鼻梁、眉毛；山根皮肤及脉络会发生色泽改变，如脉络显露，颜色转深等提示病态婴幼儿。脉络的部位、颜色、形态、淡浓、散抟等不同，可反映五脏寒热虚实之病机。

三、诊法特色与临床意义

（一）脉络异常位置

山根上连印堂（眉心），下接年寿（鼻上高骨处），其间脉络的颜色可反映五脏疾病的寒热虚实。而脉络所在位置的不同，所反映脏腑疾病的位置亦有所别。脉络位置高者，所患疾病病位多偏于上焦，青晦布于山根偏高之处，或于眉心印堂者，示邪在胸肺，脉络每呈斜形，甚至直抵眉内。如印堂青筋多主心热发惊，正如《小儿推拿广意》所云："印堂青色受人惊……镇惊清热即安宁"。脉络位置居中者，所患疾病病位多偏于中焦脾胃。《厘正按摩要术》云："山根为足阳明胃之脉络，小儿乳食过度，胃气抑郁，则青黑之纹横截于山根，主生灾"。脉络位置低者，病位多偏于下焦。

（二）山根异常色泽

1. 红色（红筋。包括紫色） 属心，主热证。色红赤者，见于夜啼。是因心火扰神，神不舍心之故。正如《医学正传》所云"山根…色红啼夜不曾停"。色红且紫者，心肺俱热。

2. 青色（青筋。包括淡青及乌青、蓝色） 属肝，主寒证、气滞、血瘀、疼痛、惊风。青筋直现者，为肝热而风上行，见于急惊风，如高热抽搐等，是肝阳妄动或心肝火盛而风动所致。

3. 黄色（黄筋。包括局部皮肤色黄） 属脾，主脾虚、湿盛或湿热。常见于脾虚湿盛之水泄或上吐下泻，或脾胃积热所致之积滞、口疮，湿热内蕴、乳食积滞所致之吐泻、腹痛、虫证，脾胃虚损、运化失常之厌食、疳证。正如《石室秘录》所云："黄筋现于山根，不论横直，总皆脾胃之症"。病后他色渐隐，黄色见于山根、鼻头、目眦者，为将愈之兆。是因黄色属脾，病后山根见之，为胃气将复之故。

4. 黑色（黑筋） 属肾，主寒、主痛。为肾阳虚衰，水寒内盛，血失温养，或因剧痛，脉络拘急，血行不畅所致。正如《石室秘录》所云：山根"色黑者，风甚而肾中有寒"。

5. 色白（白筋） 属肺，主寒。见于肺中寒饮、湿痰之症。为寒饮、湿痰阻遏肺脾气机，气滞则血行缓慢，气血不能上荣所致。此正与山根"色白者，肺中有痰”(《石室秘录》)之论相合。

(三)山根异常形态

1. 横型　山根脉络呈横型(形如“-”)者，多主消化系统病变，常见于呕吐(急、慢性胃炎)、泄泻(急、慢性肠炎)、积滞(消化不良)、虫证、疳证等脾胃病证。

2. 直型　山根脉络呈直型(形如“|”)者，多主呼吸系统病变，常见于咳嗽(气管、支气管炎)、哮喘(支气管哮喘)、肺炎喘嗽等肺经病证。

3. 横、直混合型　山根脉络呈横型与直型并见的混合型者，多为消化系统疾患与呼吸系统疾患同时发病。可同时出现脾、胃、肝与心、肺疾病证候。

4. 斜型　山根脉络呈斜向型(形如“/”或“\”)且色红者，为心肺有热。

(四)望明晦淡浓

观察小儿山根皮肤、脉络之色泽的明晦淡滞，可测知疾病的新旧、虚实、转归。山根色泽鲜明润泽者多为新病，病较轻且易治；色泽晦黯而枯槁者多为久病，证较重且缠绵难愈。脉络由明润转晦槁，是病趋重危；由晦槁转明润，是病情好转。山根脉络颜色浅淡，多主虚证，深浓，多主实证。色泽由浅淡转深浓，是病因虚而至实；由深浓转浅淡，是病由实而转虚。

(五)望山根散抟

散，是脉络疏散，多主新病，或病邪将解；抟，是脉络壅滞，多主久病，或病邪渐聚。《望诊遵经》云：“何谓散抟，散者疏离，其色开也，抟者壅滞，其色闭也，散者病近将解，抟者病久渐聚，先抟而后散者，病虽久而将解，先散而后抟者，病虽近而渐聚，此以散抟分久近也。”如小儿山根脉络赤青聚集成团者，主赤白痢疾。正如《小儿推拿》云：山根“若见赤乌一团，为赤白痢”。

四、现代研究进展

山根望诊法是专用于小儿的独特诊法之一，对小儿疾病的诊治具有重要的指导意义。吉训超将山根诊法运用于小儿急、慢性咳嗽病治疗中，颇有疗效。他认为山根络纹青黑主咳喘，山根至下鼻柱红乃心肝胃有热，山根青筋横截为肝有风脾有伤。郭现辉等在长期临床工作中发现，脾胃病患儿在山根部均有不同程度的青色改变，尤其是5岁以下小儿最为明显，根据山根青色的改变来确定治疗方案以及疾病的预后，取得很好的临床疗效。秦际海等通过将有山根青筋组与无山根青筋组患儿的体质分布情况进行比较分析，结果表明在慢性咳嗽患儿中有山根青筋现象者可能多数为特禀体质（过敏体质）。

现代医家在山根诊法的基础上展开了浅针山根穴的研究，尤其是在治疗失眠方面。郑国尧等通过临床观察，结果表明浅针刺激山根穴治疗原发性失眠疗效显著。郑美凤等通过对比浅针山根穴治疗原发性失眠前后脑区功能连接差异情况，结果表明浅针刺激山根穴能改善情绪回路的功能，可能是浅针治疗原发性失眠的中枢机制之一。郑美凤等通过观察浅针山根穴治疗原发性失眠前后的血清褪黑素水平，发现浅针山根穴治疗原发性失眠的作用机制可能与褪黑素水平调节有关。黄燕熙等通过将浅针疗法与药物对精神分裂症患者睡眠障碍干预的临床疗效进行对比分析，结果表明浅针法辅助治疗精神分裂症睡眠障碍的疗效与右旋佐匹克隆相当，且安全性明显优于右旋佐匹克隆。

第十节　望口唇

一、概念与原理

望口唇是一种主要通过观察唇神和口唇的色泽、形态等情况以辅助诊断疾病的方法。口唇诊法最早见于《黄帝内经》，是望诊不可缺少的组成部分，受到历代医家的重视。由于口唇位于头面较为显露的部位，唇黏膜薄且透明，其色泽、形态变化显而易见，且与疾病密切相关，故对临床诊病辨证具有极其重要的价值。

由于口唇与中焦脾胃关系密切：口唇为脾之官。脾主口，其华在唇。而脾胃乃后天之本，气血生化之源，对全身各部分都有举足轻重的影响。因此，口唇不仅可反映脾胃的功能状况，也可反映全身功能状况。口唇还是反映全身气血盛衰情况的重要器官。口唇有冲脉环绕，冲脉乃为血海，又为十二经之海，正常口唇色红润泽，是气血营养所至。口唇与其他脏腑经络亦有联系：口为心之外户；其开合运动，声音从口出，饮食从口入，四通五达，为脏腑之要冲。以经络言，手阳明大肠之脉，“还出挟口，交人中”；足厥阴肝经之脉“环唇内”（《灵枢·经脉》）；督脉“上颐环唇”（《素问·骨空》），到唇系带处；冲脉络唇口；任脉上行至承浆，环绕口唇等。因而，这些经脉及其相关脏腑的生理、病理，都可由唇反映于外。现代医学也认为唇有着丰富的毛细血管，能灵敏地反映内脏疾患。

二、诊察方法

在自然光线下，检查者与病者相对而坐，在自然充足的光线下，详细观察口唇及其四周的颜色、干湿、荣枯、纹理、动静等，注意有无红肿、小疱、疮疖、外翻、萎缩等情况。再令病者自然张开嘴唇，用左手或右手的中指、食指将病者的上、下唇轻轻翻起，观察唇内正中与牙龈交界处的唇系带上有无结节、条索及其部位、色泽。

三、诊法特色和临床意义

因口唇黏膜薄且透明，故口唇色泽的改变较面色更为明显，因此望口唇能更为灵敏地反映人体的改变。正常人口唇丰润红活，方正端平，唇系带居中，色泽红活，表面光滑，无结节及条索物增生。

（一）异常唇神

望唇神，即望唇质的荣枯状况，是通过综合唇部及口周的神色形态综合判断疾病的程度。唇质荣润红活，有生气、光泽，谓之有神：唇质干枯死板，无生气光泽者，则是无神，乃为死候。

（二）异常唇色

1. 唇色红润　此为常人表现，说明脾胃之气充足，血脉调匀。外感患者唇色红润者，提示没有内热。小儿唇红厚者，为脾胃健，易养；妇人唇红厚者，为冲脉盛，易产。患者口唇明润而有血色者，主生，其病轻而易愈；但久病唇红者，难治。

2. 唇色淡红　主虚，主寒。唇色淡，当隐现红色，如枯晦而无血色者是为恶候，常见于气血亏损已极。唇色淡红，常见于脾胃虚弱或气血不足者，孕妇如见此征，为血不足，或有难产。

3. 唇色深红 唇色深赤、红紫、赤黑者，主热，主实，深赤而暗者为热深。赤肿而干为热极，深红而干为热盛伤津。上下唇皆赤者为心热；上唇赤，下唇白，为心肾不交；唇赤而呕吐为胃热，赤黑亦主胃热，唇深红而咳喘者，为肺热，唇舌鲜赤，腮红发热，伴醉眼含泪，咳嗽喷嚏，指梢冷者，为将发痘疹。唇色鲜红，主阴虚火旺，唇鲜红如胭脂色，是虫症的表现，多因脏腑久受湿热，蕴郁不解，化生蛔虫。口唇红赤，甚绛而干燥且现裂纹，主邪热深入营血分。久病或下痢病重出现唇如朱红者，为虚阳外越，预后不佳。一氧化碳中毒可见唇如樱桃红色。唇现焦红色，其焦色深入内唇，乃血燥生热之象。内唇（为贴齿的唇肌部，需翻开外唇才能看清）出现深紫红色，较外唇为甚，为火劫阴液之象，或为胃家实证。外唇深红，内唇反现淡白无华，多为脾寒胃冷之象。下唇深红，上唇淡白，提示胃冷脾燥。下唇红如血染，是脾经之郁热不解。上唇紫红肿痛，乃上焦心肺之火邪不得发；下唇肿滥紫红，是脾经蕴热，下唇深红，但红而晦黯无华，多属脾虚运化不强，唇色乌红，其色晦黯，为血瘀阻滞，致心肺之阳闭郁不得宣化，兼夹痰浊阻塞气机之象。

4. 唇色发黄 为脾虚湿困之象，常兼见唇瘘。若唇黄而流津者，为脾阳虚极，阴寒内盛之征兆。如黄色现于下唇凹肉中（即生髭处），是饮食内伤脾胃，兼湿热郁于肝胆之象。两唇角黯黄。为寒湿伤脾之象，唇角白肉处橙黄而明润者，为脾湿化热，唇色淡黄晦而不明，唇质干萎者，为中土大虚之象，尤当注意。

5. 唇色淡白 为虚证，主脱血夺气，临床上一切失血证（大出血、慢性出血等），以及用力过度、大病亏损、气虚不复等，均可出现唇色白。久病中阳式微以及命门火衰，唇上淡白。如常人偶感风寒，阳气一时闭遏，唇偶一白，一汗可解。唇现淡白，其色晦而不明，多因气血虚寒，不能充盈于唇。唇现苍白，多因气虚不能运血，或因暴怒气逆血阻。若鼓胀（肝硬化）晚期，唇现苍白无华，且唇质枯萎，为肝脾二脏之正气将绝。唇色淡白、惨白、毫无血色，为气血极亏或阳虚生寒，惨白而吐者，为胃虚，唇白而食少喘咳者，为脾肺气虚，妊娠唇白者，为血不足，或有难产；唇白脉跳而数者，多为心血不足。唇色冷白，多为寒证。脾疳唇无血色，痢不止者，为不治之症；唇白如枯骨者，多为死证，唇白而肿者为脾绝。产妇口角白干，为病将至。

6. 唇色青黑　青而淡者为寒，淡白而黑者为寒甚，青而深者主痛，唇口俱青黑者为冷极。唇黑者，多为胃中热，唇色青黑主寒甚冷极，又见于极痛证，亦有热郁而见唇青者，青色中必带深紫，惨黑者，为气血大亏。口噤唇青，舌本缩者，为小肠虚寒，口噤唇黑，四肢不举，便利无度者，为脾虚寒甚，不可治。唇青舌卷，转筋挛缩，腹中绞痛，爪甲皆痛，为筋虚极。唇口青黑，呕吐腹痛，七窍进血者，多为中砒霜之毒，中风患者唇口青黑相间，吐沫而身直者，难久于世。孕妇唇口俱青，吐涎沫不止，为木来克土，母子均危。突然肢厥身冷，唇口发青，为邪气入脏之死证，若身温汗出者，为邪气入腑，可治。唇吻色青，四肢振摇，微有汗出为肝绝。霍乱，唇青黑者为死证。痈疽唇鼻青黑，色脱浮肿者为恶候。水气患者唇口发黑，为肝伤难治。唇色漆黑者，脾胃将绝。环口黧黑者，为脾肾绝。唇青体冷遗尿者，为膀胱绝。面青唇黑，面黑唇青，皆主死证。

7. 唇色青紫　多为胃气虚寒，又可见于血瘀；唇色紫绀并干焦，主内有瘀热；下唇黏膜上出现紫红色斑块，不论其大小及数量多少，须高度警惕罹患消化道癌肿之可能。口唇暗紫或淡紫，或伴见指甲、白睛暗紫者，为瘀血停内，见于外伤或内伤。唇色突变紫黑如猪肝色，为瘀血攻心之象。青色或蓝色唇在临床中极少见。然偶有骤染时疫，外唇呈现浅青蓝色，唇皮燥裂者，此为火毒炽盛之象。暑闭之症，唇上亦可偶见灰蓝色。如慢性病唇现蓝色者，乃肝脏之真气将败。唇黏膜紫蓝色，提示心肺虚衰。

口唇周围四际白色，若隐隐可见，乃为正常。望唇周颜色变化，对脾胃病的诊断意义较大。一般而言，唇四白五色“黄赤为热，白为寒，青黑为痛”（《望诊遵经》），意义与口唇主色一致。

（三）口唇润燥

1. 口唇干燥焦裂，或裂开出血，称为唇裂，主津液已伤；唇失滋润，见于外感燥热之邪或脾经有热；唇口枯干为里热已盛，口唇焦黑燥裂，烦渴饮水主热毒盛极。

2. 上唇焦而消渴饮水，提示病位在上，主肺热；上唇焦而不消水，提示热邪在下部，主大肠有燥粪；下唇焦而消渴饮水，提示热在阳明胃；若下唇焦而不消水，主热在太阴脾。口唇焦燥而色红者病尚轻，预后好；色黑者病重，预后差；平人面色晦暗，唇皮干者为长寿之征。

（四）口唇异常形态

1. 口疮　唇口内生白色小疱，溃后呈白色或淡黄色豆大小溃疡，周围红肿灼痛，间有微热者，称为口疮，亦称口破，在小儿与疳疾有关者，亦称口疳。实证者，烂斑满口，色鲜红，多由心脾积热上蒸于口所致，虚证者，满口白斑微点，色淡红，多由阴虚失旺，心肾不交，虚火上攻；或中气不足，阴火内生所致。后者易反复发作，类似今之复发性口疮。

2. 唇肿　有虚实之分。红赤而肿者，多为实为热；白而肿者，多为虚为寒。如唇口俱赤肿，为肌肉热甚；上唇肿大下唇细小者，为腹胀；唇舌皆肿大，大便赤泄，尿血足肿者，为肉绝；唇肿齿焦黑者，为脾肾绝。

3. 唇痿　即唇肉缩小，多见于血气亏损者；而唇痿兼色黄者，为脾虚湿困之象；唇痿，伴见舌青、口燥，但欲漱水不欲咽者，是内有瘀血。

4. 唇反　为上唇向上向外翻起，遮盖人中之象。唇反而人中满者，为脾败之象，乃脾气绝，脉不养唇所为。

5. 唇缩　上下唇各收缩露齿，唇皮骤然缩短，或两唇日渐短缩，唇肌呈枯萎之象者，称为唇缩。年老唇缩为正常现象。卒然收缩者，其病多实；日渐收缩，唇肌枯萎者，其病多虚。实者多因中风闭证，或中暑，或痰闭，虚者因于寒中三阴，或因痉厥，或因癫痫，或脾胃元气日衰，或暴脱，多预后不良。

6. 唇裂　唇部裂开一个缺口，称为“唇裂”，均发生于上唇，轻者仅裂到唇四白，严重者可裂至鼻孔，致鼻翼呈扁平形。此系先天畸形，乃胎儿时期发育不良所致。

7. 唇上生疮　多为脾胃蕴热之征。疮生上唇，唇质皱厚色紫，多系心肺火郁；疮生下唇，唇质粗糙色乌，多系脾经蕴热，疮生唇之四角，多是膏粱厚味沃积之邪火蕴积胃与大小肠。唇上生疮，还可诊断虫证及伤寒狐惑。如上唇内有疮如粟名为惑，虫蚀其咽，下唇内有疮如粟名为狐，虫蚀其肛。

8. 唇上生疔　指唇之上下，或口角旁，生出小疔如粟，痛痒不定的疾病，多为火毒之候。生于上下唇者，多为脾胃火毒；生于口角者，则系心脾火毒亢盛。唇角生疔，不能张口者，名为锁口疔。此疔若生于唇上，唇口外翻，名为反唇疔。此两证初起形如粟米，色紫坚硬，肿甚，伴麻痒木痛、寒热交作，俱属危证，由火毒之邪上攻而成。疔生于人中之上称为龙须疔，生于人中之旁，称为虎须疔，其轻者因风热而结；重者形如粟粒，如钉着骨，根盘漫肿不透，面目浮肿，寒热并见，乃火毒之邪上壅而然。若出现伴见口噤神昏，称为走黄疔，乃疔疮走黄，邪毒内陷心包所致。

9. 唇部疱疹　唇上生小疱，如小米粒或高粱米大小，色黄透明，或混浊而带血，聚集一起，称为唇部疱疹。伴见疮疹周围皮肤不红不肿不痛，唯稍痒不适。此症多与风热感冒、麻疹、肺热喘咳并发，证轻易愈。

10. 唇屑　唇上生长皮屑，如鱼甲翻起，老屑脱落，新屑复生，缠绵难愈，称为唇屑。为风燥在脾，血不濡燥之故。

11. 唇癌　下唇红、唇外缘有凹凸不平的肿块，基底坚实，容易出血，其后表面破溃糜烂，应考虑为唇癌之可能。

12. 蛔虫斑　在唇系带的周围，出现如粟粒大小的淡红色或淡白色丘疹，呈半透明状突起，基底部稍红的粟疹者，称为蛔虫斑，提示有蛔虫病。

13. 鹅口疮　婴幼儿口腔黏膜糜烂，白膜满布，状如鹅口者，称为“鹅口疮”；若白屑满布，状若雪花者，又称为“雪口”。多由心脾二经之热所生，或胎中伏热蕴积心脾，循经上攻口窍所致。若白屑延及咽喉，迭迭肿起，喉间痰鸣，面青唇紫，可因窒息而致死亡，不可忽视。

（五）口唇异常动态

1. 口张　口开不能闭者，名为口张，主虚证。口张而气但出不返者，为肺气将绝；口张如鱼口，不能复闭者，为脾气将绝；中风患者出现口张者，为心气将绝。张口摇头作羊鸣者为痫证；痉病者口张目瞪，神昏不知人，乃极危证。

2. 口噤　口闭而难以张开，牙关紧闭者，名为口噤。口噤不语并抽搐者为痉病、惊风；口噤伴半身不遂为中风入脏之危证。口噤，突然不能言语，手足不遂而强直，称为“风痱”。妇人产后口噤瘈疭，倒闷吐沫，眩晕不知人，名为“卒中风”。妊妇口噤语涩，筋脉挛急，昏迷抽搐，时作时止，名为“子痫”。患病6～7天，手足三部脉皆至，烦躁，口噤不能言，此为病邪欲解之佳象。

3. 口摄　唇口收缩变窄变小，不能开合，称为口摄，又名摄口。见于破伤风，在小儿则多见于脐风，系肝风侮脾所致，为极危证。如并见口吐白沫，四肢厥冷，唇口收缩紧锁，舌体强直者，多难治。

4. 口僻　口角呈向左或向右㖞斜之状，名为口僻，又称口讷、口歪，多见于中风（中经络和中脏腑）患者，系肝经风痰阻络所致。

5. 口振动　口唇上下振摇，寒栗鼓颌之状者，称为口振。乃阳气不振所致，常见于疟病初期。

6. 口开合频繁不能自禁者，名为口动，为胃气行将亡绝之候。

7. 唇瞤　唇口颤动不能自禁者，称为唇瞤。多由血虚风燥引起；或为脾虚血燥，唇失濡养；或为胃火挟风，上扰口唇，口目频频动作者，为阳明终绝。

8. 落架风　下颌关节脱位致口开不闭者，称为落架风。为阳明之脉纵缓不收，或年老气血亏虚，筋弛不收所致。

（六）唇系带异常改变

上唇系带若出现白色或灰白色小点，认为与痔疮密切相关。上唇系带若出现一个或多个大小不等、形状不一的赘生物（结节或条索），其表面呈灰白或粉红色，提示有痔漏存在。结节在唇系带正中线上的多是外痔，结节在唇系带旁边的多为内痔。条索的出现，提示有漏管形成。结节色白而硬者，表示痔核生长时间较长，结节色红而软者，表示痔核初生或生长时间短；若结节红的多，白的少，形状松软者，表示肛门括约肌松弛，或因痔核引起脱肛。

四、现代研究进展

郑进对《诸病源候论》的唇诊特点进行了探讨。《诸病源候论》对唇诊的论述虽无专篇，却散见于30余论、60多候之中，它发展了《内经》的有关理论，基本上反映了中医唇诊的主要内容和特点。其书唇诊的特点体现在：唇象是证候的组成部分；从唇象可以反映病机病性；从唇象可以判断疾病的预后；唇诊不局限于脾胃病，它还可作为诊断各种中毒病证和瘀血证等的重要依据之一。

杨帅等通过将不同民族自然人群的口唇图像参数进行对比，研究结果验证了不同民族、地域环境对人的口唇特征变化存在一定影响，中医口唇图像参数可以作为我国不同民族、地域人群的健康状态评价参考指标，也可以作为研究我国不同民族人群表型差异的有效中医指征。有研究认为在胆汁反流性胃炎、慢性萎缩性胃炎中唇象与胃镜象具有相关性：在一定程度上可作为临床诊断的客观依据。杨洪超研究发现反流性食管炎唇象、舌象、胃镜象之间存在一定的辨证规律：肝胃郁热证多见红唇、淡红唇，唇质正常或见唇干裂；肝胃不和证多见淡红唇，唇质多正常，舌质淡红，苔薄白；湿热蕴结证以红唇多见，唇干裂，可见唇疮，舌质红，苔黄腻；痰瘀交阻证以暗红唇多见，亦可见瘀点、瘀斑，舌暗红或瘀点、瘀斑，苔白腻；脾胃虚弱证则多见淡白唇，可见唇屑，舌质淡白，少苔、无苔或剥脱。

本团队曾对口唇望诊进行总结归纳，并试图推动相关研究。近十年来，随着理论和临床研究的逐步深入，唇诊的实验研究也取得了一些进展，其辨证由宏观逐渐向微观发展，将口唇形态、色泽等依据不同范围分段式量化，利用计算机视觉数字化分类判别。但口唇诊断多与肛肠疾病相关，与其他专科疾病研究比较少，单独作为诊断依据也较少，大都包含在综合诊断中作为佐证。

第十一节　望齿龈

一、概念与原理

望牙龈主要是通过观察牙齿、牙龈的形态、色泽改变、功能异常等来诊断疾病的方法。齿龈诊法，始于《黄帝内经》，早在该书中就已将齿的生长来反映肾气之盛衰，以齿长而垢、无光泽，来预报疾病的凶兆。牙齿虽仅方寸之地，居于外却连于内，与脏腑经络息息相通。凡气血之往来，津液之敷散，经络之灌注，莫不辐凑并至而达于齿。

1. 肾与齿　齿为骨之余，肾主骨，故齿为肾之外候。牙齿的正常生长发育，有赖于肾中精气的充养。《素问·上古天真论篇》载：“女子七岁肾气盛，齿更发长……三七肾气平均，故真牙生而长极；丈夫八岁肾气实，发长齿更……三八肾气平均，筋骨劲强，故真牙生而长极；五八肾气衰，发堕齿槁……八八则齿发去。”从牙的萌生至脱落，肾气的盛衰始终起到决定性的作用；其次，肾为先天之本，内藏精气，而“齿为骨之余”。

2. 肝与齿　首先，肝藏血，肝能够调控肝血上奉牙齿；肝在体合筋，与牙周韧带、颞颌关节的活动密切相关。其次，肝血充足，则牙齿咬合有力，筋肉强健，颞颌关节灵活有力，有利于对食物的研磨。最后，牙髓属水，能生木，肝胆的虚实可以体现在牙髓的寒热上。

3. 心与齿　心主神明，若心神被蒙，牙齿开阖便会出现障碍。《医宗金鉴·杂病心法要诀·中风总括》指出："闭证握固紧牙关。"

4. 脾与齿　脾喜燥恶湿，主运化、统血、升清，能够化生、统摄、调控气血上朝荣养濡润牙齿。同时，脾胃化生牙髓，脾胃运化的水谷精微，上荣于口腔，化生牙髓。龈者肉之延伸而主于胃。脾胃健运，则龈健牙坚，能正常地发挥磨谷食、强消化、助发音等功能。

5. 肺与齿　肺主气，是发音的基础，当气流从牙齿中间通过时，牙齿便可辅助发音。《医宗金鉴·四诊心法要诀》提出："中空有窍，故肺主声……舌为声机，唇齿扇助。"同时，肺与大肠相表里，肺气肃降助大肠传导糟粕，降气泄浊，使牙齿保持清洁，减少齿疾的发生。

6. 经络与齿　经络是联系内外的通道，内连脏腑，外络肢节，牙齿可以通过经络与五脏六腑发生联系。直接循行于牙齿的经络共有 5 条，即手阳明大肠经、足阳明胃经、任脉、冲脉和督脉。

因此，通过对齿龈的观察可以推测相关脏腑、经络的改变。

二、诊察方法

诊察齿龈，应询问有无牙痛等症状。检查时可令患者张开口，面对光线，充分暴露牙齿和牙龈，必要时借助检查器械如口镜、探针、镊子等进行。注意牙齿的排列、数目、润燥、形态、颜色、龋洞、残根、残冠，牙龈的形态、颜色、牙石、溢脓，牙齿松动程度，有无叩击痛及叩痛的程度等。

三、诊法特色与临床意义

（一）牙齿色泽形态异常

1. 牙齿洁白润泽、坚固，为津液内充，肾气充足之象，虽病而津未伤，预后良；齿色枯白者，为血虚，若燥如枯骨，是肾阴枯涸。老年齿白润泽者，为寿考之征。

2. 年长者，齿渐变黄，此乃生理之常；或齿忽变黄，多为肾虚；齿如黄豆者，为肾气绝；齿色黄黯或带黑，或片片脱下者，面色青黄，此腹中有久冷积，太阳阳明之阳气受困而累及于冲督；“肾中风”齿未黄者可治，齿黄赤、发直、面如土色者不可治；齿黄枯落者为骨绝；温病齿黄而燥者，是热盛伤津，若光燥如石，是阳明热甚，滓液大伤，见于温病极期。

3. 牙齿色紫，如熟小豆，其脉躁者，为阴阳俱竭，或齿忽变黑，皆为死证；齿黑腰痛，足厥冷者，为骨蒸。

4. 齿滋润者，津液犹充；形色明亮者，精气未衰；齿干燥者，津液已耗；形色枯槁者，精气内竭；齿燥毫无光泽，色如枯骨，为肾阴枯涸，肾水不能上承，难治；牙齿光燥并现寒热无汗等症，为卫阳被遏之表证；牙齿上半截润，下半截燥，乃肾水亏乏，心火燔灼所致；牙齿干燥，根部有垢，为火盛津伤，气液尚未枯竭；若齿焦无垢，主肾胃之精气枯竭，难治；前板牙干燥，身热目痛，鼻干不得卧，为欲发斑疹及行将衄血之先兆。

5. 小儿齿出偏斜稀疏，主阳明本气不足；小儿牙齿久久不生，谓之齿迟，属小儿五迟之一，主禀赋不足，肾气亏虚；齿牙稀疏松动，齿根宣露，为肾气亏虚，或虚火上炎；中老年人齿渐稀疏，或齿长而垢，逐渐脱落，乃肾气早衰之标志；外伤引起的牙齿折断，称为斗齿；齿根动摇而现牙龈臭腐，为肾亏兼有胃中虚火。

6. 牙根肿痛腐烂，时流脓血，牙齿发黑系齿内生虫，名为龋齿。由饮食余滓积于齿缝间，腐蚀腌渍所致；或胃经瘀湿痰火凝聚而成。若并见口臭极甚，则为阳明之火盛极上攻所致。

7. 齿长面垢，为秽恋肠胃；齿枯面垢，为热结腑聚；齿黄面垢，为瘟疫之象。

8. 另有望齿以候生死之法，如水肿，齿黑唇肿者危，再加齿枯必死；热病，齿黄赤、面如土色者死；牙疳，牙床腐烂、牙齿脱落、口臭浊脓不等者凶；阴疽，齿黑而蛀、枯而无光者危，因肾阴竭而生气绝也。

（二）牙龈色泽形态异常

1. 正常牙龈，色红而津润，固护牙根；若深赤为太过，淡红为不及；牙龈色淡白，为气血亏虚，不能上荣；牙龈色红而肿为阳明热证，多是胃火上炎；牙龈淡红而肿多为气虚；齿龈青紫而肿，多兼有瘀血；龈肉软却萎缩且色淡，多属肾元亏虚或胃阴不足。

2. 齿龈起疮或局部红肿，高起增厚，形似齿龈重叠，称为“重龈”，缘于胎毒或脏腑积热，或外感风热，瘀结于龈，聚湿、化痰、生瘀，致成此疾。而婴儿“马牙”为出牙之前，齿龈上生出米粒大小之乳白色或乳黄色小硬块，与重龈不同，一般无证候表现，可自生自灭。

3. 齿间牙龈长出胬肉，与龈肿不同，称为“齿壅”，多与外感湿热、胃热或虚火上炎，牙龈长期充血肿胀，或好食动风之物等原因有关。

4. 牙龈红肿疼痛，为外感风热邪毒或胃火上炎；牙龈浮而肿胀，不红而痛，乃外感风寒所致；牙龈微红不肿，牙齿浮动，咬物时痛，午后痛显，为肾阴不足，阴虚火旺。

5. 齿龈缝间渗出血液，称为牙衄；血出如涌，血色鲜红，龈肿赤而痛者，为胃肠实热，实火冲激，灼伤龈络所致；渗流清血，龈烂不痛者，为胃、肾阴亏、虚火灼络；淡血渗流不止，龈肉色淡者，多为脾虚气不摄血；小儿齿衄口臭，足冷痛泻，为肾疳。

6. 牙龈萎缩，周边溃烂色赤，为肾阴亏损，虚火上炎；溃烂边缘色淡，龈肉苍灰，属气血两亏。

（三）齿垢色泽形态改变

1. 齿垢为胃中垢浊之气所结，而病深动血，必先结瓣于齿上。垢黄厚为胃热熏蒸，垢白厚多为湿聚中焦；齿垢黄，面目爪甲上黄者，为黄疸；齿焦有垢为肾胃液涸。

2. 齿垢如灰糕样，为肾胃津气俱亡，湿浊内盛，病属难治。

3. 垢坚而韧者多实，松而弛者多虚；垢多口臭者多实，垢少口和者多虚；垢间红缕，每周出血，垢挟坚粒，多因胃滞。

四、现代研究进展

郝文轩认为齿诊虽不如脉诊重要，但亦是医家勘病问疾之要着，强调诊齿可以断病，验齿可以知疾，察垢可以求证。如认为齿痛颊肿，为风火郁闭；齿痛连耳，为火及少阳；齿痛唇肿，为湿郁太阴；齿痛恶热，为热聚太仓；齿痛恶寒，证涉大肠；齿缝出血，阳明燥火；齿边生痛，脾经湿热；新病啮舌多风痉，久病啮舌每肾绝；垢黄者热盛阳明；垢白者湿聚太阴；龈生胬肉，湿火奔斥；龈烂唇肿，风热内壅；牙龈溃烂，脏腑蕴热；牙肉萎缩，气血困阻；龈生小瘤，痰火内聚；边生小痈，风热鸱张；齿红而肿者郁火，淡而肿者气亏；肿且暴者多实，胀而缓者多虚；肿而硬者，脏腑积热；胀而软者，虚火妄动；胀且色淡，恒挟痰；肿且青紫，多挟瘀；胀且痛者，阳明气盛；胀且痒者，心家血虚等。

夏翔等调查了 1 210 例 60 岁以上老年人缺齿与肾虚的关系，发现：

（1）在老年缺齿人的五脏虚证中，以肾虚最高，占 31.3％。其中在缺齿大于 50％的 478 例老年人中和小于 50％的 732 例老年人中，又均以肾虚居首位，分别占 45.6％和 22％。

（2）在老年缺齿人气血阴阳虚证中，以阳虚居首位，占 26.2％。其中在缺齿大于 50％和小于 50％的老年人中，仍均以肾虚出现率最高，分别为 28.1％和 25％。从而证实了老年肾虚和阳虚者缺齿情况最为严重。

陈长龙等根据《黄帝内经》及张颖清的《生物全息律》推断各部位牙齿有一定的脏腑部位分属。通过对齿痛的治疗用药归经分析及参考舌诊、脉诊的脏腑部位分属规律，从而确定了齿诊的脏腑部位分属，即上切牙属心，下切牙属肾，上尖牙及前磨牙属胃，下尖牙及前磨牙属脾，上左磨牙属胆，下左磨牙属肝，上右磨牙属大肠，下右磨牙属肺。

黄国义运用“望龈诊胃法”（齿龈主要表现在门牙龈缘或龈乳头增生或退缩，龈沟加深，或牙根外露，龈色紫红或暗红或苍白，点彩消失，或水肿，质地松软，或触之易出血，常无自觉疼痛和症状）诊断胃肠道疾病，准确率为 74.7％。

马淑然教授认为中医讲究整体观念，任何局部的疾病都可理解为整体功能的反应。因此，当牙齿出现问题时，中医往往不会仅仅医治齿疾，而是从其背后的根本原因入手，综合调理。关于萎缩性牙龈炎出现牙齿松动，阴虚胃热是较为常见的原因，但是在临床上亦有特殊情况。

宋楠用一种成熟的正畸牙齿移动的实验动物模型发现中药骨碎补和川续断

均能加速大鼠正畸牙齿的移动，与丹参有类似的作用。且在大鼠正畸牙齿移动过程中增加移动牙压力侧破骨细胞的数量。大鼠正畸牙移动中骨碎补水煎液可加速正畸牙移动，减缓牙槽骨骨密度的降低，调节血清钙磷锌含量，缩短正畸治疗的疗程。孔燕凌等将加味清胃汤应用于慢性牙周炎患者的治疗中，可以明显改善患者的牙龈肿痛、口臭、便秘等疾病表现症状，通过降低炎性因子的各项水平促进疾病的逐渐消除，减少了牙菌斑的分布，显著改善了患者的牙周状况，提高了患者的生活质量。吴翠花经过了多次的临床试验，发明了四种牙痛（风火牙疼，胃火牙痛，虚火上炎及风冷牙痛）的治疗新方法。周峰等研究发现附子大黄细辛汤联合清化汤治疗牙周炎可有效改善患者症状及牙周状况，进而降低疼痛评分。

第十二节　望腭、颊黏膜

一、概念与原理

望腭、颊黏膜是指通过观察腭、颊黏膜处的病理性改变以诊断疾病的方法。腭为口腔上壁，可分硬腭和软腭两部分。硬腭质地致密坚韧，不能运动，上覆骨组织；软腭质地柔而平滑，能运动。口腔内左右两侧壁称为颊。腭、颊黏膜处血运丰富，在疾病的过程中，该部位可出现不同程度的小静脉曲张、小动脉扩张、出血及黏膜面的色泽改变等，这些统称为腭、颊黏膜征异常。

中医理论认为，腭、颊黏膜的解剖学位置在鼻咽部的中心，是人体“表”与“里”的交接区。不论是外邪入侵，还是体内发生病理变化，均可以在腭、颊黏膜上表现出来。此外，全身不少经络与腭、颊黏膜有联系。因而，通过望腭、颊黏膜，可以诊察相关经脉和相应脏腑的病变情况。

腭黏膜的各个部位，分别代表不同的脏腑。一般而言，腭前部代表肺，分线、中柱两侧代表脾胃，中柱代表心，腭后及臼齿处代表肝肾（图 1 –48）。

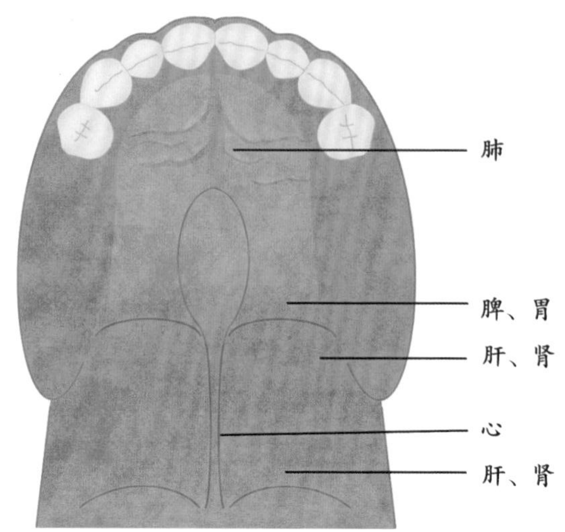

图1－48　腭黏膜的脏腑分属

二、诊察方法

饭后1小时，受检者取坐位，口张大，头尽量后仰，使上腭及两颊充分暴露，医师在自然光线或手电筒的照射下按顺序依次检查两颊、上腭前部、中柱、硬腭齿后部、硬腭分线前部、软腭部、咽腭部等。上腭各部位的名称（图1－49）包括腭前：位于上腭前部、门齿后部；分线：由于软、硬腭色泽明显不同

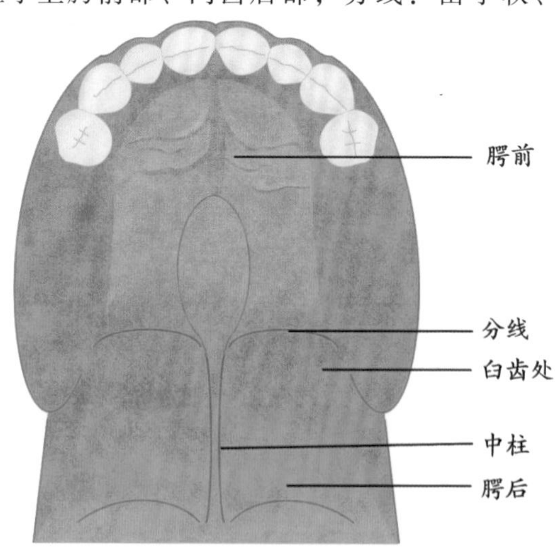

图1－49　上腭各部位的名称

而形成的一条自然分界线；臼齿处：位于上腭两边臼齿处；中柱：起于门齿后，沿正中线直达悬雍垂顶端，其本身又分为齿后段、壶腹段、软腭段；腭后：范围由分线向后直达悬雍垂。

1. 腭黏膜　主要检查软、硬腭黏膜上的血管变化（包括充血、扩张、瘀血、出血等），黏膜色调改变（单纯性贫血淡色调、带黄的色调等），颗粒增生及小凹等。

2. 颊黏膜：主要观察有无瘀血斑、小白色斑点或绛红、暗红色充血带，有无小米粒样的浅黄色硬结或其他小瘤状物簇集成群，注意其发生的位置、形态、有无苔膜等。此外，可以用三棱针试刺黏膜，观察其出血的颜色、量和速度等。

三、诊法特色与临床意义

正常健康儿童整个上腭红润有光泽，中柱、硬腭、软腭均以粉红色为主，其软腭很少充血、瘀血，中柱亦无小静脉。

健康老年人中柱呈浅黄色或粉红色，各部分轮廓清晰，无断裂及弯曲，表面干净，少见褐色斑点，无小动脉分布及出血点，左右可各见一条细小静脉。其硬腭齿后部黏膜皱襞色泽粉红，分裂中柱两侧，横行排列，对称整齐，未见出血点及动静脉分布；分线前部可有小紫褐色透明点，近中柱侧色泽粉红或略带紫色，个别人有一条细小静脉。其软腭则呈黄色，半数有充血或瘀血，尤以咽腭弓、悬雍垂明显，个别有透明颗粒及小凹。

腭、颊黏膜上，若出现血管变化、黏膜色调改变、颗粒增生及小凹等异常变化，可以反映机体内的某些病理改变，尤其是迁延性及难治之症在该部位可出现明显的变化。

（一）腭黏膜异常改变

1. 小儿上腭黏膜色白，如蒙乳皮状者，为脾虚胃弱，多见于腹泻及消化不良；上腭黏膜呈粉红或淡白色者，为贫血、气血双亏；上腭黏膜色黄者，主脾胃功能失调；色深黄者为实证，主脾胃湿热；色浅黄者为虚证，主脾虚不能运化水湿；上腭黏膜色深紫者，为瘀血、出血或血分有热；上腭黏膜色红紫者，多为实热证。

2. 小儿腭前、腭后均为深红色，二臼齿处黄、红色，中柱色淡白者，主实热型腹泻；腭前、腭后均为粉红色，二臼齿处乳白色，中柱乳白色者，主虚寒型腹泻；小儿腹泻，臼齿处乳白色且厚者，说明腹泻重，脾肾虚亏，病情重；上腭臼齿及腭前为乳白色，中柱顶端为粉红色者，为虚寒型小儿消化不良。

3. 腭黏膜色红、深红或紫暗，其上的小动脉扩张充血，小静脉曲张瘀血，或有出血现象，可诊断为血瘀证。依据日本学者伊原信夫制定的标准可将腭黏膜征分为：

（1）0度：在软、硬腭黏膜上基本看不到显露的小血管，黏膜面呈淡红色。

（2）软腭黏膜征（简称软腭征）：

Ⅰ度：腭弓处黏膜稍红，可见较清晰的细小血管显露，此型基本属正常范围；

Ⅱ度：在Ⅰ度腭征的基础上，还可见到充血扩张的小动脉和曲张的小静脉；

Ⅲ度：软腭黏膜上的小动脉明显扩张充血或小静脉明显曲张瘀血，或有出血现象，或在Ⅱ度变化的基础上出现黏膜面色调深红或紫暗。

（3）硬腭黏膜征（简称硬腭征）：

Ⅰ度：在硬腭黏膜上可见清晰的小血管；

Ⅱ度：黏膜上小动脉扩张、充血，或小静脉曲张、瘀血；

Ⅲ度：黏膜上可见明显的小动脉充血、扩张，或小静脉瘀血、曲张，或有出血现象，或在Ⅱ度变化的基础上出现黏膜面色调深红或紫暗。

上述软腭征Ⅱ、Ⅲ度改变和硬腭征Ⅰ、Ⅱ、Ⅲ度改变均可反映机体出现瘀血改变，只是轻重程度有所不同。腭黏膜的瘀血、充血征象易见于妇科、肝炎、心血管病、骨关节病、泌尿生殖器疾病、皮肤病、眼科疾病及恶性肿瘤等患者。这些疾病大都具有复发性、迁延性，并且为进行性难治之病。

（二）颊黏膜异常改变

1. 颊黏膜上见瘀血斑或绛红色充血带及小米粒样的浅黄色硬结，为食管癌的征象。一般认为，其瘀斑出于颊黏膜，乃瘀滞为患，为有形之邪积于食道；其色淡青，斑形隐隐，细如缝线者，常主虚寒，多见于食管癌的晚期患者；斑形如带，其色青紫者，多主邪实，邪正相搏，见于食管癌中期的患者；瘀斑上生颊膜者，乃正不胜邪，致使食道之毒邪得以蒸腾上乘。

2. 颊黏膜上出现特殊的斑点分布，称为口斑，可以诊断钩虫病。根据口斑的颜色、形状、大小的不同，大体可分为三度：

Ⅰ度：黏膜斑点小而少，约如针头大，多数为1～3点，色苍白或灰白，分布于相当于第二磨牙的颊黏膜上。

Ⅱ度：斑点略大于针头，呈粉红色或黄色，分布于齿龈平线上下。

Ⅲ度：斑点密集，或成片状，大小不等，大者如黄豆，或小如Ⅱ度斑点，其色紫或呈蓝色，分布于大臼齿处黏膜上。

一般而言，钩虫感染的程度与口斑的程度相一致。

3. 在相当于第二磨牙的颊黏膜处出现针头大小的白色斑点，称为麻疹黏膜斑（Koplik斑），多见于小儿，为麻疹的早期临床特征。

4. 颊黏膜上出现蓝黑色色素沉着斑片，为肾阳不足，常见于肾上腺皮质功能减退症（Addison病）。

5. 颊黏膜充血、肿胀，并伴有小出血点，称为黏膜疹，常为双侧对称性发生，乃风热邪毒为患，见于猩红热、风疹及某些药物中毒。

四、现代研究进展

（一）望腭黏膜

望腭黏膜，也称为望口盖。通过对腭黏膜的通部观察，对某些疾病的诊断、辨证具有重要意义。

临床上，腭黏膜征的出现率很高。目前，多数医家认为，腭黏膜征多见于慢性、迁延性、复发性疾病以及一些疑难杂症。如妇科疾病（功能性子宫出血、附件炎等）、变态反应及自身免疫性疾病（慢性肾炎、风湿性关节炎、系统性红斑狼疮等）、慢性肝胆及消化系统疾病、神经系统疾病、泌尿生殖系统疾病、肿瘤和心身疾病等。

同时，腭黏膜征可以辅助诊断中医瘀血证，是瘀血的“晴雨表”。

柯联才等于1986年观察了40例肺心病腭黏膜征与瘀血证的关系，发现Ⅰ度腭黏膜征者12例，Ⅱ度者16例，Ⅲ度者12例，腭黏膜下静脉的变化随瘀血程度的加重而加重。而将腭黏膜征与舌下静脉变化的关系进行比较，经统计学处理，两种诊断方法在诊断血瘀证上无明显差异（$P>0.05$）。1987年，柯联才等通过对130例不同病种患者的腭黏膜征的变化与血液流变学的检测作对照观察。结果提示：腭征度数越高，其全血比黏度也随之增高，而正常腭征（0度、Ⅰ度）与异常腭征（Ⅱ度、Ⅲ度）的血细胞压积及女性组血浆比黏度也存在着显著性差异（$P<0.05\sim0.01$）。这说明中医辨证属于“瘀血”的患者，其腭征度数一般在Ⅱ度、Ⅲ度，其血液流变学的改变表现为全血比黏度和血细胞压积的增加。腭征Ⅱ度、Ⅲ度分别与青紫舌、舌腹静脉粗张者的血液流变学各指标进行比较，结果显示均没有显著性差异（$P>0.05$）。这说明将腭征作为瘀血证的辅助诊断手段，与青紫舌、舌腹静脉征具有同样的诊断价值。

1991年，柯联才等又从甲皱微循环方面探讨了腭征异常与血瘀的内在联系。通过对268例腭征（其中Ⅰ度92例，Ⅱ度117例，Ⅲ度59例）各种患者（高血压病、冠心病、慢性气管炎、肺结核、脑动脉硬化症、高脂血症、肺气肿、糖尿病等）和63例没有瘀血征象的健康人的甲皱微循环的观察，结果发现：观察组患者各度腭征分别与健康组的甲皱微循环对照均有显著性差异（$P<0.01$）；观察组各度腭征之间分别比较，其甲皱微循环异常率也均有显著性差异（$P<0.05$或0.01）。其研究结果说明，随着腭征度数的增加，血瘀程度的加重，甲皱微循环的异常项目也逐渐增加。如健康组甲皱微循环的异常率为23.81％，腭征Ⅰ度为52.17％，Ⅱ度为65.81％，Ⅲ度为84.75％。

胡庆福等观察了163例恶性肿瘤患者和45例健康人的腭黏膜征与血小板聚集性、血液流变性和微循环的关系。研究发现，恶性肿瘤患者的微循环障碍均较明显，且肿瘤腭征异常患者的微循环障碍比腭征正常者更为严重，主要表现为异形管袢增多，微循环中血细胞聚集明显，血流速度减慢。所以，腭征异常对判断微循环障碍及血瘀的严重程度有一定意义。

尚政录等研究了不同海拔地区健康青年腭黏膜征的区别。结果显示：健康青年的软、硬腭征分级均随海拔增高而升高，其相关性有显著性意义（$P<0.05$）；中、高海拔地区健康青年硬腭征的异常变化构成比大于软腭征的异常变化构成比，两者差异有显著性意义（$P<0.05$）。该研究表明：随着海拔高度的增加，软、硬腭征的分级级别增高，即海拔越高，软、硬腭黏膜越趋于“瘀

血样”改变。这一结果与中医学人和自然相统一的整体观相符合。现代医学认为，海拔高度是影响人体红细胞压积的最主要因素。随着海拔升高，空气逐渐稀薄，氧含量逐渐减少，人体为适应缺氧环境，血液中的红细胞代偿性增加，导致高原人体血液流变学改变而表现为“浓”（红细胞压积增高）、“黏”（全血黏度增高）、“聚”（红细胞电泳时间延长）的典型特点。同时，高原缺氧环境使人体微血管收缩，细动脉口径缩小，毛细血管通透性增高，血液流动阻力加大，微循环减慢。

姚魁武等在现代流行病学原则指导下进行血瘀证诊断的多中心、大样本临床研究，并对其结果进行主成分分析处理。结果显示，腭黏膜征归属于血瘀证症状体征的第一主成分。和腭黏膜征同样归属于第一主成分的还有齿龈色黑、口唇色黑、眼周色黑、面色黑、皮肤瘀斑、舌质紫黯、舌体瘀斑、脉涩。

此外，望上腭是儿科望诊的主要内容。通过望小儿上腭颜色及黏膜表面的变化，可以反映患儿脏腑虚实、气血盛亏、病位浅深和病邪轻重的性质。再根据上腭不同部位反映不同脏腑的病变，临床诊断更为准确。王应麟教授临床诊治小儿疾病，尤其重视望诊，其家传的望上腭方法，对于疾病诊断意义重大。

（二）望颊黏膜

临床上，望颊黏膜对疾病的诊断、辨证同样具有意义。李耀谦等通过对328 例口腔颊部黏膜异常者（淡嫩有齿痕、紫筋、紫斑、黏膜发红充血、黄点、红点、黏膜苍老、颊部及上腭弓发黄）的观察，发现该项望诊对诊断上消化道疾病具有临床前瞻性意义。其与胃镜阳性诊断的符合率达 88％左右，且绝大部分患者病情好转后，其颊黏膜的变异指征随之改变。病愈后，其变异指征亦随之逐渐消失。故该项望诊对判断疗效、确定预后均有意义。通过颊黏膜望诊，可作为对健康人群体检的初筛手段，筛检出隐性上消化道疾病患者。

庄克章于 2001 年 6 月—2006 年 5 月对 1 222 例食管肿瘤患者的口腔颊黏膜作了观察调查，结果如下：

（1）1 222 例食管肿瘤患者颊征均有不同程度的异常（$P<0.05$）。

（2）从中医辨证分型来看，本次调查的患者大都属于气滞血瘀、气虚血瘀、血虚痰阻或血热瘀结的范畴，因此颊征异常可能与中医的气、血、痰、瘀病理变化有关。

（3）在 1 222 例食管肿瘤患者的颊征调查时发现，患者的青紫颊征（包括暗青紫、淡青紫、暗红紫）比例高达 78％；颊部静脉曲张占 64％；颊部颗粒、斑块样浮露占 36％，这提示颊征异常（主要为黏膜血管的扩张、瘀血、外在形态颗粒、斑块样浮露）是中医血瘀证的外在表现。

（4）舌质红绛患者的颊黏膜面色调常鲜红，黏膜血管扩张充血，严重者还可见到出血现象，可见红舌与颊黏膜充血关系密切，认为颊黏膜的充血反应是瘀热的一种表现。病理切片可见颊黏膜下层血管扩张、水肿，并有轻度炎症细胞浸润及淋巴细胞集聚。

（5）颊征异常（充血或瘀血）与红绛舌、青紫舌、舌脉粗张之间有较高的相关性，和舌苔的关系不密切。

此外，长年患慢性肝炎的患者，如果口唇、口腔内颊部黏膜失去往日的鲜艳，表现为色泽灰暗，很可能表明肝硬化正在向其逼近。临床上，麻疹患者通常可见颊黏膜上有麻疹黏膜斑。麻疹黏膜斑是麻疹的早期临床特征，它的出现对麻疹的诊断具有重要的临床价值。

另外，观察颊黏膜上有无特殊的斑点（称为口斑），可以诊断钩虫病。王福产等通过观察颊黏膜上有无特殊的斑点来诊断钩虫病。其中，口斑检查 1 359 人，阳性 259 人，阴性 1 100 人；粪检 822 人，阳性 256 人，阴性 566 人。为了说明口斑诊法的准确性，将接受粪检的 822 人，与口斑组对照，与粪检结果相符合者 611 人，不符合者 211 人，其准确率为 74.3％。

总之，望腭、颊黏膜，属于中医“望诊”的范畴。中医认为，“有诸于内者必行诸外”，通过对腭黏膜、颊黏膜的观察，对某些疾病的诊断、辨证往往可以起到“见微知著”的效果。目前，腭、颊黏膜诊法的学术体系尚未建立，且其临床研究多是单一的、小样本的试验，尚缺乏多中心、大样本的临床试验进一步说明腭、颊黏膜诊法对某些疾病诊断、辨证的特异性。今后，可在前人研究的基础上，进一步开展腭、颊黏膜诊法的研究，构建其完整的学术体系和临床运用体系，以便更好地服务于临床。

第十三节 望咽喉

一、概念与原理

望咽喉是一种通过观察患者咽喉部的色泽、形态的来判断五脏六腑、气血阴阳的功能状态的诊法。生理上，十二正经直接或间接在咽喉部循行交会，五脏六腑通过经络的循行、气血的运行与咽喉相关联。病理上，咽喉为一身之要道，是外感邪气内侵人体的必由之所。究其发病途径，或为外邪经咽部而上传于下，或为脏腑病变里发于外，现于咽喉。

《素问·太阴阳明论篇》中提到“喉主天气，咽主地气”。《类经》记载：“喉为肺系，所以受气，故上通于天；咽为胃系，所以受水谷，故下通于地。”咽与喉，相连而有别。咽在后，下连食道，直贯胃腑，为胃之系；喉在前，下通气道，连于肺脏，属肺系。《灵枢·忧恚无言》说：“咽喉者，水谷之道也；喉咙者，气之所以上下也。”《喉风论·咽喉总论》指出：“函呼吸者曰喉，内饮食者曰咽。经曰喉通天气，呼吸之道也，俗名气喉；咽通地气，饮食之道也，俗称食喉。”《类经》中也提到，“人有二喉，一软一硬。软者居后，是谓咽喉，乃水谷之道，通于六府者也。硬者居前，是谓喉咙，为宗气出入之道，所以行呼吸，通于五藏者也”。孙思邈曰：“应五脏六腑往还，神气阴阳通塞之道也。”《言庚孚医疗经验集》在探讨咽喉与脏腑关系时提到：“咽喉虽方寸之地，在生理上却是一个要冲……咽接三脘以通胃，喉连五脏以系肺……肺热就可以发生咽喉肿痛，或出现白条白点”。

咽喉为人体诸经会聚之处，一身阴阳升降之路，上通脑，下通五脏六腑，为经脉循行之要冲。《灵枢》记载手太阳小肠经“循咽下膈，抵胃”；手少阴心经“其支者：从心系，上夹咽”；足少阴肾经“其直者：从肾上贯肝、膈，入肺中，循喉咙，夹舌本”；足厥阴肝经“布胁肋，循喉咙之后，上入颃颡”。十二经脉中除手厥阴心包经和足太阳膀胱经外，均循经达咽喉，而任脉、督脉、冲脉三条奇经也循行于咽喉。因此，咽喉疾病与某些脏腑和经脉的病变均密切相关。生理状态下脏腑气血津液通过经络濡养咽喉，但是当脏腑出现病变时，病变亦可经咽喉表现于外，此即为望喉诊法的核心——“视咽喉之清顺，察脏腑之盛衰”。

由于喉部的生理结构复杂，且所处位置较深，临床上通过对喉部的直接观察来诊断相关疾病有一定难度。鉴于喉部诊断的特殊情况，采用检查会厌、声带、咽喉黏膜、舌根等部位的检查仪器，如间接喉镜、直接喉镜、纤维及电子喉镜。

借助喉镜进行的望诊法通过对咽喉局部色泽、形态及分泌物改变的直观、准确地呈现来诊断疾病，是中医望诊——“见微知著”的整体观念与现代技术的结合。通过这些现代化的医疗检查手段开展喉部望诊，以便达到更好地诊察疾病的目的，为中医局部望诊在当代的发展提供新的思路。

二、诊察方法

（一）咽部望诊

咽部望诊的诊察方法，可令患者坐于椅上，头略后仰，口张大并发“啊”声，便可看到咽部，必要时可借助压舌板按压患者的舌根部，此时软腭上抬，在照明的配合下可使软腭、悬雍垂、软腭弓、扁桃体、咽后壁等咽部组织暴露。

（二）喉镜望诊

喉咽及喉的位置较低，其检查需借助间接或直接喉镜才能进行观察（图1-50），来进一步诊断疾病。从上至下，依次观察舌根、会厌等部位有无异物或赘生物，会厌活动度，喉部黏膜有无充血、红肿、赘生物等；声室、声带活动情况及有无肥厚增生等。

1. 间接喉镜检查法　其是临床上耳鼻喉科常用的检查方法。患者取坐位，头微前倾，张口、伸舌、用口呼吸，检查者用消毒纱布将患者舌头轻轻地固定于门齿外。右手持经加温后的间接喉镜沿患者舌背进入，镜面与舌背平行，当镜背抵达悬雍垂时，转镜面呈45°，轻轻以镜背向后上推压悬雍垂根部，可以观察到：舌根、舌扁桃体、会厌谷、喉咽后壁、喉咽侧壁、会厌舌面游离缘，前后轻微移动镜面即可见杓状软骨及两侧梨状窝等处。然后嘱患者发较长

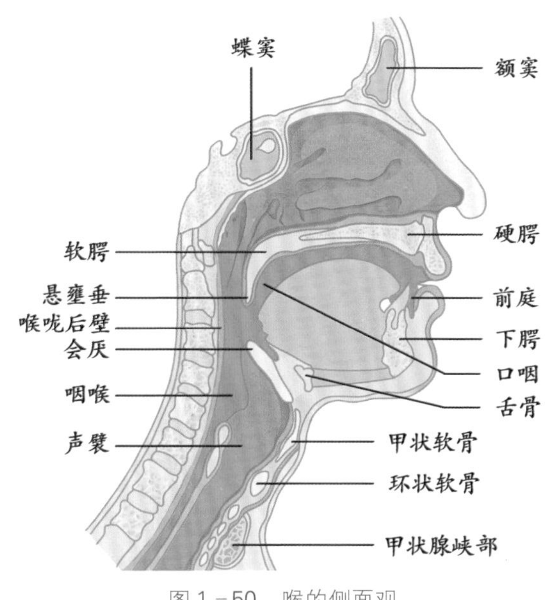

图 1－50 喉的侧面观

“依”声，使会厌上举，此时可看到会厌喉面、杓会厌襞、杓间区、室带及声带与其闭合情况。检查时应注意：镜面影像为倒像，与喉部的真实解剖位置前后颠倒，但左右不变。

2. 直接喉镜检查法　借助于患者一定的体位及金属硬管，使口腔和喉腔处于一条直线上，视线可直达喉部进行检查。①患者取仰卧头高位，肩部靠近手术台缘，全身放松。②第一助手坐在患者头右侧，左足踏在梯形木箱上，右手托枕部，左手固定头部，利用大腿的倾斜度调节头位高低，使头部和身体在一条直线上，患者头高于台面约 15 cm，颈向前伸，并随手术操作而活动。③第二助手站在患者左侧，固定患者两肩，勿使肩抬起。④嘱患者张口，用纱布保护上唇及上列牙齿，术者左手持镜，沿舌背正中或深入约 1 cm，使喉镜尖端置于会厌的喉面下，挑起会厌，左手以平行向上的力量向上提起喉镜即可暴露喉腔。⑤按间接喉镜检查的范围观察喉各部分情况。在直接喉镜下声带的色泽较间接喉镜所见为深，呈粉红色。

3. 纤维、电子喉镜检查法　纤维喉镜是利用光学纤维做传导，制成的纤细、灵便、活动度好的喉镜。患者取坐位，检查前，一般会先进行表面麻醉。检查者左手握镜柄的操纵体，右手指持镜干远端，轻轻送入鼻腔，沿鼻底经鼻咽部进入口咽，在调整远端、伸至喉部时，可观察会厌、杓状会厌襞、室带、声带、前连合、后连合和声门下区，并能窥清直接喉镜下不能检查的部位，如会厌喉面、喉室等处。电子喉镜以电子成像为主，镜体前端有摄像头，屏幕显示图像清晰。其操作方法与纤维喉镜大致相同。

通过以上检查方法，观察喉部黏膜的色泽，以及有无充血、肿胀、溃疡或赘生物等情况，不同的颜色和形态会传递人体不同的疾病状态信息。

三、诊法特色与临床意义

临床通常望咽喉可以看到的是口咽部，口咽部由软腭、悬雍垂、腭舌弓、腭咽弓、扁桃体、咽侧索和咽后壁组成。咽部望诊主要观察双侧腭舌弓、腭咽弓及咽后壁，查看咽部黏膜的色泽，有无干燥、充血红肿、肿胀、溃疡或赘生物，咽后壁有无颗粒突起，腭扁桃体有无脓点或红肿，前后腭及软腭有无异常等，辨清咽喉部位出现的红肿疼痛、腐烂溃脓、痒干不适及吞咽困难、发音异常等情况，不同颜色和形态传递了人体不同疾病的状态信息。

喉镜临床诊察范围包括喉部黏膜色泽，有无充血、出血、水肿，有无溃疡、黏膜糜烂及增生，黏膜瘀斑等情况；舌根、会厌谷、会厌、杓会厌皱襞、舌会厌皱襞、梨状窝、食管各部位有无肿物，观察肿物的大小、色泽、边界、表面光滑程度，病灶表面情况：有无充血、粗糙、小溃疡或糜烂，病变周围黏膜情况；声带色泽、形态、活动情况，声门裂的大小，声带有无萎缩，声带沟，声带张力情况，闭合情况，有无缝隙，有无声带充血、水肿或肥厚，声带小结，声带息肉，声带囊肿，其他声带肿物等。

（一）咽喉异常色泽

正常咽喉淡红润滑。若色红主肺胃郁热；色深红多因火毒搏结于咽喉，肿痛明显，为实热证；色红而娇嫩，肿痛不显属阴虚证，多由肾水亏少、阴虚火旺所致；色白干燥湿润，口渴微痛，为气阴不足；色红而暗为痰浊凝聚、气滞血瘀；色淡白多为虚寒之证；色淡红漫肿多属痰湿凝聚所致。

（二）咽喉异常形态

1. 乳蛾　喉关一侧或两侧喉核红肿肥大，形如乳蛾（蚕蛾），表面或有脓点，咽痛不适或局部疼痛。肿于一侧为“单蛾”，肿于咽之两侧者为“双蛾”，前者较轻，后者较重，每现寒热等外感证，称为“风热乳蛾”，属邪客喉核，肺胃热盛。

2. 喉痈　咽喉部红肿高突，疼痛剧烈，称为“喉关痈”，多因脏腑蕴热，复感外邪，热毒客于咽喉。若小儿则每起病急，喉痛剧烈，痰涎壅盛，易于阻塞气道而窒息者，称为“里喉痈”；若喉关肿胀不明显，喉颈部痛剧，下颌肿痛明显，牙关紧，张口及吞咽困难，称为“颌下痈”。均因脾胃积热与风热邪毒搏结，上循咽喉，熏灼肌膜而成。

3. 紧喉风　咽喉部肿痛迅速，痰涎壅盛，呼吸困难，神志不清者；锁喉风：若牙关紧闭，口噤如锁者；缠喉风：咽喉局部糜烂。

4. 喉疳　喉部红肿溃烂，呈点状分散，大小不一，白点周围必有红晕，音哑气急。

5. 喉疔　喉关两旁生出疔疮，根深形如靴疔，麻痒剧痛。疔色红者轻，紫者重，色黑者危，因肺胃痰火燔结咽喉而成。

6. 喉瘤　喉部生出小瘤，红丝相裹其外，顶大蒂小，表面光滑，不触不痛，吞咽不利，可致音哑，呼吸困难，甚至窒息。因肝肺郁热，气血瘀结而成。

7. 飞扬喉　口腭中生出紫色血疱，迅速胀大，形似黄豆，胀痛剧烈，血疱破溃后则现糜烂，疼痛更剧。因素嗜辛辣，脾胃积热，上熏口窍而成。

8. 阴虚喉癣　咽喉干痛，继则红肿溃烂，泌黄色污秽，形如苔藓样，咽干声嘶，口气腥臭者。乃因阴虚火炎，肺金受灼，喉失滋养而成。

9. 喉乃肺系所属，邪毒犯肺时亦表现于咽喉。咽喉及乳蛾红肿疼痛剧烈，肌膜溃烂，汤水难下，颈项胸腹出现痧疹，密如沙集，宛如锦纹，称为“疫喉痧”“烂喉丹痧”，现今称之“猩红热”，极具传染性，乃外染疫毒，肺胃火热上蒸而成。若出现神昏谵语，声哑气息，滴水难入，泄泻不止，无汗，乃心液亏耗，邪毒内陷心包之逆证。

疫喉痧的病程发展主要规律为由表及里，“肌表-咽喉-肺系”，久病亦及肝肾。随着烂喉痧之邪毒深入，肺胃邪热上蒸，熏于咽喉而见咽喉糜烂肿痛，甚至热毒灼伤致溃烂白腐。此时烂喉痧的主要症状表现为咽喉溃烂，痰涎壅盛，同时出现高热，这些症状为临床上快速诊断该病提供了相关依据。

四、现代研究进展

（一）直接望诊的研究进展

朱震亨《脉因证治·喉痹》："手少阴君火心主之脉，手少阳相火三焦之脉，二火皆主脉并络于喉，气热则内结，结甚则肿胀，肿胀甚则痹甚，痹甚则不通而死矣。"《灵枢·经脉》："心手少阴之脉……上夹咽，系目系。"心经上夹咽喉，且咽喉为肺卫之门户，病邪侵及心肺，多出现咽喉红肿疼痛，而一旦涉及心脏，病情较重。临床上一些心绞痛患者除了胸闷、胸痛以及紧缩感之外，亦常表现出下颌咽喉部的放射性疼痛。

足厥阴肝经循咽喉，上达颃颡。而肝主疏泄，若肝气郁结，则咽喉如有物堵，重则影响全身气机。《医学噎膈集成·噎膈反胃治法》："肝气郁结，阻塞升降之路，上则咽喉肿痛，饮食难下，下则肠胃干涩，大便秘结。"认为食管癌咽喉部吞咽困难、饮食不下等不适症状与肝气郁结影响全身气机通畅有关。

咽喉与五脏之间关系密切，不仅是饮食、呼吸的主要通道，还是全身经脉循行交会之所，故宜通不宜塞。《本草求真》曾记载"风在骨髓，症见痰迷窍闭"，认识到中风的主要病机为窍闭。中风同时见咽喉部症状，如喉中痰鸣、吞咽不利以及鼾眠等，故刘仕昌认为"辨咽喉"对医者了解病情并指导诊疗具有重要意义。"辨咽喉"的主要内容也逐渐丰富，除了观察咽喉的生理特征外，还逐渐开始关注咽喉症状表现（如打鼾、喑哑、痰鸣等）以及与咽喉功能变化相关的病机（如痰迷窍闭，痰瘀迫隘喉间等）。

《灵枢·本藏》："肾合三焦膀胱，三焦膀胱者，腠理毫毛其应。"若肾气素虚难以化生元气上充腠理，腠理虚而风邪易犯。咽喉为肺胃之门户，外邪侵袭，首犯咽喉。咽喉受风热外邪之灼，此时若患者体虚，即可循经脉下传到肾，导致肾络受损而现血尿、蛋白尿等症。在临床研究中发现，慢性肾炎患者多伴有咽喉部的不适，而咽喉部不适产生免疫反应，进而加重其原有病情。

姜良铎临床发现咽部黏膜充血一般集中在腭舌弓和腭咽弓的边缘处，观察的时候应以这个部位为主。正常的咽喉，色泽淡红润滑，不肿不痛，呼吸、发声、吞咽皆通畅无阻。病理情况下，咽喉部色泽可发生变化，或出现脓点、溃烂，甚则影响呼吸、发声、吞咽等功能。其中，色泽变化最为常见，咽喉色红者多为有热；咽喉红肿疼痛，甚则化脓溃烂者，多为肺胃热毒壅盛；若红色娇嫩，肿痛较轻，多为阴虚火旺、虚火上炎，亦可因肝气郁结、化火上炎，《医学入门·卷四》："忿怒则动肝火，……火炎上攻，咽喉干燥。"其阴虚多为肺胃阴虚或肝肾阴虚，当结合其他辨证手段综合考虑。色白者多为阳虚；咽喉漫肿色淡，多为痰湿凝聚；咽喉色淡，如水浸泡，多为阳虚水泛；咽喉色黯，或有瘀斑，多为瘀血内阻。咽喉望诊，色泽诊断较为重要，还要根据具体情况辨别伪膜、脓液之有无和性质，并需结合听声音、嗅气味等其他诊法综合判断。陈氏认为望喉诊法有其深厚的中医理论基础和理论源泉，在《黄帝内经》《伤寒论》等经典医籍中就非常重视咽喉的功能和在辨证中的重要性，与温病诊法中强调验齿和上颚黏膜有异曲同工之处。

喉部望诊应四诊合参，望诊只是关键的一环，应根据患者的主诉及喉部情况询问病家的饮食偏嗜及咽痒、咽痛等症状。局部辨证应与整体辨证相结合，特别是当喉部表现与整体表现不相一致时，更应根据具体情况分析。譬如咽红疼痛，当结合患者的其他表现进行分析，如伴有恶寒发热、头痛咳嗽，则多为外感风热；如伴有吐酸呕恶，则多为胃火上炎；如伴有烦躁不宁，或郁郁寡欢，则多为肝郁化火。

（二）喉镜望诊的研究进展

王俊杰等对120例喉源性咳嗽患者进行电子鼻咽喉镜检查，结果在镜下发现：120名患者均有咽喉部疾病，主要特征是咽部黏膜充血、咽后壁及舌根淋巴滤泡增生；另外有84例（占比70％）的患者患有喉部疾病。结果也再次证实了，喉源性咳嗽的主要病理表现部位在咽喉部。

路遥等对694例慢性喉炎血瘀痰凝证患者证候诊断指标进行流行病学调查，进一步探讨喉镜检查是否可以作为望诊的补充以及中医证候诊断的指标。该研究将是否具有声带小结作为分组的依据，将694例慢性喉炎血瘀痰凝证患者初步分为：无声带小结病例514例、有声带小病例180例。所有症状中，除所共有的声音嘶哑的主症外，其余各次症出现频率从高到低依次为：咽喉干燥92.4％、喉内异物感91.5％、咳痰不爽87.9％、喉部痛78.7％。单项体征出现频率排序从高到低为声带黏膜肿胀94.1％、声带黏膜充血93.7％、声带小结25.9％。对694例慢性喉炎血瘀痰凝证中医证候积分与喉镜检查体征积分及各单项体征进行 Spearman 相关系数和相关性分析，均显著相关（$P<0.01$）；对 694 例慢性喉炎血瘀痰凝证各单项中医症状与喉镜检查体征积分进行分析，声音嘶哑与喉镜检查体征积分显著相关（$P<0.01$），咳痰不爽与喉镜检查体征积分相关（$P<0.05$）。血瘀痰凝证中医证候积分与代表疾病病情程度的喉镜检查体征积分均一致，也从一定程度上说明，喉镜检查可以作为慢性喉炎血瘀痰凝证证候诊断的客观依据。

梁永辉等通过对 128 例梅核气患者进行中医的辨证分型，借助喉镜观察到假声带沟、喉室消失、红斑/充血、声带水肿、弥漫性喉水肿、后联合增生、肉芽肿、喉内黏稠黏液附着等体征，发现：梅核气肝郁气滞型喉镜表现最多的阳性体征是“红斑/充血”，可能与患者肝郁不疏，郁怒则心烦，心肝火旺，壅结与咽有关；梅核气痰气互结型表现最多的阳性体征是喉内黏稠黏液附着，这可能与脾失健运，聚湿生痰，痰气互结，上逆咽喉有关；心脾气虚型梅核气出现最多的体征是“声带水肿”，这可能与痰气互结日久，心脾气虚，无力行气散结，无形气结日久化为有形痰阻有关。

林芳任等对 84 例符合诊断标准的外感咳嗽患者进行间接喉镜与纤维喉镜的检查，进一步分析外感咳嗽患者喉镜图像与中医咽喉不利证候之间的关系。其中，84 例外感咳嗽患者，接受间接喉镜检查者 83 例、纤维喉镜 1 例。结果显示：84 例患者均有咽喉部或黏膜或淋巴滤泡或侧索或扁桃体或会厌或杓区或室带或声带不同程度的异常表现，异常率高达 100%。说明外感咳嗽的绝大部分患者存在咽喉不利证候。因此，在外感咳嗽的诊断中，除了重视脏腑、经络辨证，亦需重视咽喉门户的局部辨证。喉镜望诊在辨治疾病时，可以作为中医望诊的补充，以提高诊断的准确性。

现代科学技术的发展，使得喉镜在临床上得到普遍使用，也为中医提供了借助现代医学设备进一步完善传统中医诊断的方法。电子鼻咽喉镜的普及和应用是局部视诊的延伸，进一步丰富中医望诊的内容，补充了传统望诊的不足之处。通过对病变部位的直接观察，能更准确地进行中医整体结合局部的辨证，提高诊疗效率。

第十四节 望舌

一、概念与原理

望舌是通过观察人体舌质、舌苔和舌下络脉的变化，以了解人体生理功能和病理变化的诊察方法。舌与脏腑关系密切，尤以心和脾胃与舌的关系更为密切。舌为心之苗，舌质的血液需要心主血脉功能的供应，舌的灵活运动可调节声音形成语言，与心主神志的功能有关。因此，舌象首先可反映心的功能状态。从脾胃而言，脾主肌肉，舌为肌体，故舌与脾密切相关，舌又为胃之外候，舌苔由胃气熏蒸而成。再者，舌的味觉，可影响食欲，与脾主运化和胃主受纳的功能有关。因此，舌象不单反映了脾胃的功能状态，而且也代表了全身气血津液的盛衰。

舌和脏腑的联系，主要是通过经络和经筋的循行联系起来的。舌与诸经百脉有密切联系。而五脏六腑则都直接或间接地通过经络、经筋与舌相联。生理上脏腑的精气上荣于舌，病理上脏腑的病变也必然影响精气的变化而反映于舌。

舌质与全身气血的关系较大，舌体有赖于全身气血的濡养，因此，舌象可反映身体气血的状态，与舌苔相对而言，舌质多提示正气虚的征兆。舌苔与脾胃休戚相关，舌苔反映的则并非都是整个全局的病变，并且多反映邪气之实。

将舌分诊而辨病，大体可分为舌尖、舌中、舌根、舌边四部分。如心肺居上，舌尖候心和肺；脾胃居中，故舌中候脾胃；肝胆之脉布胁肋，舌之两边候肝胆；肾居下焦，舌根候肾（图1－51），这是以五脏来划分的方法。还有一种以胃经来划分的方法是：舌尖属上脘，舌中属中脘，舌根属下脘（图1－52）。此法适用于胃病的诊断。

二、诊察方法

1. 望舌体位　让患者取正坐姿势或卧位，面对充足而柔和的自然光线。

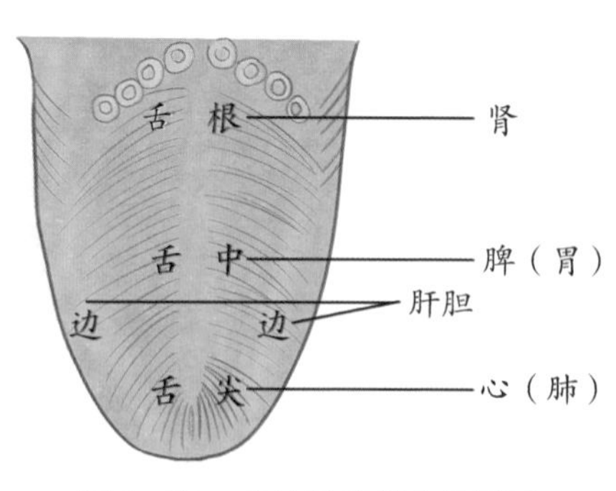

图1－51　舌诊脏腑部位分属图

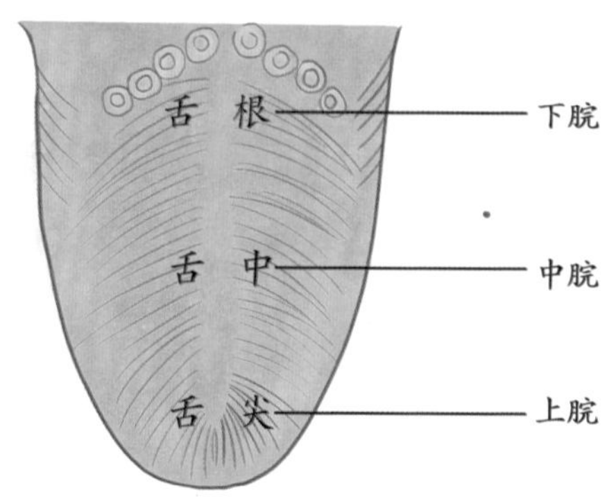

图1－52　舌诊胃经划分图

2. 伸舌姿势　尽量张口，自然舒展地将舌伸出口外，充分暴露舌体，舌尖略向下，使舌面两侧舒展。

3. 察舌顺序　先看舌质，从舌尖延向舌的两边到舌根，包括舌神、舌色、舌形、舌态；再看舌苔，从舌尖开始，依次察看舌的中部、根部，了解苔的有无、厚薄、色泽、润燥、腐腻等变化。

4. 刮舌或揩舌　为了进一步了解去苔后舌面和舌体的情况，还可以配合刮苔或揩苔方法，或使用放大镜进行诊察。其中刮苔，适用于较厚腻和坚实的舌苔。其方法是用经过消毒的刮舌板或压舌板，以轻重适中的力量，由舌根向舌尖慢慢刮，可连续三五次。揩苔，适用于浮薄而疏松的苔。其方法是用消毒纱布或棉球蘸生理盐水，使其湿润，以适中的力量，从舌根到舌尖，连续揩抹四五次。

诊舌时还应注意以下事项：

（1）患者应自然伸舌，不要卷缩或过分用力，否则会影响舌体血脉运行而致舌色改变。

（2）望舌应尽量选择自然光线，若在夜间或暗处，以日光灯为佳。

（3）注意饮食、药物对舌象的影响。饮食常使舌苔的形、色发生变化，如某些食物或药物，会使舌苔染色，称为染苔。如饮牛乳或乳儿因乳汁关系，大都附有白苔；食花生、瓜子、豆类、桃杏仁等富含脂肪的食品，往往在短时间使舌面附着黄白色渣，好像腐腻苔；吃酸梅汤、咖啡茶、葡萄汁或酒、陈皮梅、盐橄榄等或含铁的补品，往往使舌苔呈黑褐色或茶褐色；食蛋黄、橘子、柿子及有色糖果等，或服用黄连粉、核黄素等药物，都可使苔呈黄色；服用丹砂制成的丸散剂，常染成红苔。由于进食的摩擦，或刮舌习惯，往往使厚苔变薄；过冷或过热的饮食及刺激性食物，常常使舌色改变；张口呼吸或刚刚饮水，会使舌面润燥情况改变等。

（4）正常舌象随季节变化而有所不同。如夏季暑湿盛时，舌苔多厚，或有淡黄色；秋季燥气当令时，苔多薄而干；冬季严寒，舌常湿润。又如晨起舌苔多厚，白天进食后则舌苔变薄；刚刚起床，舌色可见暗滞，活动之后，往往变得红活。

（5）在正常人群中，随着年龄的不同与体质的差异，舌象也可呈现不同的情况。如老年人气血常常偏虚，舌多现裂纹，舌乳头也常见萎缩；小儿易患舌疾，出现白屑或剥苔等；肥胖之人舌多略大且质淡，消瘦之人舌体略瘦而质偏红等。

正常舌象，简称淡红舌、薄白苔。具体而言，其舌体柔软，运动灵活自如，颜色淡红而红活鲜明；其胖瘦老嫩大小适中，无异常形态；舌苔色白，颗粒均匀，薄薄地铺于舌面，揩之不去，其下有根，干湿适中，不黏不腻等。总之，将舌质、舌苔各基本因素的正常表现综合起来，便是正常舌象。

三、诊法特色与临床意义

望舌诊法充分体现了“有诸内，必形诸外”的思维方法，为中医特色诊法之一。包括望舌质（神、色、形、态）、望舌苔（苔色、苔质）、望舌下络脉三部分组成，虽内容繁多，然有规律可循，望舌质神、色、形、态可直观反映脏腑气血津液的情况；而舌苔变化可直观观察，并借助刮舌、揩舌进行真假苔鉴别，以反映病邪的性质、邪正消长、胃气的存亡；而观察舌下络脉可根据舌下血络的粗细、颜色、饱满程度、有无分支反映全身血液运行情况。

（一）舌质异常改变

1. 舌神　主要表现在舌质的荣枯和灵动方面。“荣”就是荣润红活，有生气，有光彩，故谓之有神，虽病也是善候。“枯”是干枯死板，毫无生气，失去光泽，故谓之无神，乃是恶候。

2. 舌色　指舌质的颜色，临床分为淡红、淡白、红、绛、紫、蓝、青七种，除淡红舌为正常舌色外，其余均为主病之舌色。

（1）淡红舌：舌色白里透红，不深不浅，淡红适中，红活鲜明，此乃气血上荣之象，为正常舌色；亦可见于外感病初起或疾病转愈之佳兆。

（2）淡白舌：舌色浅淡而白，主虚证、寒证或气血两亏；若淡白湿润，而舌体胖大，多为阳虚寒证；淡白光莹，或舌体瘦薄，则属气血两亏。

（3）红舌：舌色较淡红舌深，甚至呈鲜红色者，主热证。若舌鲜红而起芒刺，多属实热证；鲜红而少苔，或有裂纹或光红无苔，则属虚热证。

（4）绛舌：由红舌进一步发展而来。为温热之气蒸腾于膻中之候，主热极之证，舌绛少苔或无苔，或有裂纹，则是阴虚火旺，或胃肾液竭；若舌绛而燥苔黄厚者，多津液已亏；舌绛而燥无苔者，属津液极虚之候。另外，舌绛少苔而津润者，多为血瘀。

（5）紫舌：舌质色紫，即为紫舌。临床有淡紫、绛紫、青紫几种情况。其成因总由血液瘀滞之故。

（6）蓝舌：舌色如靛蓝，犹如染布之蓝色，谓之蓝舌，属病情危重之舌象。温疫病湿温热邪不解，可出现微蓝而不满布全舌之舌象。

（7）青舌：舌色如皮肤上暴露之“青筋”，缺少红色，称为青舌，主寒凝阳郁和瘀血。

3. 舌形　是指舌体的形状，包括胖瘦、老嫩、胀瘪以及一些特殊病态形状等。

（1）老嫩舌：老是舌质纹理粗糙，形色坚敛苍老，属实证。嫩是舌质纹理细腻，形色浮胖娇嫩，一般都属于虚证。

（2）胖大舌：舌体较正常舌为大，伸舌满口的，称为胖大舌。多因水湿痰饮阻滞所致。

（3）肿胀舌：舌体肿大，盈口满嘴，甚者不能闭口，不能缩回，称为肿胀舌。其成因有三：一是心脾有热，血络热盛而气血上壅，舌多鲜红而肿胀，甚者伴有疼痛；二是素善饮酒，又病温热，邪热夹酒毒上壅，多见舌紫而肿胀；三是因中毒而致血液凝滞，则舌肿胀而青紫晦暗。

（4）点刺舌：点是指鼓起于舌面的红色、白色或黑色星点，又称红星舌；刺是指芒刺，即舌乳头突起如刺，摸之棘手，点、刺多见于舌的边尖部分。主脏腑热极，或血分热盛。

（5）瘦薄舌：舌体瘦小而薄，称为瘦薄舌。总由气血阴液不足，不能充盈舌体所致，因此主气血两虚和阴虚火旺。

（6）裂纹舌：舌面上无苔，而有多少不等、深浅不一、各种形态明显的裂沟，称为裂纹舌。无论何种裂纹，皆由阴血亏损，不能荣润舌面所致。故其主病有三：一是热盛伤阴；二是血虚不润；三是脾虚湿侵。

（7）光滑舌：舌面光洁如镜，光滑无苔，称为光滑舌，又称镜面舌或光莹舌，主要是由于胃阴枯竭、胃气大伤，以致毫无生发之气，故舌面光洁无苔。

（8）齿痕舌：舌体边缘见牙齿的痕迹，称为齿痕舌或称齿印舌。多因舌体胖大而受齿缘压迫所致，故常与胖大舌同见。由于脾虚不能运化水湿，以致舌体胖大，因此齿痕舌主脾虚和湿盛。若淡白而湿润，则属寒湿壅盛；淡红而有齿痕，多是脾虚或气虚。

（9）重舌：舌下血络肿起，好像又生一层小舌，故曰重舌。主要是由于心经火热，循经上冲所致。故其主病为心火，或外邪引动心火。在小儿较为多见。

（10）舌衄：舌上出血，称为舌衄。多由心经热甚，迫血妄行所致，但亦有肺胃热盛，或肝火，或脾虚不能统摄所致者。

（11）舌痈：舌上生痈，色红高起肿大，往往延及下颏亦红肿硬痛。一般也是心经火热亢盛所致；若生于舌下者，多为脾肾积热，消津灼液而成。

（12）舌疔：舌上生出豆粒大的紫色血疱，根脚坚硬，伴有剧痛，称为舌疔。多由心脾火毒引起。

（13）舌疮：舌生疮疡，如粟米大，散在舌四周上下，疼痛，称为舌疮。若由心经热毒上壅而成，则疮凸于舌面而痛；若为下焦阴虚，虚火上浮而成，则疮多凹陷不起，亦不觉痛。

（14）舌蕈：舌生恶肉，日渐长大，表皮红烂，流涎极臭，剧痛而妨碍饮食，因其形似蕈故名。多由心脾郁火、气结火炎而成。

（15）望舌诊伤：舌的边缘有红色或黑色瘀点，可作为报伤舌征。若伤征显于舌尖部示心肺有伤；在舌中部示脾胃有伤；在舌根部示肾有伤；在舌两旁示肝胆有伤。

4. 舌态　是指舌体的动态，包括软、硬、颤、纵、歪、缩、吐弄等。

（1）强硬舌：舌体板硬强直，运动不灵，以致语言謇涩，称为舌强。其主病是热入心包，高热伤津，痰浊内阻；中风或中风先兆。

（2）痿软舌：舌体软弱，无力屈伸，痿废不灵，称为痿软舌。多主中风或中风先兆。

（3）颤动舌：舌体震颤抖动，不能自主，称为颤动舌，或因气血两虚，亡阳伤津，或为热极津伤而动风，于是颤动不已。

（4）歪斜舌：舌体偏于一侧，称为歪斜舌。多因风邪中络或风痰阻络所致。主中风或中风先兆。

（5）吐弄舌：舌常伸出口外者，称为吐舌；舌微露出口，立即收回，或舐口唇上下左右，掉动不停，称为弄舌。两者皆因心、脾二经有热所致，心热则动风，脾热则津耗，以致筋脉紧缩不舒，频频动摇。吐舌多见于疫毒攻心或正气已绝，往往全舌色紫；弄舌多见于动风先兆，或小儿智能发育不全。

（6）短缩舌：舌体紧缩不能伸长，称为短缩舌。无论因虚因实，皆属危重证候。其成因有四：一是寒凝筋脉，则舌多淡白或青紫而湿润；二是痰浊内阻，多舌胖而苔黏腻；三是热盛伤津动风，舌多红绛而干；四是气血俱虚，则舌多淡白胖嫩。

（7）舌纵：舌伸长于口外，内收困难，或不能收缩者，称为舌纵。多由舌的肌筋舒纵所致。若舌色深红，舌体胀满，舌形坚干者，为实热内踞，痰火扰心；若舌体舒宽，麻木不仁，是气虚之证。凡伸不能缩，舌干枯无苔者，多属危重；伸而能缩，舌体津润者，病情较轻。

（8）舌麻痹：舌有麻木感而运动不灵的，称舌麻痹。总因营血不能上荣于舌所致。其主病是血虚肝风内动，或风气夹痰。

（9）自啮舌：凡不由自主地自咬舌头，称为自啮舌。为热毒上扰神明或动风所致。

（二）舌苔异常改变

1. 苔色　主病的苔色主要有白、黄、灰、黑四种，其他少见的还有绿苔和霉酱苔等。现分述如下。

（1）白苔：白苔是临床上最常见，且最为复杂的苔色，各种苔色皆由白苔转化而成，多主肺经病变的表证、寒证。

1）薄白苔：苔薄色白，颗粒均匀，干润适中，舌色淡红而清爽，称为薄白苔。此为正常舌苔。薄白苔亦可见于感受风寒湿等六淫之邪，病犹在表，尚未传里，脏气未伤之时。

2）薄白干苔：舌苔薄白，而津液较少，非常干燥，称为薄白干苔。常为风温袭表，燥气伤肺，肺脏气津两伤之故；或为气虚不能化津上润，苔失濡养所致。

3）薄白滑苔：舌苔薄白，如涂米汤一层，非常湿润，称为薄白滑苔。在外感病中，为寒湿邪盛所致；在内伤病中，则系水气上溢，痰湿为患。

4）白润略厚苔：苔白稍厚，平布舌面，颗粒均匀，润泽如常，为白润略厚苔。属邪气较盛之候。外感病见之，或为风寒邪盛之表证，或主表邪渐入半里之少阳证。苔由薄变厚，是表邪渐入里之征；杂病见之，则主寒湿滞中之里证。

5）白厚腻苔：舌苔白厚，如水调米粉状涂布全舌，或尖边较薄，中根部略厚。此乃水湿之邪上溢于舌所致。见于脾胃阳气不振，饮食停滞，或湿浊瘀积之证。

6）白厚腻滑苔：苔白厚腻，水湿较多，如稠厚豆浆抹舌一般，称为白厚腻滑苔。系脾阳不振，水饮停留，甚或寒湿痰饮停聚，致使水湿泛溢于上而成。

7）白厚腻干苔：苔白厚腻，水津甚少，干燥异常，是为此苔。由胃燥津伤，兼有湿滞热郁而成。

8）白黏腻苔：此苔为白厚腻苔上罩一层浑浊黏液，如鸡子清样涂抹舌面，颗粒相互粘连，融合成片，多为有痰、有湿之征兆。若兼见口甜，则为脾胃湿热，浊气上逆之脾瘅病；若外感病见之，为湿邪滞于气分之征。

9）白糙裂苔：苔白或薄或厚，燥裂如沙石，扪之粗糙，称为糙裂苔。常见于温病或误服温补之药。

10）粉白苔：白苔满布，颗粒疏松，如白粉厚厚铺堆于舌上，扪之涩而不燥，称为粉白苔，或积粉苔。常见于温疫或内痈。

11）雪花苔：苔色洁白，津少光亮，其形如片片雪花布散舌上。此乃脾阳衰竭，寒湿凝闭中焦之象，为恶候，预后多凶。

12）偏白滑苔：舌苔纵分左右两半，一半是薄白苔，一半是白滑苔，左右偏见，主病不一。因右半属气，左半属血，故右半白滑，为邪气浅，病在半表半里或肌肉；左半白滑，其病深，邪气入脏，为脏结之征，较难治。

13）半截白滑苔：舌苔横分为前后两半，一半白滑，一半则无白滑苔仅在外半截，是寒湿在表；白滑苔仅在内半截，为寒湿在里，或寒湿滞于下焦。

（2）黄苔：大多见于舌面中央及舌根部，亦有满布全舌。一般主里证、热证。由于热邪熏灼，所以苔现黄色。淡黄热轻，深黄热重，焦黄热结。外感病舌苔由白转黄，为表邪入里化热的征象，在伤寒为阳明病，在温病为气分证；但是苔薄淡黄，也常见于外感风热表证或风寒化热。

1）淡黄苔：薄白苔中带淡黄色，称为淡黄苔。此苔往往是由薄白苔转变而来，表明病变已开始由寒化热，由表入里。临床多主风热表证，或风寒在表化热；若苔色淡黄较厚，并见脘闷不畅，常为邪入胸脘，热中夹湿，气滞不宣所致。

2）黄滑苔：苔呈正黄色而略厚，颗粒分明，湿润光滑，常见于热邪入里的初期，尚未伤津。若舌苔润滑，好像涂抹一层鸡子黄似的，称水黄苔，多见于湿温病，或湿热病而兼有水饮者；黄疸病也可见此苔，同样为湿热熏蒸所致。

3）黄浊苔：苔色深黄，颗粒不清，垢浊胶结，浑成一片，称为黄浊苔。多见于湿热秽浊内盛者；若苔黄浊光滑而不甚厚，为邪热散漫，尚未积聚之征；若苔暗黄而厚，如铺上碱粉，是湿热秽浊之邪已与胃肠中陈腐宿垢相结合的表现。

4）黄黏腻苔：苔色黄而黏腻，颗粒紧密胶黏，有如黄色粉末调涂舌上，称为黄腻苔。主邪热与痰涎湿浊交结为患。如果黄色浅，黏腻程度稀薄，是湿重于热，痰涎之邪亦轻；如果黄色深，黏腻程度稠厚，是热重于湿，痰涎之邪亦甚。

5）黄干苔：苔色黄，干而少津，称为黄干苔，总属邪热伤津之病变。疾病的初期，苔由白转黄，由润而干，是外邪入里化热、邪热伤津之象。若见于疾病后期，苔由厚而薄，色由深而浅是邪热虽退、津犹未生的表现。若苔色干黄，满舌厚积，则为实热里证。

6）根黄尖白苔：舌尖部苔薄白，中后部苔黄而厚，为表邪逐渐入里化热之征，表邪少而里邪多。如果苔已干而无津，又无恶寒表证，则为里热证。

7）尖黄根白苔：舌中根部为薄白苔，惟舌尖呈黄色之苔象，为热在上焦之征。

8）双黄苔：舌的两旁各呈一长条形的黄色苔，其余都是薄白苔，称双黄苔。外感病见此苔，是表邪入里、表犹未罢之候；杂病见此苔，是邪热聚于肠胃，肠胃不和之征。

9）半黄半白苔：舌苔纵分两色：一边苔色白，一边苔色黄，无论色之深浅、苔之薄厚，多为邪热郁于肝胆之候。

（3）灰苔：灰苔即浅黑色苔，常由白苔晦暗转化而来，主实证、热证，亦见于阳虚和寒湿证，总之均属里证，病情较重。当观察苔之润燥，以别病之深浅和寒热虚实。

1）灰润苔：苔色灰而湿润有津，多主痰饮内停、寒湿中阻之象。始病初见，不变他象，为中寒夹食；若苔灰色兼面黑、神志狂乱者，为蓄血证。

2）灰干苔：苔色灰而乏津，甚或干燥，为灰干苔。见于外感病，多为传经热证，热炽伤津；见于杂病，多为阴虚火旺所致。

3）灰晕苔：苔色灰而圆晕套叠二三层，为灰晕苔。见于湿病热毒传变三阴之危候。

4）灰黄苔：苔色灰中夹黄，不同的部位主病各异。如夹灰根黄，为热转厥阴；若杂病见此，为里热实证。如中灰边黄，则为脏腑本热，毒疫复中脾胃所致。若灰中生刺，多是感受疫邪或实热患者误服辛燥温补所致；若根灰中赤尖黄，多为胃肠燥热所致。

5）灰滑苔：苔色淡灰，中间有滑苔如墨，称灰滑苔，此为邪热传里夹宿食未化之象。

（4）黑苔：黑苔较灰苔深，多由灰苔或焦黄苔发展而来，临床上寒、热、虚、实的证候都可以出现，每属疾病的严重阶段。由白而黄，或由黄而黑，是顺证；由白而灰，由灰而黑，不由黄而黑者，此谓黑陷苔，是逆证。故见到黑苔，了解其动态变化，有助于判断疾病的逆顺。此外，临证时还须将灰黑色与浅黑色加以区分：灰黑色是黑中带紫，为邪热在三阴经；淡黑色是黑中带白，多属寒湿在里。

1）薄黑苔：舌苔极薄，呈浅黑色，如煤烟所熏，隐隐可见，为薄黑苔。若见四肢发寒、口不渴等症状，为中焦阴寒所致。

2）黑燥苔：苔色黑而干燥，或薄或厚，多属邪热伤津之故。若舌中黑燥，四周无苔，为津液受伤，虚火用事；若燥生芒刺，为热极津涸之实热证。

3）黑滑腻苔：苔色黑且满布于舌，或出现于舌的中部或根部较厚重润滑，为湿浊之邪停于胃肠的反应。若黑而滑润，为阳虚寒湿内盛；若厚腻而黏，是痰湿挟热，伏于中焦；若中暑见到此苔，则属湿痰兼有郁热。

4）黑刺白苔：白苔之中满生黑芒刺的，称为黑刺白苔。若苔刺均润，摸之不碍手，剥之即净，为真寒假热；反之舌上无津，苔刺粗糙，摸之碍手，多为寒邪化热之象。

5）中黑边白滑苔：此苔可见舌中部苔灰黑滑润，边夹均为白滑苔，乃虚寒夹湿，多为脾阳不振，或水饮内停。

6）双黑苔：此苔可见黑苔两片，分布舌之左右，其余均为白苔，舌色正常，干湿适中，多为中焦虚弱、寒湿入胃、饮食停积所致，属寒实证。另外，还可见于寒邪入里化火，热逼脾胃。二证之鉴别点为前者可见手足厥冷、胸中结痛，后者则无。

7）黑点白苔：即舌现白苔，其中散布黑色小点或黑斑者，多为邪热在里的证候，或为邪入里化热，或为湿热内盛。

8）半黑黄半白滑苔：舌的左右或黑黄或白滑，为邪热内结肝胆之象，提示病变主要在黑黄苔方面，右为胆，左为肝。

9）黑腻黄边苔：舌的边尖部分都着黄苔，惟舌心部呈黑腻苔，为湿热内蕴中焦之象，嗜酒之人亦可见之。

（5）绿苔：绿苔多由白苔转化而来，无论浅绿、深绿，其意义皆与灰黑苔相同，但却主热不主寒。若满舌滑腻，中见绿色，为湿热痰饮，属阴邪化热之候，因湿热郁蒸之故。常见于瘟疫、湿温病。

（6）霉酱苔：因苔色红中发黑，又带黄色，类似霉酱而得名。往往是由于胃肠先有宿垢湿浊，积久化热而成。因此说霉酱苔主病是湿热久郁，常见于夹食中暑、夹食伤寒传太阴者，或内热久郁者。

2. 苔质：即苔的形质。主要观察其形成变化，包括厚薄、润燥、腐腻、偏全、剥落、消长、真假等几项。

（1）厚薄：苔质的厚薄，以“见底”和“不见底”为标准，即透过舌苔能隐隐见到舌体的为薄苔，不能见到舌体的则为厚苔，厚薄可测邪气之深浅。

薄苔本是胃气所生，属正常舌苔；若有病见之，亦属疾病轻浅，正气未伤，邪气不盛，故薄苔主外感表证，或内伤轻病。

厚苔是胃气夹湿浊邪气熏蒸所致，故厚苔主邪盛入里，或内有痰饮湿食积滞。如苔白而厚，主中焦虚寒、痰湿不化；苔黄而厚，是内有湿热；苔厚如湿粉所涂，两边不能逐渐匀薄，无论苔白苔黄，多是胃气交绝。

（2）润燥：舌面润泽，是干湿适中的正常舌象。若水分过多，扪之湿而滑利，甚者伸舌涎流欲滴，此为滑苔。望之干枯，扪之无津，此为燥苔，甚者颗粒粗糙如沙石，扪之糙手，称为糙苔；若质地板硬，干燥裂纹，称燥裂苔，润燥可了解津液的变化。

润泽是津液上承之征，说明病中津液未伤。滑苔则为寒为湿，因三焦阳气衰少，不能运化水湿，湿聚而为痰饮，随经脉上溢于苔，故舌苔水滑，临床上常见于阳虚而痰饮水湿内停者。

干燥是津不上承所致，或由于热盛伤津，或由于阴液亏耗，也有因阳虚气化不行而津不上承或燥气伤肺的。因此燥苔的主病是：热盛伤津；或阴液亏耗；或阳虚气不化津，燥气伤肺。糙苔则属热盛津伤者为多。

但在特殊情况下，也有湿邪苔反燥而热邪苔反润者。如湿邪传入气分，气不化津，则舌苔反燥；热邪传入血分，阳邪入阴，蒸动阴气，则舌苔反润，均宜四诊合参。

（3）腐腻：苔质颗粒疏松，粗大而厚，形如豆腐渣堆积舌面，揩之可去，称为腐苔。若苔色晦暗垢浊，则称浮垢苔；若舌上黏厚一层，有如疮脓，则称脓腐苔；若舌生一层白膜，或出现饭粒样腐点，称霉腐苔；苔质颗粒细腻致密，揩之不去，刮之不脱，上面罩一层油腻状黏液，称为腻苔；若颗粒紧密胶黏，上有垢浊滑腻者，称为黏腻苔；若颗粒不清，垢浊胶结者，称为垢苔或浊苔。察腐腻可知阳气与湿浊的消长。

腐苔多因阳热有余，蒸腾胃中腐浊邪气上升而成，多见于食积痰浊为患，也见于内痈和湿热口糜；腻苔多是湿浊内蕴，阳气被遏所致。其主病常为湿浊、痰饮、食积、湿热、顽痰等。总之，腐苔为阳热有余，腻苔属阳气被遏。

（4）偏全：苔布舌面，薄而均匀，或中根部稍厚，这是正常现象。所谓全，是指舌苔布满全舌。全苔主邪气散漫，多为湿痰阻滞中焦之征。

所谓偏，是指舌苔仅布于舌的某一局部，如偏于前，或后，或左，或右，或内，或外等。偏于外者（舌尖为外），是邪气入里未深，而胃气却先伤；偏于内者（舌根为内），是表邪虽减，胃滞依然。舌苔偏于左右一侧的，为邪在半表半里，因为舌边属肝胆，故以半表半里病变为多，或为肝胆湿热等。若中根部少苔，是胃阳不能上蒸，肾阴不能上濡，阴精气血皆伤；若只中根部有苔，也见于素有痰饮，或胃肠积滞。

（5）剥落：舌本有苔，忽然全部或部分剥脱，剥出见底，称为剥落苔。根据舌苔剥落的位置不同，可分为以下几种：①如舌苔全部退去，以致舌面光洁如镜，称为光剥舌，即前述之光滑舌，又称镜面舌，其主病已如前述。②若舌苔剥落不全，剥脱处光滑无苔，余处残存少量舌苔，界限明显，称为花剥苔，为胃之气阴两伤所致。③若花剥而兼腻苔者，多为痰浊未化，正气已伤。若不规则地大片脱落，边缘厚苔界限清楚，形似地图，称为地图舌，此舌儿童多见，与阴虚禀赋体质有关。④若剥脱处并不光滑，似有新生颗粒，称为类剥苔，主久病气血不续。⑤若舌中心苔全部剥落呈红路一条，称为鸡心舌，主气血不足，阴血尤虚。⑥若先天舌中剥落呈棱形，称为棱形舌，为舌发育不良之遗痕，无临床意义。

（6）消长：消是舌苔由厚变薄，由多变少地消退，长是舌苔由无而有，由薄变厚地增长。苔的消长，反映着邪正相争的过程，可判断疾病的进退预后。

1）凡舌苔由少变多，由薄变厚，一般都说明邪气渐盛，主病进；反之，苔由厚变薄，由多变少，则说明正气渐复，主病退。

2）舌苔的消退有真退与假退之分。真退者，必由厚而薄，由密渐疏，退后则生薄白新苔，此乃胃气渐复，谷气渐进之佳兆。假退者，一种是骤然退去，不再生新苔，以致出现镜面舌，这是胃之气阴衰竭的恶候。

（7）真假：判断舌苔真假，以有根无根为标准。凡舌苔坚敛着实，紧贴舌面，刮之难去，似从舌体长出来的，称为有根苔，此属真苔。若苔不着实，似浮涂舌上，刮之即去，不似从舌上长出来的，称为无根苔，即是假苔。辨舌苔的真假，可判断疾病的轻重和预后。

1）真苔：凡病之初期、中期，舌苔有根比无根的为深为重，后期有根苔比无根苔为佳，因为胃气尚存。若舌面上浮一层厚苔，望似无根，其下却已生出一层新苔，此属疾病向愈的善候。有根之苔，是脾胃生发之气熏蒸、上聚于舌而成，主实证、热证。如有根的薄苔，匀铺舌面，属正常苔，乃胃有生气；有根的厚苔，四周必有均匀的薄苔铺之，虽有代表邪气的一面，但脏腑之气并未告竭。

2）假苔：无根之苔，乃先有胃气熏蒸，舌生有根之苔，见病之后，胃气匮乏，不能续生新苔，而已生之苔逐渐脱落舌面，以致不能与胃气相通而无根。假苔的临床意义有三：一是清晨舌苔满布，饮食后苔即退去，虽属假苔，并非无根，此为无病；若退后苔少或无苔，则是里虚。二是有苔有色，刮之则去，病轻浅；若揩之即去，病更轻浅。三是厚苔一片而无根，其下不能续生新苔，是原有胃气，其后胃气虚乏，不能上潮。多由过服凉药伤阳，或过服热药伤阴所致。

（三）危重病舌象

病至危重，阴阳气血精津告竭，则舌质和舌苔，也有特殊的形色表现。

1. 唇青舌黑，似去了膜的猪腰，为阴盛阳微，胃气将绝。

2. 舌红光滑，柔嫩无津如镜面，为热病伤阴，胃气、胃阴将绝。

3. 舌粗糙如刺，像鲨鱼皮，而又干枯燥裂的，为热极津枯。

4. 舌头敛缩有如荔枝干肉，完全没有津液的，为津液枯竭。

5. 舌如朱红柿色，或干晦如猪肝色，为气血败坏，或肝肾阴精将绝。

6. 舌卷而阴囊缩，为肝气将绝。

7. 舌质色赭带黑，为肾阴将绝。

8. 舌见白苔如雪花片，为脾阳将绝。

9. 舌如烘糕，为热极津枯。

10. 舌底干燥而见饭花苔，或舌与满口生白衣如霉苔，或生糜点，为胃气衰败。

11. 舌干晦枯萎而无神，为脏腑精气已竭。

12. 舌绛无苔干枯细长并有裂纹，为心气内绝。

13. 孕妇舌面俱青，或舌下之脉青黑，母子俱危。

四、现代研究进展

舌诊是中医局部诸诊法中研究得最为深入的课题，受到医者的普遍重视，文献资料也很丰富，陈泽霖等的《舌诊研究》一书，曾就1980年以前的研究情况做了全面系统的整理，近20多年来又有不少发展，现就笔者所掌握的800多篇文献报道，概述其现代研究进展。

（一）舌诊研究方法的探索

除普通检查和临床观察等传统研究方法外，还利用了现代科技手段。

1. 研制舌诊测色客观化的方法　运用光电转换原理，从由光线环境和拍摄机器等组成的计算机舌图采集系统，到由色彩分析、舌体分割、舌质舌苔分离等舌象特征提取与识别软件组成的舌象特征处理系统，成为舌诊现代化研究的重要方向，如数字化舌诊仪的发明和应用使得舌象研究趋向定量、客观、标准。以彩色照片、绘制色卡和利用国际色谱、颜色模型等方法建立比色色标。早在1979年北京中医学院谈正卿等运用物理学方法研制了舌色仪，测定舌面的颜色。根据不同舌质、舌苔及表面情况对不同波长光的反射能量不同，测定舌体的色度值。上海研制的舌色仪，对分辨淡白舌、淡红舌、红舌、绛舌、青紫舌有较好的效果，符合率达94％。姜之炎等采用DS01型中医舌象采集系统，采集31例小儿肺炎患者在急性期和缓解期的舌象，结果显示，小儿肺炎患者中，舌色R、V值与热毒证候相关，G、B、H、L、a、b值均与痰瘀证候相关。由上海中医药大学和上海交通大学共同研发的TP-1型中医舌脉象一体化数字分析仪，对舌象颜色指数进行分析，验证了舌诊仪的判读结果与中医诊断学的基本理论一致。

2. 舌活体显微检查　开始时用放大镜、眼底镜、血管显微镜，但因放大倍数低，实用价值不大。以后借用眼科裂隙灯，放大15～47倍，可以清晰地看到丝状乳头和蕈状乳头的外形、排列及分布情况，且能显示蕈状乳头的透明度和其中的血管形态等。近来利用微循环显微镜，可清晰地看到舌体丝状和蕈状两种乳头的外形及其血管分布，为舌尖、舌下微循环研究提供了便利条件。舌尖微循环以检测蕈状乳头和丝状乳头为主。检测项目包括乳头数、乳头直径、上皮层、角化层四项指标。中医观点认为舌乳头的变化反映脏腑气血之盛衰，其不断地代谢，直接影响着舌苔的厚薄。如叶氏观察到正常人淡红舌质的舌尖蕈状乳头微循环图像清晰，微血管丛构形大多呈树枝状，微血管襻的外形完整，血色鲜红，微血流速度较快，流态呈线状。而红绛舌患者的舌尖微循环特征是蕈状乳头横径较大，微血管丛中血管襻数目增多，异形血管丛较多，血色鲜红。舌下微循环富含微血管且血流灌注活跃、微循环状态变化丰富，一定程度上反映活体组织微循环状态，是进行临床微循环监测和活体动物微循环检测的理想和重要部位，临床上，舌下微循环监测能够反映机体微循环障碍状态，已经用于评价脓毒血症、呼吸衰竭等重症疾病演变过程中重要病理生理改变。高伟等通过对在严重脓毒症患者舌下微循环分析发现，与红舌组比较，白舌组及紫舌组下微循环总血管密度（TVD）、灌注血管密度（PVD）、灌注血管比例（PPV）、微血管流动指数（MFI）均明显降低，其中紫舌组上述指标又明显低于白舌组，因此认为严重脓毒症患者舌色与微循环改变有密切关系，可用于判断病情严重程度，对指导预后有一定意义。

3. 光镜及电镜观察　舌印片脱落细胞学检查对观察剥苔、镜面舌、厚苔、腻苔等舌象的舌上皮细胞更新速率及细胞变性、坏死等情况有一定的实用价值，其常用染色方法包括巴氏染色法、HE 染色法、瑞氏染色法以及 PAS 染色法等。对于舌苔脱落细胞，消化系统疾病相关研究最为丰富，其次是妇科相关疾病。而对于儿童的相关疾病与舌苔脱落细胞的相关性研究较为贫乏。故对于儿科疾病过程中的舌苔脱落细胞研究有待于加强。张平等采集 20 例黄腻苔、21 例正常舌脱落上皮细胞，涂片后经巴氏染色，应用 MIPS-1 显微图像分析系统检测脱落细胞的形态计量学参数，发现黄腻苔脱落细胞的平均面积、周长、等效直径及最大直径均小于正常舌脱落细胞，且前者总体细胞中不同面积或不同最大直径的细胞比例发生了明显变化。海日等通过对大肠癌脾胃虚弱证患者舌苔脱落细胞成熟度与大肠癌的相关性进行分析，发现正常人舌苔脱落细胞由表层细胞、中层细胞、底层细胞构成，细胞数量依次减少，而大肠癌组、非癌组无此分布规律，大肠癌组表现为中层细胞的增多，由此，大肠癌组成熟指数（MI）分布坐标图呈抛物线型，成熟价值（MV）偏小。梁文娜等选取 30 名健康妇女作为对照组，100 名围绝经期综合征患者作为观察组，采用中医证素辨证进行肝郁病理分级，观察舌苔脱落细胞 MI，MV 与肝郁病理及舌象的关系，观察发现围绝经期综合征舌苔脱落细胞的MI和MV与疾病相关，其中MV与肝郁病理呈负相关。

4. 血液流变性及血小板聚集性测定　血液流变学研究血液的流动和凝固性质，主要有红细胞压积、全血黏度、血浆黏度等指标。刘氏观察高黏滞血症（HVS）的血液流变学特征与舌诊的关系，结果复合性HVS较单纯性HVS异常舌苔出现概率增加，治疗后随血液流变学指标改善，舌苔也部分好转，从而说明血液流变学指标异常与病理舌苔的形成有关。于志峰等探讨失眠患者舌象变化与血流变学的相关性，发现红细胞压积明显增高，说明失眠症血液的有形成分升高，血液浓度及血浆黏度增高；红细胞电泳时间延长。

5. 纤维胃镜应用于研究舌诊　此法主要用于胃部疾患舌诊的观察。大量研究表明，舌诊对慢性胃炎、消化性溃疡、胃癌等的鉴别诊断有一定价值。如在慢性胃炎中，黄厚苔占大多数，且胃部的炎症越严重，舌苔也越显得黄而厚；胃炎由浅变性或肥厚性变为萎缩性时，舌苔也会逐渐消退而转向光剥。患者如果患消化性溃疡，从舌苔表现可以大致区分是十二指肠球部溃疡还是胃溃疡。一般而言，十二指肠球部溃疡舌苔大多洁净如常，除非合并有胃窦炎；胃溃疡在活动时大多有黄厚苔，因为常合并有慢性胃炎。胃癌患者有1/3表现为花剥苔，而良性的胃溃疡则无。

6. 动物实验　国外在这方面虽做了较多的工作，但与研究中医舌象的关系不够密切。由于难以复制动物的病理舌象模型，故国内这方面的报道较少，虽有人以放血、小肠高位造瘘、维生素缺乏等造成气虚、阴虚、阳虚等虚证动物模型，但舌象变化不大。上海施玉华以醋酸氢化可的松构建阳虚动物模型，结果发现正常组动物舌尖肥大细胞及毛细血管丰富，而阳虚组动物舌尖组织两种成分均减少，治疗后舌尖肥大细胞及毛细血管均显著增加，舌诊在动物实验方面研究主要以观察指标呈现，尤以血瘀证多见，如尤越等比较采用腹腔注射脂多糖、结扎冠状动脉及两者不同组合方式建立急性冠脉综合征瘀毒互结证大鼠模型的可行性，研究结果证实舌诊对于急性冠脉综合征瘀毒互结证的诊断具有重要的意义，且可判断瘀毒深浅，发现冠脉结扎后注射LPS组大鼠舌面RGB值大幅降低，舌下络脉扩张非常明显且颜色紫暗，较好地诠释了“舌青紫，舌下络脉怒张、色紫暗”的临床舌象特征。王紫艳等研究补阳还五汤对急性血瘀证模型大鼠的血小板功能及炎性因子的影响发现，模型组大鼠的舌象与正常组比较，舌面呈瘀紫色，舌底脉络黑紫色且清晰明显，R、G、B 值具有显著性差异，阳性药组有改善效果；而补阳还五汤组则更针对改善急性血瘀证大鼠的舌色及舌底脉络，其 R、G、B 值较模型组相比均有显著改善效果。

此外，还有人用半导体温度计测定舌温、用试纸敷贴测舌的干湿度等来说明苔的润燥及辨别其寒热属性；测舌对电刺激反应的敏感度来说明气血及邪气的盛衰；用电泳法检查舌背上皮组织中蛋白的成分；用超声波扫描检查舌厚度；用 X 线照像技术做舌微血管造影；用放射性同位素技术研究舌细胞内 DNA 的合成；用分析电镜作 X 线微量分析法测舌乳头上皮的透明质颗粒的元素成分；用电子表仪器测舌味觉及进行酸碱度、唾液分泌量、淀粉酶、舌肌电图、血细胞计数、血浆蛋白、血清电解质、尿 17 -羟、17 -酮测定、维生素饱和试验、冷压试验、基础代谢等各项生理、生化指标的测定；利用计算机进行识别和图像处理、舌象信息的数字化处理等。以上这些研究方法不仅对阐明舌象形成机制有帮助，而且对中医诊断的客观化、定量化及对中医基础理论的研究也颇有价值。

（二）几种常见舌象的形成机制

1. 淡红舌　机体血液循环正常，才会呈现淡红。血管/脉道：蕈状乳头内微血管的结构、功能和数目正常。蕈状乳头内的微血管是反映舌色的主要部位。健康壮年和老年人中正常淡红舌的比例明显降低，与其舌微循环障碍比例升高和乳头内微血管丛的数目减少有关。淡红舌的形成还与蕈状乳头的多少也有一定关系，健康青少年舌尖部的蕈状乳头数较多，占乳头总数的 70％（丝状乳头占 30％）；而老年人舌尖部的蕈状乳头只占 45％（丝状乳头占 55％），蕈状乳头减少，丝状乳头增多，可能是老年人中淡红舌比例远远低于青少年的一个因素。而血循环中的红细胞数量和血红蛋白的含量，以及正常的血氧饱和度，也是构成正常舌色必不可少的条件。

2. 淡白舌　其形成主要与血循环中红细胞数减少有关。舌色减淡大致和贫血程度成正比，但单有贫血而固有层毛细血管扩张充血也可使舌质变红，舌微血管收缩，导致舌微循环充盈不足，舌表面血流量减少。淡白舌与基础代谢降低（如脑垂体功能减退、甲状腺功能减退、慢性肾炎肾病型等），舌末梢微血管收缩甚至关闭，血液充盈减少，微血管周围渗出，组织水肿以及蛋白代谢障碍，血浆蛋白偏低等因素都有关系，还有研究表明，房颤中舌象淡白所占比例也很大，其原因可能是因为左心室射血减低，心排血量减少致使舌内血液减少。

3. 红刺舌　又称草莓舌、覆盆子舌，是急性热病的共有舌象。主要是蕈状乳头大量增生，丝状乳头则相对萎缩，蕈状乳头增大呈红点或芒刺状（实热证），进而也可萎缩出现红光舌（虚热证）。红星舌较红刺舌的红刺更大而透亮，是蕈状乳头增生、肿胀、充血而形成，犹如石榴籽状，也是热毒特盛所致。

4. 红绛舌　与红舌在肉眼观察上很难区分，《舌诊学》测定了绛舌的光谱在770 nm左右，比红舌的700 nm稍大，可作为界定两者的参考。常出现于感染性疾病、发热及一些慢性消耗性疾病，如癌肿晚期、结核病等。此外，一切使基础代谢升高的疾病如甲状腺功能亢进症、高血压、糖尿病等，也可使舌质发红。其形成原理主要是由于舌黏膜上皮固有层毛细血管数目增多，出现充血或出血现象，且周围有较多的淋巴细胞或中性白细胞浸润；蕈状乳头增多且横径粗大，微血管丛中的血管襻数目增多，管襻动、静脉臂口径较大，异形血管丛较多，血色呈鲜红，其血浆黏度及纤维蛋白原明显升高，使血液处于高凝状态，微循环上述充血变化可能是红绛舌形成机制之一。激素是维持机体内外平衡的一个重要调节因素，对舌质影响较大。临床上内分泌障碍患者常伴有舌象的变化，如甲状腺功能亢进患者，过量的甲状腺素促进血液循环，扩充血管，常出现红舌或绛舌。

5. 青紫舌　青紫舌色泽主要表现为固有层血液成分的改变，青紫舌蕈状乳头中的微血管异常，可表现为扭曲、扩张、瘀血等现象。研究发现舌象的变化与心功能、舌血管血流动力学密切相关，随着舌色由淡红→淡白→红绛→青紫的变化，心功能级别不断增加，左心室射血分数逐渐降低，舌下脉络充盈、扩张、迂曲更加明显，舌动脉内径逐渐增粗，舌动脉收缩期峰值流速逐渐减低，舌动脉阻力指数逐渐增大。崔岚等研究52例青紫舌患者的血液流变学，与对照组相比，青紫舌组的全血黏度比、血浆黏度、红细胞沉降率、血细胞比容、红细胞电泳、凝血因子Ⅰ等均有增加，认为血液成分及其流变性的改变与青紫舌形成相关。青紫舌是慢性乙型肝炎患者主要的舌象，张红月等对慢性乙型肝炎患者青紫舌形成机制和临床意义进行研究，发现青紫舌的形成机制与微血流缓慢瘀滞以及微血管周围渗出或出血等微循环障碍密切相关，与健康者相比，慢性乙肝青紫舌患者存在明显的微循环障碍。其他形成青紫舌的原因包括：疾病以及疲劳程度。

6. 胖嫩舌　主要由于组织水肿，尤其是舌黏膜棘细胞层明显增厚，胞浆空泡化，再加上结缔组织增生和血管淋巴回流障碍等因素，使舌显得浮肿而娇嫩。此外，舌胖嫩也为机体营养不良的表现之一，一般都有血浆蛋白低下。国外有报道舌胖胀及舌边齿印是机体营养不良的早期变化。

7. 裂纹舌　以往的光镜检查表明，舌之裂纹主要是由于舌黏膜上皮钉突变平、丝状乳头部分融合、分离或舌黏膜上皮萎缩断裂所致。近年来用电镜进一步观察发现，裂纹舌上皮脚向下延长、增宽、角化障碍而致次级乳头缺乏，次级真皮乳头泡沫细胞减少或消失，裂纹舌的形成原因是多方面的。主要有以下几个方面：①机体水液、营养物质缺乏，导致舌失濡养，舌面干涸；②年龄增长、慢性病的影响（年龄越大越易发生裂纹舌）；③解剖异常；④遗传因素。

8. 镜面舌　是伤阴严重的标志。它是剥脱苔中最严重的一种，舌背面的舌苔全部剥脱，丝状乳头，蕈状乳头同时萎缩，即西医所讲的萎缩性舌炎，是指舌黏膜的萎缩性改变。由多种全身性疾病引起，除舌黏膜表面的舌乳头萎缩消失外，舌上全层至舌肌都可萎缩变薄，全舌色绛光滑如镜，又称光滑舌或镜面舌。其形成原因包括以下：①微量元素缺乏：由于身体内缺乏 B 族维生素、烟酸或者严重贫血等所致，由于舌微循环障碍，微量元素异样等情况，造成大量舌黏膜上皮细胞渐进性坏死脱落所致。②局部感染：镜面舌印片背景中白细胞偶见或缺如，却可见大量细菌。③蛋白质代谢异常：透射电镜下发现各层细胞中张力微丝明显减少，仅在不全角化细胞内看到少许透明角质蛋白颗粒。而角蛋白的形成可能是形成次级乳头的条件之一，所以角质蛋白质的形成障碍也会形成镜面舌。④药物因素：化疗药对消化黏膜有直接损害导致胃肠道黏膜的水肿及其炎症反应等，也有可能和胃阴虚及镜面舌有关。

9. 光滑萎缩舌　舌体瘦小，舌质红绛，舌面光滑如镜，丝状乳头及蕈状乳头均消失不见，一般表示伤阴严重。凡血浆蛋白严重低下，消化吸收障碍，各种维生素严重缺乏，各种贫血到晚期时均可见到此种舌象。这是由于舌黏膜上皮细胞因细胞内氧化发生障碍而产生的萎缩性病变所致。

10. 薄白苔　薄白苔是由丝状乳头分化的角化树与填充在其间隙中的脱落上皮、唾液、细菌、食物碎屑、渗出的细胞等共同组成。其形成与舌黏膜上皮细胞的正常生长、分化，桥粒结构对舌上皮细胞脱落的影响（能延长丝状乳头的上皮部分），膜被颗粒内含物对上皮细胞的黏合作用及口腔内的中性环境（pH 为中性）有关。舌苔细胞学检查很少见白细胞，细菌培养也常为单一的条件致病菌，提示舌上无明显炎症存在。李丹等通过分析溃疡性结肠炎薄白苔、黄腻苔患者的肠道菌群特征发现，黄腻苔患者肠道致病性细菌较薄白苔多而潜在保护作用的细菌减少；黄腻苔患者唾液中存在有益菌较薄白苔少和促炎菌比薄白苔增多。

11. 厚苔　舌苔的厚度一般随病情的加重而增加。其形成主要是丝状乳头的长度延长，舌的自洁作用减弱，使丝状乳头角化细胞之间连接牢固，不易脱落。光镜下见舌上皮过度增生，覆盖着很厚的角化细胞层，PAS 染色显示角质细胞胞质内充满大而清亮糖原颗粒。电镜下见丝状乳头明显延长，且主要由不全角化细胞组成，角蛋白内充满糖原颗粒，基底细胞增生活跃。另外，厚苔者唾液的 pH 值明显降低，有利于细胞间隙中正离子与细胞膜表面糖链末端负电荷相互吸收，从而增加了细胞间的黏着力，有利于厚苔的形成。近年来菌群研究与舌苔厚薄发现，哮喘厚苔组中舌苔微生物多样性明显高于哮喘薄苔组。

12. 腻苔　是丝状乳头的密度增加，增生致密，乳头计数明显增加。在细胞形态学方面研究发现，人体局部或整体发生病变将影响舌组织血液运行与营养，从而使舌黏膜上皮过度增殖分化与角化脱落堆积，丝状乳头增生，并且各乳头的角化树呈柱状镶嵌，不易脱落，乳头间及表面食物残渣、角化剥落物等各种黏附物增多，最终使舌苔呈油腻状紧贴于舌面，导致腻苔的形成，在细胞生物化学方面，研究发现表皮细胞生长因子在体内具有很强的刺激舌 DNA 合成作用，当血清中的 EGF 含量升高，作用于舌上皮细胞的 EGF 受体，导致丝状乳头的过度增殖，从而形成病理性厚腻苔，还有研究发现腻苔患者血浆超氧化物歧化酶水平较正常薄白苔降低，丙二醛水平则较正常薄白苔显著升高，认为腻苔的形成可能与机体过氧化反应增强和抗氧化能力减弱所致的氧自由基损伤有关。

13. 剥苔　剥苔是指舌面本有舌苔，疾病过程中舌苔全部或部分脱落，脱落处光滑无苔。在西医口腔医学中，以游走性舌炎与萎缩性舌炎的表现与之类似。牛蔚等从多角度分析了剥苔形成的原因及其常见于现代医学的各种病症，并详细分析和归纳了各种剥苔的成因及中医辨证论治方法，如：①舌面上出现散在性环状发亮的光秃斑，舌黏膜呈红斑状，并可见丝状乳头减少或萎缩，多见于慢性胃炎、胃癌术后放化疗的患者以及先天发育不良的儿童，中医见于脾虚湿侵证。②“游走环”，即舌上出现较为明显的环状或环形白色高起的线条，宽度不一，犹如蜿蜒的黄河流经黄土高原，常见于游走性舌炎、脓疱性银屑病、神经性皮炎、泛发性毛囊炎等，中医多见于湿热之邪浸淫肺胃血分。③舌左边侧或右边侧或者左右两边侧均有一道边界清楚的隆起部位，隆起的部位光红少苔或无苔，宛如一道山脉横亘在平原，临床上常见于带状疱疹后遗症、闭经之肝郁血瘀型，中医见于木旺乘土证。④前剥苔，即舌前半部苔剥脱，临床常见于少腹鼓凸、闭经、肥胖、虚寒型糖尿病等。⑤后剥苔，即舌面后部苔剥脱，又称根剥苔，常见于糖尿病肝肾阴虚型、干燥综合征等病症。⑥花剥苔，即舌苔多处剥脱，仅斑驳残留少量舌苔者，如同沙漠中偶尔点缀少许绿洲，类剥苔常见于慢性胃炎、胃溃疡、胃下垂等患者，多见于心胃火盛，而阴液亏虚。⑦舌四边有苔，中心则无，犹如蓝色海洋中伫立一个岛屿，临床上多见于萎缩性胃炎、胆汁反流性胃炎患者。中医多见于胃阴亏虚证。⑧舌苔全部脱落，舌面光滑如镜者，又称镜面舌，为热入营血伤阴，临床多见于儿童外感高热、脑血栓后遗症患者。另外杨华梅等认为地图舌与过敏因素有关，原因可能与过敏体质者因自身免疫紊乱发生炎症反应有关，从而引起舌黏膜局部坏死、剥脱，形成地图舌。

14. 黄苔　主要由舌丝状乳头增殖，口腔唾液分泌的减少，使舌苔干燥，易于变色；加上口腔卫生不良，舌面上微生物大量繁殖，使某些产色微生物形成着色作用。电镜发现，舌苔由薄黄向黄厚过渡，细胞质内张力微丝、膜被颗粒逐步增多，不全角化细胞层次逐渐增加，丝状乳头延长，舌上皮脱落延迟。另外，舌的局灶性炎症渗出，有大量中性多核白细胞堆积舌苔表面，及口腔菌族中某些细菌优势增殖，共同形成了黄色舌苔。电镜下黄苔的固有层毛细血管扩张、充血，有以淋巴细胞为主的炎症细胞浸润，炎症浸润主要在固有层、基底层或棘层，舌表面聚集有大量细菌及炎症渗出物。

15. 黑苔　黑苔的生成有两个阶段。先是丝状乳头角质突起过久，呈细毛状，颜色可仍为淡黄或灰白色，是为丝状乳头增延期；以后此过长的细毛逐渐转黑，即为第二阶段，所谓黑色形成期。黑苔的形成，不能用单一因子来解释，而应看作是机体内在因子与外来因子共同作用的结果，如炎症感染、高热、脱水、毒素刺激使丝状乳头过长，出现黑苔特有的黑棕色角化细胞；大量广谱抗生素的长期应用，使口腔内正常寄殖菌大量被消灭，而霉菌乘机迅速滋长，可以产生棕褐至黑色各种色素而使舌苔变黑；黑苔患者口腔中唾液 pH 值的降低，又为霉菌生长创造了条件，并增加了细胞间的黏着力，使丝状乳头角质突起延长，而有利于黑苔的形成。此外，中枢神经功能失调也与黑苔的形成有密切关系。在扫描电子显微镜下，黑苔丝状乳头变长，角化层堆积呈鳞状或屋瓦状排列，在角化层之间有很多的霉菌菌落、细菌和细胞脱屑。

（三）舌诊的临床研究

1. 舌象的大规模调查　首先确定平人的标准，设计严密的观察记录方法，对正常人进行大样本统计调查，通过普查结果，分析舌象与年龄、性别、职业、体质、嗜好、既往史、现症、气候、进食等各种因素的关系，计有 4 817 例、1 687 例、3 092 例等正常人普查资料，还有小儿舌象普查报告。据其中 4 817 例在校大学生舌象与中医体质类型的相关性分析，结果发现性别差异与舌色淡红，舌形裂纹和芒刺，苔色黄，苔质滑、腻、燥的关系密切。对年龄在 19～77 岁的 3 092 人调查，发现其中齿痕舌的发生率为 56.27%，齿痕舌在平和质和 8 种偏颇体质人中的发生率差异无统计学意义，但特禀质和血瘀质的重度齿痕舌发生率显著升高。这说明人体的异常首先可以反映于舌象，也说明正常人可有一定的异常舌象出现率，临床不能单凭舌象诊断。

2. 各类疾病的舌象研究　有关临床各类疾病与舌象变化关系的报道很多，现仅举例如下。

（1）急性心肌梗死（AMI）：舌质的颜色变化与舌的血液循环关系极为密切，贫血及组织水肿时舌色变淡，充血或血管增生时舌色加深，瘀血或缺氧导致还原血红蛋白增加时舌色晦紫。梁嵘等发现 AMI 患者的舌质亦随时间而发生变化。AMI 患者舌质动态变化以红舌变化最剧，第 3 天时达最高峰，以后出现率逐渐递减，而黯红舌和紫舌出现率变化缓慢，呈稳步递增趋势。

（2）冠心病：谢晓柳等观察 80 例冠心病患者合并不同疾病时舌底络脉的情况，发现冠心病合并疾病不同时，其舌底脉络长短、粗细、颜色、迂曲程度均有不同程度的差异。王金平研究 150 例慢性稳定性冠心病患者的冠状动脉病变程度及心功能、内皮依赖性血管舒张功能、血脂等指标与舌象的相关性，发现紫舌或厚腻苔的慢性稳定性冠心病患者的冠脉病变程度更重，心功能更差，血管内皮功能损伤更明显，且淡白舌或紫舌、厚腻苔的慢性稳定性冠心病患者的血脂异常更明显。王忆勤等研究 100 例冠心病患者的舌图像参数，发现心气虚组舌体多胖厚有齿痕；心阴虚组患者舌质有裂纹，属少津之证，舌色深红有裂纹；痰浊组患者以腻苔为多见。

（3）脑血管疾病：刘孟安等对 328 例脑血管患者进行颅脑 CT 检查，诊断为缺血性脑血管病 229 例，出血性脑血管病 99 例，发现缺血性脑血管病以舌形胖大，舌色淡白，舌苔黄腻较多；出血性脑血管病以舌形卷缩、瘫痿，舌色红绛、紫暗，舌苔黄燥多见。冷辉林等对 230 例急性脑血管病住院患者进行系统舌象观察，并结合中国卒中量表分别在患者入院第 1、第 7、第 14、第 21 天进行评分。通过舌象判断预后发现：舌质淡红或红色，舌苔薄白或薄黄者，预后较好；舌质有瘀者，但舌苔较薄，预后亦较好，14 天、21 天后中国卒中量表计分较入院时均有明显减少。舌质为红黯、红绛、紫黯、瘀斑，舌苔为黄厚腻、少或无苔，经过 7～10 天治疗舌质、舌苔无明显变化者，则预后差，14 天、21 天后中国卒中量表计分较入院时均无明显变化，死亡率高。陈晓锋等对 123 例急性中风患者舌象观察结果来看，舌瘦小、舌有裂纹者各占 20.33％、25.20％，而舌瘦小、有裂纹均为阴亏之象。舌红、红绛者均为热象，共 66 例（53.66％）。舌苔黄、黄腻、黄厚、黄黑者 67 例（54.47％），舌苔腻者 54 例（43.90％）。舌见瘀斑、瘀点者 50 例（40.65％），可见中风患者亦多有血瘀之象。高利教授等认为舌诊可作为判断脑血管疾病的病邪寒热、病位的深浅、病邪位置、病情预后。

（4）高血压：林依璇研究发现原发性高血压患者舌色以舌淡、舌暗、舌红为主，苔象以苔薄为多；贾微等认为高血压病患者舌形以胖大舌、裂纹舌、齿痕舌为主，舌色以绛舌、黯红舌、紫舌、淡红舌为主，苔色以黄苔为主，苔质以薄苔为主，其次是腻苔、厚苔，并且 91％以上的患者有舌下络脉特征改变；

张进进研究发现舌象在不同年龄段高血压人群分布差异较大；其中，淡白舌、裂纹舌、正常舌形老年人为主，正常舌形、齿痕舌中年人较多。王静等对广东地区原发性高血压病的舌象分析，结果发现舌质以绛舌（40.8%）、胖大舌（87.6%）出现的频率最高，其次是黯红舌（33.3%）、紫舌（23.2%）、红舌（16.2%）、裂纹舌（71.8%）、齿痕舌（59.6%）、点刺舌（40.8%），兼有瘀斑瘀点20例；舌苔以黄苔（90.5%）、薄苔（67.6%）出现的频率最高，其次为腻苔（52.5%）、厚苔（29.1%）；92%以上的患者舌下络脉特征发生改变。张晨等研究发现肝气郁结证患者舌体瘀斑明显多于肝火上炎证，且观察其瘀斑多分布于舌体两侧；肝火上炎证黄苔显著多于肝气郁结证。

（5）肝硬化：张宁等对30例肝硬化患者的舌下脉络与肝硬化诊断相关性进行分析得出：肝硬化患者舌下脉络变化与健康者有着显著的差别，并且肝硬化患者舌下络脉扭曲，瘀点，其严重程度与门静脉高压、食管胃底静脉曲张、脾脏肿大呈正相关。肝硬化作为终末期肝病，分为代偿期与失代偿期。不同分期的舌象与正常人之间存在着明显的差异性。马素平认为，在肝硬化的早中期，气血瘀滞，多表现为暗舌，舌下脉络增粗，在疾病的晚期，瘀血程度更重，则舌暗，舌下脉络迂曲扩张呈结节状。窦智丽等通过分析肝炎肝硬化患者的舌象与瞬时弹性成像技术（Fibro Scan）检测值（FS值）的相关性，学者认为FS值越大，表示肝组织质地越硬，纤维化程度越严重，结果发现：舌色上，红绛舌组FS值最高；舌形上，瘦舌组FS值最高；苔质上，燥苔组FS值最高；苔色上，黄苔组FS值最高。因此当肝炎肝硬化患者出现瘦舌、裂纹舌和燥苔以上3种舌象时，病机主要以热证、阴虚、血虚和津伤为主，提示肝硬化病情越严重。贾梓等对慢性乙肝肝纤维化程度与舌下络脉积分进行分析，发现慢乙肝肝纤维化患者舌下络脉迂曲、瘀斑程度与门静脉内径大小、肝脏硬度指数呈正相关，从而得出肝纤维化程度会随着慢乙肝患者舌下络脉积分的增高而变高。

（6）胃病：一般以厚苔、黄苔为多。有人将上消化道疾病分成几个等级，即正常→浅表性胃炎→胃溃疡→萎缩性胃炎→胃癌。张会娜等对319例慢性浅表性胃炎（CSG）患者的舌象进行研究，单纯型CSG患者从舌质而言，以红舌最为多见，其次是淡红舌、淡白舌、绛红舌、黯紫舌，从舌苔方面来看，以薄白苔、白厚苔及黄厚苔多见；CSG伴胆汁反流患者则以红舌最多，淡红舌次之，

CSG伴糜烂的患者舌质变化依旧以红舌最多，淡红舌次之。朱春梅等随机采集了407例慢性萎缩性胃炎样本纳入病例组，411例慢性非萎缩性胃炎样本和123例胃癌样本纳入对照组，发现从慢性非萎缩性胃炎→慢性萎缩性胃炎→胃癌的过程中，患者的舌象变化存在一定规律：舌色上存在从淡红舌→红舌→暗红舌的变化趋势；苔质上有苔薄→苔厚→苔剥→苔少的变化趋势，苔质上有苔薄→苔厚→苔剥→苔少的变化趋势。其中舌质红和舌苔厚是慢性萎缩性胃炎患者常见的舌象特征；胃癌患者舌象临证观察发现，胃癌患者舌质以青紫舌、淡白舌、红舌为主，舌苔以腻苔、花剥苔为主。

（7）恶性肿瘤：舌诊可作为协助诊断恶性肿瘤的一项客观指标。在各类肿瘤中，紫暗舌、瘀斑舌、舌下脉络曲张占到了很大比例，齿痕舌和胖大舌常见于肿瘤患者中，舌苔则以薄白苔和白腻苔多见。不同肿瘤又有其较为特征性的表现，肝癌中紫暗舌、瘀斑舌最为常见，且肝瘿线为肝癌的特征舌象。乳腺癌及卵巢癌中点刺舌占有相当比例，肺癌中裂纹舌较多。舌苔方面，胃与食管癌多见少苔或无苔，而黄腻苔在乳腺癌、大肠癌以及肾癌中较多。舌诊并被用于协助早期诊断恶性肿瘤，段锦龙采用舌面诊测信息采集系统分析了3 053例食管癌高危人群舌象特点，发现舌体瘀斑在食管低级别上皮瘤变组、高级别上皮瘤变组中的比例高于正常人群，因此红舌、舌体瘀斑、黄白相间苔是食管癌的高危因素；翁佩珊通过观察初诊肠道癌前病变患者舌象特点，发现舌苔厚腻者有存在癌前病变的可能，而青紫舌、有色厚苔提示患者有肠癌可能，肠道癌前病变组出现有色舌苔人数比正常肠黏膜组多。

（8）新型冠状病毒肺炎（COVID-19）：COVID-19舌色以淡红舌为主，重型多见青紫舌，而舌苔方面，COVID-19病程初期舌苔即以白厚苔、厚腻苔为主。杨家耀等对90例武汉地区普通型COVID-19患者调查发现，舌质主要见淡红舌（56.70%）、红舌（35.60%）；研究者对1 043名COVID-19患者舌象进行回顾性发现，50.22%的轻症患者舌色为淡红色，随着病情加重，青紫舌的比例从17.78%上升到75.00%；周耿标等观察139例新型冠状病毒肺炎患者的舌象特征，并探讨其与临床分型的关系。采用传统望诊方法，采集139例患者舌色、舌形、苔色、苔质，比较不同临床分型（轻型、普通型、重型、危重型）患者舌质、舌苔特征。结果发现：①139例新冠肺炎患者中正常舌形85例

(61.15%)、齿痕舌41例(29.50%)、裂纹舌13例(9.35%),且裂纹舌仅见于重型、危重型患者;②139例新冠肺炎患者中淡暗舌40例(28.78%)、红舌36例(25.90%)、淡红舌33例(23.74%)、暗红舌16例(11.51%)、淡白舌14例(10.07%);③134例患者中润苔115例(85.82%)、干苔19例(14.18%);④134例患者中未见典型的黑苔与灰苔,以白苔与各种黄苔(包括淡黄、正黄及焦黄)为主,其中黄苔94例(70.15%),白苔40例(29.85%)。普通型患者黄苔略多于白苔,重型和危重型患者以黄苔为主。严光俊等对荆州地区普通型新型冠状病毒肺炎患者的中医证候分布特点及中医症候群特征分析,发现患者舌象以红舌为主251例(75.6%),舌苔以黄苔284例(85.5%)、厚苔184例(55.4%)、腻苔151例(45.5%)为主,因此荆州地区新冠肺炎患者中医证型以湿热蕴肺证为主。因此,陈波等对普通型新型冠状病毒肺炎患者舌象分布规律及与中医证型的相关性研究发现:湿毒郁肺证多见黄苔、腐腻苔、厚苔、红舌、胖大舌;寒湿阻肺证多见白苔、腐腻苔、厚苔、淡白舌、胖大舌;肺脾气虚证多见薄苔、淡红舌、胖大舌、齿痕舌;气阴两虚多见少苔。通过对舌象进行动态观察,对应分析疾病的不同证候类型,指导疾病各阶段的辨证施治。综上分析,王玉光等通过临床调查发现舌苔厚腻为COVID-19的典型舌象表现,因此判断本病当属湿毒疫范畴,机体感受湿毒之邪而致病,湿毒是本病的病机核心。因此学者根据舌象判定该病早期当以宣肺祛寒、化湿解毒为法;中期治以清热祛湿、开肺透邪;重症期以回阳救逆、开闭固脱为要;恢复期以益气养阴、健脾祛湿、兼清余邪为主。

此外,还有不少观察舌象以诊断流行性乙型脑炎、流行性出血热、胃肠道霉菌感染、全身梅毒感染、肠道寄生虫、小儿肺炎、冠心病、小儿慢性营养紊乱症、急性肾炎、慢性肾盂肾炎、甲状腺功能亢进症、糖尿病、腹泻和高热所致的高渗性脱水、系统性红斑狼疮、急性阑尾炎、急性胆囊炎、各种外科术后、皮肤病、危重症患者、视网膜色素变性等疾病的研究报道,限于篇幅,不再赘述。具体有关内容,请参阅本节所列部分参考文献及有关舌诊研究专著。

参考文献

[1] HARRIS SR. Measuring head circumference: Update on infant microcephaly [J]. Can Fam Physi-

cian, 2015, 61 (8): 680-684.

[2] ASHWAL S, MICHELSON D, PLAWNER L, et al. Practice parameter: Evaluation of the child with microcephaly (an evidence-based review): report of the Quality Standards Subcommittee of the American Academy of Neurology and the Practice Committee of the Child Neurology Society [J]. Neurology, 2009, 73 (11): 887-897.

[3] RAU A, DEMERATH T, KREMERS N, et al. Measuring the Head Circumference on MRI in Children: an Interrater Study [J]. Clin Neuroradiol, 2021, 31 (4): 1021-1027.

[4] VONDER HAGEN M, PIVARCSI M, LIEBE J, et al. Diagnostic approach to microcephaly in childhood: a two-center study and review of the literature [J]. Dev Med Child Neurol, 2014, 56 (8): 732-741.

[5] DEMYER W. Megalencephaly: types, clinical syndromes, and management [J]. Pediatr Neurol, 1986, 2 (6): 321-328.

[6] TAN AP, MANKAD K, GONçALVES FG, et al. Macrocephaly: Solving the Diagnostic Dilemma [J]. Top Magn Reson Imaging, 2018, 27 (4): 197-217.

[7] PIROZZI F, NELSON B, MIRZAA G. From microcephaly to megalencephaly: determinants of brain size [J]. Dialogues Clin Neurosci, 2018, 20 (4): 267-282.

[8] BAILEY A, LUTHERT P, BOLTON P, et al. Autism and megalencephaly [J]. Lancet, 1993, 341 (8854): 1225-1226.

[9] Montemurro S, Mondini S, Arcara G. Heterogeneity of effects of cognitive reserve on performance in probable Alzheimer's disease and in subjective cognitive decline [J]. Neuropsychology. 2021, 35 (8): 876-888.

[10] HSHIEH TT, FOX ML, KOSAR CM, et al. Head circumference as a useful surrogate for intracranial volume in older adults [J]. Int Psychogeriatr, 2016, 28 (1): 157-162.

[11] 王姣. 头针在中风病治疗中的应用 [J]. 医学理论与实践, 2015, 28 (18): 2446-2447.

[12] 李艳, 景慎, 廖晓阳, 等. 头针在脑梗死治疗中的应用研究进展 [J]. 中国中医急症, 2021, 30 (10): 1873-1876.

[13] 陆洲, 华夏, 崔花顺. 头针改善帕金森病临床症状及作用机制研究进展 [J]. 上海中医药杂志, 2015, 49 (5): 114-117.

[14] 覃超峰, 罗本华. 头针为主治疗小儿脑瘫的临床研究概况 [J]. 中医儿科杂志, 2017, 13 (1): 79-83.

[15] 李高恩. 头针治疗小儿脑瘫的系统评价及头针联合揿针治疗小儿脑瘫运动功能障碍的临床

疗效研究［D］. 成都：成都中医药大学，2021.

［16］ 日·菠边. 体貌手形识病法［M］. 魏中海译. 太原：山西科学教育出版社，1989.

［17］ 董梦青，李福凤，周睿，等. 基于图像处理的不同脏腑疾病患者面部颜色特征分析［J］. 中华中医药杂志，2013，28（4）：959－963.

［18］ 周小芳，李雪，李福凤. 慢性肾功能衰竭患者虚兼湿浊证的面部色诊研究［J］. 中华中医药杂志，2019，34（8）：3488－3490.

［19］ 刘金涛，陈叶，金燕，等. 基于数字化慢性肾炎湿热证面诊特征研究［J］. 中华中医药学刊，2014，32（11）：2680－2683.

［20］ 陈聪，洪静，丁晓东，等. 冠心病痰瘀互结证面诊图像特征参数分析［J］. 时珍国医国药，2019，30（7）：1768－1770.

［21］ 徐艺峰，王忆勤，郝一鸣. 2 型糖尿病患者中医主证面诊客观参数分析［J］. 中华中医药杂志，2021，36（12）：7377－7380.

［22］ 郭文良，郑晓燕，李福凤，等. 中医面诊检测仪在慢性肾衰不同肾功能分期面诊信息研究中的应用［J］. 中华中医药学刊，2013，31（8）：1632－1634.

［23］ 徐莹，关茜，杨帅，等. 脾阳虚、肾阳虚亚健康状态人群的面诊图像特征分析研究［J］. 世界科学技术：中医药现代化，2020，22（12）：4319－4324.

［24］ 李加才，屠立平，姚兴华，等. 基于中医数字化面诊技术的健康状态人群面色特征研究［J］. 中华中医药杂志，2022，37（1）：342－347.

［25］ 杨帅，徐莹，关茜，等. 阴虚、阳虚体质人群的面诊图像特征分析研究［J］. 中国中医基础医学杂志，2021，27（7）：1006－3250.

［26］ 郝娜. 浅谈《黄帝内经》望面色之五色诊法［J］. 中医临床研究，2018，10（33）：7－9.

［27］ 关茜，杨帅，郭元成，等. 肝脏、肾脏疾病患者面部不同分区面色参数研究［J］. 世界科学技术：中医药现代化，2021，23（12）：4764－4769.

［28］ 李琛峰. 重复经颅磁刺激干预下戒毒康复期人员面部红外热成像图与中医证素变化研究［D］. 福建：福建中医药大学，2021.

［29］ 徐琏，徐玮斐，许朝霞，等. 510 例五脏系疾病患者中医面色特征分析［J］. 中国中医药信息杂志，2017，24（5）：17－21.

［30］ 吴宏进，许家佗，张志枫，等. 疾病状态五脏病面色光谱色度特征研究［J］. 中华中医药杂志，2012，27（4）：1029－1033.

［31］ CHEN Y，LIU W，ZHANG L，et al. Hybrid facial image feature extraction and recognition for non-invasive chronic fatigue syndrome diagnosis［J］. Computers in Biology & Medicine，2015，

64 (3): 30-39.

[32] SUN C, ZHANG H, QIU X, et al. Automatic facial spirit classification for traditional Chinese medicine based on mutiple facial features. IEEE, 2014, 22 (10): 16-21.

[33] 赵艳坤. 面部特征分析及其在疾病诊断中的应用 [D]. 哈尔滨: 哈尔滨工业大学, 2018.

[34] 赵萍, 刘卉. 基于《黄帝内经》"面王"理论探讨人中形态与子宫的相关性 [J]. 中医药导报, 2020, 26 (11): 62-64, 67.

[35] 杨永琴, 尤昭玲, 游卉, 等. 浅谈尤昭玲中医妇科特色望诊法 [J]. 中华中医药杂志, 2016, 31 (12): 5083-5086.

[36] 王祉, 张红凯, 叶进, 等. 中医五脏病患者的面型特征研究 [J]. 中华中医药学刊, 2014, 32 (12): 2898-2901.

[37] AXELSSON J , SUNDELIN T , AXELSSON C , et al. Identification of acutely sick people and facial cues of sickness [J]. Brain Behavior & Immunity, 2017, 66 (10): e38.

[38] SELIMOǦLU, M A , KELLES, M, ERDEM T, et al. Craniofacial features of children with celiac disease [J]. Eur J Gastroenterol Hepatol, 2013, 25 (10): 1206-1211.

[39] 郑冬梅, 郭东杰, 戴振东, 等. 中医色诊图像采集系统的设计与实现及实验研究 [J]. 中国生物医学工程学报, 2011, 30 (5): 731-737.

[40] 蔡轶珩, 吕慧娟, 郭松, 等. 中医望诊图像信息标准量化与显示复现 [J]. 北京工业大学学报, 2014, 40 (3): 466-472.

[41] 林怡. 基于计算机视觉的中医望诊面色分类研究 [D]. 南京: 南京财经大学, 2020.

[42] XU M , GUO C , HU Y , et al. Automatic Facial Complexion Classification Based on Mixture Model [J]. Springer, 2018, 107 (6): 327-336.

[43] YANG X , LIANG N , ZHOU W , et al. A Face Detection Method Based on Skin Color Model and Improved AdaBoost Algorithm [J]. Traitement du Signal: signal image parole, 2020 (6): 37.

[44] HU X , LI X , ZHENG L , et al. Robust Lip Segmentation Method Based on Level Set Model [J]. Lecture Notes in Computer Science, 2016, 6297: 731-739.

[45] 陈淑华. 面部颜色空间分析及其在疾病诊断中的应用 [D]. 哈尔滨: 哈尔滨工业大学, 2016.

[46] 周利琴, 谷林. 基于高斯肤色模型的人脸区域及下巴检测 [J]. 西安工程大学学报, 2015, 29 (6): 751-755.

[47] 王罡. 一种有效的唇部特征定位算法 [J]. 科技资讯, 2015, 13 (23): 3-4, 7.

[48] AKHTAR N, MIAN A S. Hyperspectral recovery from RGB images using Gaussian Processes [J]. IEEE Transactions on Pattern Analysis and Machine Intelligence, 2018 (1): 1-1.

[49] TYO J S, RATLIFF B M, ALENIN A S. Adapting the HSV polarization-color mapping for regions with low irradiance and high polarization [J]. Optics Letters, 2016, 41 (20): 4759-4762.

[50] RUI, GONG, YI, et al. How to deal with color in super resolution reconstruction of images [J]. Optics Express, 2017, 25 (10): 11144-11156.

[51] MA S, MA H, XU Y, et al. A Low-Light Sensor Image Enhancement Algorithm Based on HSI Color Model [J]. Sensors, 2018, 18 (10): 102-104.

[52] SCHILLER F, VALSECCHI M, GEGENFURTNER K R. An evaluation of different measures of color saturation [J]. Vision Research, 2017 (4): 117-134.

[53] SAWICKI D J, MIZIOLEK W. Human colour skin detection in CMYK colour space [J]. Image Processing Iet, 2015, 9 (9): 751-757.

[54] CHANG L, ZHAO C, LI G , et al. Computerized color analysis for facial diagnosis in traditional Chinese medicine [C]. IEEE International Conference on Bioinformatics & Biomedicine. IEEE, 2014.

[55] 上官文娟. 面向中医面诊的面色及脸型分类中的特征提取方法研究 [D]. 厦门：厦门大学，2017.

[56] 张红凯，李小雪，王祉，等. 基于图像处理的五脏病面诊信息研究 [J]. 中华中医药杂志，2015，30 (8)：6.

[57] 王立娜，蔡轶珩. 中医面诊中面部肤色特征基函数确定 [J]. 测控技术，2016，35 (2)：5.

[58] 瞿岳云，陈大舜. 头发在中医诊断学上的价值 [J]. 辽宁中医杂志，1980 (8)：45-46.

[59] 魏以伦. 试谈发诊与疗发 [J]. 江苏中医杂志，1981 (2)：14-15.

[60] 王允升. 吴少怀医案 [M]. 济南：山东人民出版社，1978.

[61] 北京中医医院. 关幼波临床经验集 [M]. 北京：人民卫生出版杜，1979.

[62] 傅湘琦. 论头发的超微结构与年龄肾气相关 [J]. 湖北中医杂志，1985 (1)：52.

[63] SKALNAYA M G, SKALNY A V, GRABEKLIS A R, et al. Hair Trace Elements in Overweight and Obese Adults in Association with Metabolic Parameters [J]. Biol Trace Elem Res, 2018, 186 (1): 12-20.

[64] KEMPSON I M, LOMBI E. Hair analysis as a biomonitor for toxicology, disease and health status [J]. Chem Soc Rev, 2011, 40 (7): 3915-3940.

[65] 邱保国，王秀云，魏新，等. 虚证病人头发五种微量元素分析 [J]. 中医杂志，1985

(1)：58-59.

[66] 张文安，郭振球. 高血压病阴虚阳亢证微量元素变化的观察［J］. 辽宁中医杂志，1988(8)：33-35，21.

[67] 汪坤，郝生温，韩希惠. 肾虚人发中微量元素测定的初步观察［J］. 中西医结合杂志，1983(3)：171-172.

[68] 宁选，宋诚，张静荣，等. 心肌梗塞“虚证”病人头发微量元素分析［J］. 微量元素，1987(1)：18-21.

[69] 王家翠. 50例甲亢症：阴虚内热型患者头发微量元素测定结果的报告［J］. 云南中医杂志，1985(6)：50-51.

[70] 汪宏. 望诊遵经［M］. 上海：上海科学技术出版社，1959.

[71] 朱橚. 普济方集要［M］. 沈阳：辽宁科技出版社，2007.

[72] 何廉臣. 重订广温热论［M］. 北京：人民卫生出版社，1960.

[73] 许克昌. 外科证治全书［M］. 北京：人民卫生出版社，1961.

[74] 广东中医学院主编. 中医诊断学（新1版）［M］. 上海：上海人民出版社，1972：36.

[75] 邵象清. 人体测量手册［M］. 上海：上海辞书出版社，1985：206.

[76] 林纬芬. 人中诊法刍议［J］. 江苏中医杂志，1984(1)：56.

[77] 李兆鼐. 人中与子宫关系初探［J］. 浙江中医药，1979，10(10)：355.

[78] 李浩然. 略论人中的诊查方法及诊断意义［J］. 陕西中医，1985，6(9)：391.

[79] 赵萍. 基于《内经》“面王以下膀胱子处”理论探讨人中望诊与子宫肌瘤的关系［D］. 济南：山东中医药大学，2020.

[80] 李蝶，林晓峰. 人中望诊理论及其临床应用探析［J］. 山东中医杂志，2018，37(8)：636-638.

[81] 彭清华，彭俊，谭涵宇，等. 中医目诊的基本原理及方法［J］. 湖南中医药大学学报，2015，35(10)：1-5.

[82] 施华成. 眼睛内某种光泽与子代性别的关系［J］. 自然杂志，1986，9(3)：63-64.

[83] 施华成. 眼睛内某种光泽与子代性别的关系（二）［J］. 自然杂志，1990，13(11)：719-720.

[84] 徐荣谦. 小儿目下暗斑的临床意义［J］. 中医杂志，1988(3)：69-70.

[85] 庞志红，赖祥林. 眼胞黧黑与月经、带下病的关系：(附153例临床观察)［J］. 广西中医药，1985，8(5)：15-16.

[86] 关天相. 望眼辨带病52例临床初步观察［J］. 广东医学（祖国医学版），1964(6)：28.

[87] 张季平. 几种蛔虫病体征的诊断学意义 [J]. 新医药学杂志, 1974 (6): 29－30.

[88] 陆迨福, 李守托, 魏连荣. 122 例巩膜胃征阳性临床分析 [J]. 河南中医学院学报, 1978 (2): 21.

[89] 潘德年, 林腮菊, 黎昌琦, 等. 中医望诊法在消化道癌临床诊断应用初探 [J]. 中医杂志, 1985 (6): 51－53.

[90] 福建中医学院西医学习中医班望眼诊伤研究小组. 望眼诊伤 (一千例分析) [J]. 福建中医药, 1960 (8): 24－25.

[91] 蔡宗敏. 叶有福老先生望面诊病的经验介绍 [J]. 福建中医药, 1962 (4): 5－6.

[92] 闫也, 田维柱. 一种独特的微针疗法: 彭氏眼针 [J]. 中国中医药现代远程教育, 2005, 3 (1): 45－47.

[93] 彭静山. 眼诊与眼针 [J]. 安徽中医学院学报, 1982 (4): 28－29, 27.

[94] 廖林丽, 夏飞, 王静敏, 等. 中医目诊的基本理论及临床运用 [J]. 湖南中医药大学学报, 2019, 39 (7): 922－925.

[95] 张硕, 谢学军, 罗国芬. 陈达夫眼科六经辨证思维体系初探 [J]. 四川中医, 2000, 18 (4): 1－2.

[96] 邱礼新. 再论"内五轮"假说在眼底病治疗中的应用 [J]. 中国中医眼科杂志, 2015, 25 (3): 197－200.

[97] 王淑娟. 彭静山眼针疗法简介 [J]. 中医函授通讯, 1990 (4): 34－35.

[98] 秦微. 彭氏眼针的理论研究 [D]. 沈阳: 辽宁中医药大学, 2011: 27－28.

[99] 赵廷富. 眼疾五色诊治复明的研究 [J]. 新中医, 1991 (8): 48－49.

[100] 吴锐, 谢建祥, 赵凤达, 等. 血瘀证目征的现代化研究 [J]. 中国中西医结合志, 2011, 31 (3): 319－322.

[101] 李国贤. 血瘀证目征的研究 [J]. 中西医结合杂志, 1988 (10): 630－631.

[102] 提桂香, 邱萍. 王今觉望目辨证学术思想探讨 [J]. 中国中医基础医学杂志, 2005, 11 (1): 72－73.

[103] 张颖清. 全息生物学上册 [M]. 北京: 高等教育出版社, 1989: 76.

[104] 杨紫阳, 卢丙辰. 中医眼科的全息观 [J]. 中医临床研究, 2017, 9 (6): 5－7.

[105] 穆珺, 王勇, 晏峻峰, 等. 面向中医目诊的虹膜斑块定位算法 [J]. 湖南中医药大学学报, 2018, 38 (10): 1149－1153.

[106] 朱红梅. "壮医目诊"观察糖尿病 30 例总结 [J]. 中国民族民间医药杂志, 2006, 8 (81): 218－219.

［107］ 宋宁，庞宇舟. 150 例消化性溃疡患者的眼征分析［J］. 广西中医药，2013，36（5）：62-64.

［108］ 谭俊，付小珍. 150 例乙肝患者壮医目诊阳性征分析［J］. 云南中医中药杂志，2007，28（8）：55.

［109］ 黄莉. 32 例高血压病患者在壮医目诊中应用裂隙灯显微镜的初探［J］. 中国民族民间医药，2014，23（2）：71.

［110］ 朱红梅. “壮医目诊”观察甲状腺功能亢进症 38 例总结［J］. 中国民族医药杂志，2008（4）：28-29.

［111］ 李珪. 子宫肌瘤壮医目诊要点分析［J］. 中国民族医药杂志，2014，20（9）：42-43.

［112］ 王今觉. 谈“望目辨证”的中医学理论基础［J］. 中国中医基础医学杂志，2005，11（5）：324-325，332.

［113］ 吕品，王稼心，提桂香. 王今觉教授运用望目辨证论治临床验案三则［J］. 环球中医药，2016，9（11）：1396-1397.

［114］ 彭清华，彭俊，谭涵宇，等. 中医目诊——眼底病理改变的获取与分析［J］. 中华中医药学刊，2016，34（5）：1031-1033.

［115］ 朱贵冬. 中医“望目辨证”的数字化技术研究［D］. 北京：中国科学院研究生院（计算技术研究所），2006.

［116］ 朱会明，赵锐，高悦，等. 基于图像识别技术的中医肝病目诊系统设计与研发［J］. 世界中医药，2020，15（10）：1494-1497.

［117］ 程修平. 中风病气虚血瘀证的白睛络脉特征及观眼识证智能诊断模型构建［D］. 沈阳：辽宁中医药大学，2020.

［118］ 穆珺，晏峻峰，彭清华. 一种面向中医目诊的虹膜定位算法［J］. 湖南中医药大学学报，2017，37（4）：436-440.

［119］ 文毅. 基于图像分析的中医目诊数字化的方法研究［D］. 长沙：湖南中医药大学，2016.

［120］ 董飞侠，程锦国，黄蔚霞. 虹膜诊断与慢性肾病分期以及中医辨证的相关研究［J］. 世界中医药，2011，6（6）：471-472.

［121］ 戴宗顺，陈柯竹，彭清华，等. 慢性肝衰竭患者虹膜特征与中医证型相关性研究［J］. 湖南中医药大学学报，2015，35（10）：36-40，53.

［122］ 李翔，邓颖，李新宇，等. 2 型糖尿病眼底体征与中医证素的相关性研究［J］. 湖南中医药大学学报，2021，41（7）：1073-1078.

［123］ 廖林丽，李翔，邓颖，等. 慢性肾脏病中医证素与黄斑中心凹下脉络膜厚度的相关性研

究［J］. 湖南中医药大学学报，2022，42（6）：981－985.

［124］李新宇，王静敏，廖林丽，等. 肝硬化患者不同中医证型眼底体征［J］. 中医学报，2022，37（3）：632－636.

［125］张秉伦，黄攸立. 望诊：人体脏器疾患在体表的有序映射［J］. 自然科学史研究，1991，10（1）：70－80.

［126］黄攸立. 中国望诊［M］. 合肥：安徽科学技术出版社，2003：206－212.

［127］P. Fragnay. 虹膜诊断学入门［M］. 昆明医学院第一附属医院眼科，译. 昆明：云南人民出版社，1982.

［128］戴宗顺，陈柯竹，彭清华. 虹膜诊断研究述评［J］. 湖南中医药大学学报，2016，36（2）：81－84.

［129］董飞侠. 望目辨证与虹膜诊断［J］. 长春中医药大学学报，2010，26（1）：8－9.

［130］杨文辉，梁楚京，黎文献. 虹膜定位诊断法临床应用体会（附350例临床观察）［J］. 新中医，1983（7）：48－50.

［131］李建平. 虹膜辨证在中医调理中的价值. 第二届国际中医药与亚健康学术研讨会论文集［C］. 澳门：世界中医药学会联合会，2009：328－334.

［132］韩萍，王佳佳，薛晓琳，等. 疲劳性亚健康状态人群的常见中医证型与虹膜表现的相关性分析［J］. 天津中医药，2011，28（5）：370－373.

［133］董飞侠，程锦国，黄蔚霞. 虹膜诊断与慢性肾病分期及中医辨证的相关性研究［J］. 江苏中医药，2010，42（2）：19－20.

［134］刘秀芬，李喜. 虹膜眼诊1200例分析［J］. 中国基层医药，2002，9（3）：222－223.

［135］黄艳. 肝气郁结证与虹膜形态变化的相关性研究［J］. 中国中医药现代远程教育，2013，11（6）：81－82.

［136］穆珺，晏峻峰，彭清华. 基于中医目诊的虹膜图像特征表示方法研究［J］. 湖南中医药大学学报，2015，35（11）：65－69.

［137］蔡昂，刘晓敏. 基于虹膜角点密度和瞳孔大小的健康检测系统设计与分析［J］. 江苏科技信息，2019，36（3）：54－56.

［138］何家峰，叶虎年，叶妙元. 计算机辅助虹膜诊断系统［J］. 中国生物医学工程学报，2004，23（5）：472－474.

［139］马琳，王宽全，韩蕴新，等. 计算机自动虹膜诊病系统研究. 第七次全国中西医结合四诊研究学术会议论文汇编［C］. 乌鲁木齐：中国中西医结合学会，2004：124－127.

［140］王巍，蔡勇，辛国栋. 计算机辅助虹膜诊断［J］. 兵工自动化，2004，23（5）：77.

[141] 赵晨旭. 虹膜图像特征提取及其医学应用 [D]. 呼和浩特：内蒙古大学，2018.

[142] 张宽. 基于 FPGA 的虹膜图像采集系统的设计与实现 [D]. 呼和浩特：内蒙古大学，2018.

[143] 于婧. 基于纹理特征的虹膜斑块提取方法研究 [D]. 大连：大连交通大学，2016.

[144] 朱立军. 虹膜坑洞、色素斑纹理检测方法研究 [D]. 沈阳：沈阳工业大学，2017.

[145] 朱文青. 临床诊断基本技术操作 [M]. 上海：上海科学技术出版社，2017：170－174.

[146] 查树伟，许豪勤，耳聋基因筛查与耳聋预防知识解析 [M]. 镇江：江苏大学出版社，2018：82.

[147] 汪祖益，刘及江. 耳镜与耳显微镜下鼓膜成形术对慢性化脓性中耳炎患者听力改善率及临床疗效的影响 [J]. 临床和实验医学杂志，2019，18（5）：534－537.

[148] 刘庆，马传红，许涛. 中医望诊的理论基础和应用规律 [C]. 第九次全国中西医结合诊断学术研讨会论文集. 衡阳：中国中西医结合学会，2015：174－178.

[149] 黄丽春. 耳穴诊断彩色图鉴 [M]. 北京：科学技术文献出版社，2008：7.

[150] YEH C，HUANG L. Comprehensive and systematic auricular diagnosis protocol [J]. Medical Acupuncture，2013，25（6）：423－436.

[151] RONNEBERGER O，FISCHER P，BROX T. U-Net：convolutional networks for biomedical image segmentation [C]. International Conference on Medical Image Computing and Computer-Assisted Intervention. Munich：Springer，2015：234－241.

[152] 冯跃，梁惠珠，徐红，等. 基于注意力机制与特征融合的耳诊图像五脏反射区分割 [J]. 五邑大学学报（自然科学版），2022，36（3）：35－43.

[153] 朱兵，陈巩荪，许瑞征，等. 耳穴的电学特性及其特异性 [J]. 中国针灸，2001（12）：27－30.

[154] 朱丹. 恶性肿瘤病人的耳廓视诊、电探测、染色的变化 [C]. 国际耳穴诊治学术研讨会论文集，2010.

[155] 朱伟坚，刘晓铭，仲远明，等. 食管癌耳穴特异性反应的临床观察研究 [C]. 中国针灸学会年会论文集，2011.

[156] 杜昌华. 耳穴角窝中（喘点）在咳嗽变异性哮喘诊断中的意义 [J]. 湖北中医杂志，2000，22（2）：25.

[157] 章进，章震. 耳甲丘疹与胆石症关系的临床研究 [J]. 江苏中医药，2008，40（12）：37－38.

[158] 王吉根，申华军. 耳穴染色诊断法在放射科临床上的运用 [J]. 针灸临床杂志，2000，

16 (12): 39.

[159] 刘继洪，何秀珍，刘照宏，等. 急性腹痛耳穴诊断与其他诊断的相关性研究 [J]. 中国热带医学，2008，8 (7): 1181 - 1182.

[160] 于晓华，吴富东，单秋华. 耳穴不同肾区反应肾脏疾病的差异 [J]. 上海针灸杂志，2005，24 (6): 33 - 34.

[161] 王频，杨华元，王忆勤. 中风病及其虚实证候的耳穴电阻抗非线性特征 [J]. 中西医结合学报，2010，8 (6): 525 - 529.

[162] 刘礼梅，张庆萍. 中风患者耳廓特异性变化的临床观察与研究 [J]. 针灸临床杂志，2009，25 (10): 6 - 7.

[163] 柳美芳. 耳诊异常与脑卒中早期预警观察 [J]. 临床医药文献电子杂志，2014，1 (2): 81.

[164] 赵磊，张丽丽，包华，等. 耳穴阳性反应点与中风病的相关性研究 [J]. 中国针灸，2015，35 (6): 609 - 612.

[165] 赵磊，张丽丽，李小花，等. 腰椎病耳诊与影像学检查对比观察 [J]. 上海针灸杂志，2012，31 (3): 198 - 199.

[166] 张向丽，管耀辉，张录焕，等. 颈椎病的耳诊观察与研究 [J]. 中医杂志，2007，48 (9): 837 - 839.

[167] 张海芳，于志峰，傅琳洁. 中频电刺激联合耳穴贴压治疗椎动脉型颈椎病临床研究 [J]. 内蒙古中医药，2017，36 (9): 131 - 132.

[168] 杨妙丽，张青，张晓彤. 数字耳镜定量测量系统在慢性中耳炎鼓膜穿孔定量诊断中的应用 [J]. 临床耳鼻咽喉头颈外科杂志，2008，22 (22): 1047 - 1048.

[169] 卢硕辰，刘后广，杨建华，等. 基于快速区域卷积神经网络的中耳炎影像计算机辅助诊断研究 [J]. 生物医学工程学杂志，2021，38 (6): 1054 - 1061，1071.

[170] 江远明，张立涛，张建华，等. 数字耳镜测量系统检测外伤性鼓膜穿孔价值的探讨 [J]. 中国内镜杂志，2015，21 (7): 764 - 766.

[171] 田静莉，王昱，叶娜，等. 常规耳镜检查对 0～6 岁发热并发急性中耳炎儿童早期诊断的临床研究 [J]. 世界最新医学信息文摘 (连续型电子期刊)，2020，20 (A2): 186 - 187.

[172] 徐兵，刘晓哲. 采用耳内镜下鼓膜穿刺治疗分泌性中耳炎的有效性研究 [J]. 健康之友，2019 (13): 92 - 93.

[173] 范振兰. 耳镜下鼓膜置管术联合腺样体切除术治疗儿童分泌性中耳炎的效果 [J]. 中外医学研究，2021，19 (28): 33 - 36.

[174] 汪照炎. 2019 年耳内镜鼓膜修补术领域的重要研究进展 [J]. 中华医学信息导报, 2020, 35 (5): 22-22.
[175] 首都儿科研究所. 一种便携式电耳镜: CN202122985459. X [P]. 2022-05-17.
[176] 贵州中医药大学第一附属医院. 一种超低延迟电耳镜: CN202122400431. 5 [P]. 2022-03-15.
[177] 深圳市劢科隆科技有限公司. 输药装置及可视精准上药耳镜: CN202121062975. 9 [P]. 2022-03-29.
[178] 浙江鸿顺医疗科技有限公司. 带影像探头的可鼓气耳镜头及其耳镜: CN202121033314. 3 [P]. 2022-09-16.
[179] 珠海市朗普医疗器械有限公司. 一种组合式数字耳镜: CN202020549998. 1 [P]. 2021-07-06.
[180] 姚玉婷, 严道南.《外诊法》之鼻诊钩玄 [J]. 陕西中医学院学报, 2012, 35 (5): 27-29.
[181] 许天德. 鼻诊述略 [J]. 浙江中医杂志. 1987 (8): 356.
[182] 辰鸣. 望诊与相术 (续四) [J]. 中医药研究. 1988 (1): 41.
[183] 王鸿谟. 色诊述要 [J]. 中医杂志. 1988 (8): 77.
[184] 良石. 老中医教你面诊: 看鼻态, 知健康 [J]. 养生保健指南: 中老年健康, 2011 (7): 2.
[185] 欧阳芸, 彭建平.《望诊遵经》之鼻诊的探析 [J]. 中医药临床杂志, 2020, 32 (11): 2052-2055.
[186] 张国强, 赵睿霆. 鼻诊在脾胃病诊治中的临床应用 [J]. 现代中医药, 2019, 39 (2): 3-5.
[187] 谭旭彤. 鼻部望诊研究 [D]. 哈尔滨: 黑龙江中医药大学, 2016.
[188] 曾雅婷. 基于红外热成像技术对中医藏窍理论"肺开窍于鼻"的研究 [D]. 南昌: 江西中医药大学, 2020.
[189] 汪宏. 望诊遵经 [M]. 上海: 上海科学技术出版社, 1959: 7.
[190] 洪虹, 杨维华. 杨维华主任医师儿科山根诊法经验浅析 [J]. 中医药导报, 2008 (1): 23-25.
[191] 秦际海, 吉训超. 吉训超运用山根诊法治疗小儿咳嗽病的经验 [J]. 中医药导报, 2020, 26 (14): 206-210.
[192] 郭现辉, 董升. 山根青色在指导小儿推拿治疗脾胃病中的应用 [J]. 中国中医基础医学

杂志，2018，24（4）：530－532.
［193］ 秦际海，邹小秋，何心如，等. 山根青筋与慢性咳嗽小儿体质的相关性研究［J］. 广州中医药大学学报，2020，37（12）：2308－2312.
［194］ 郑国尧，黄金忠，朱晓蕾，等. 浅针刺激山根穴治疗原发性失眠的疗效观察［J］. 中医药导报，2017，23（9）：72－73，78.
［195］ 郑美凤，郑国尧，何芙蓉，等. 浅针山根穴治疗原发性失眠静息态功能磁共振研究［J］. 福建中医药大学学报，2014，24（4）：5－9.
［196］ 郑美凤，何芙蓉，林煜芬，等. 浅针山根穴治疗原发性失眠的疗效观察及其对血清褪黑素的影响［J］. 浙江中医药大学学报，2014，38（7）：902－905.
［197］ 黄燕熙，郑樱. 浅针疗法对精神分裂症睡眠障碍干预：随机对照研究［J］. 中国针灸，2015，35（9）：869－873.
［198］ 张家兴，谷孝令. 观察唇系带诊断痔瘘的体会［J］. 辽宁中医杂志，1984，12：21.
［199］ 唐家兴. 察唇系带诊痔法［J］. 中国临床研究，1993，1：60－61.
［200］ 方云鹏. 观察唇系带诊断痔漏［J］. 中医杂志，1962，4：29.
［201］ 杨帅，王立娟，徐莹，等. 不同民族自然人群的面诊图像参数对比研究［J］. 中华中医药杂志，2021，36（7）：4283－4285.
［202］ 于风芝. 胆汁反流性胃炎唇象、舌象、胃镜象辨证分布规律研究［D］. 济南：山东中医药大学，2017：4－5.
［203］ 冯好茜，朱钧晶，阮善明. 中医辨证与慢性萎缩性胃炎胃镜象规律研究进展［J］. 浙江中西医结合杂志，2020，30（11）：952－954.
［204］ 杨洪超. 反流性食管炎唇象、舌象、胃镜象辨证分布规律研究［D］. 济南：山东中医药大学，2016.
［205］ 蒋鹏飞，李怡琛，彭清华. 中医唇诊的研究现状与问题评析［J］. 湖南中医杂志，2019，35（7）：155－157.
［206］ 郝文轩. 齿诊的意义及其主病［J］. 福建中医药，1985（3）：38.
［207］ 夏翔，戚清权，钱永益. 老年缺齿与肾虚——附1210例老年人调查分析［J］. 辽宁中医杂志，1985（2）：22－23，29.
［208］ 陈长龙，郑成希，鲁守斌，等. 齿诊的脏腑部位分属［J］. 山东中医杂志，1997（7）：6－7.
［209］ 黄国义. 望龈诊胃法的体会［J］. 实用中医内科杂志，1999（1）：11.
［210］ 张玉平，赵进喜，贾海忠，等. 调治脏腑，可疗牙科疾病；审症验齿，可知脏腑病变

[J]. 环球中医药, 2022, 15 (7): 1189-1192.

[211] 宋楠. 灌服中药骨碎补、川续断、丹参对大鼠正畸牙移动过程中破骨细胞的影响 [D]. 济南: 山东大学, 2011.

[212] 颜淑云. 灌服骨碎补水煎液对大鼠正畸牙移动的影响 [D]. 济南: 山东大学, 2011.

[213] 孔燕凌, 徐月启, 张乃晨, 等. 加味清胃汤治疗慢性牙周炎疗效及对患者牙周菌斑分布、炎症水平、PGE2 水平的影响 [J]. 陕西中医, 2018, 39 (7): 928-930.

[214] 吴翠花. 牙痛的中医治疗新方法 [Z]. 山东省, 青岛百草汇中草药研究所, 2014-05-01.

[215] 周峰, 陈虎, 曾静. 附子大黄细辛汤联合清化汤治疗牙周炎疗效观察及对疼痛评分的影响 [J]. 新中医, 2019, 51 (9): 65-68.

[216] 许晓丽, 龚一萍, 南敏敏. 中医特殊诊法在血瘀证辨证中的运用 [J]. 云南中医学院学报, 2015, 38 (3): 81-83.

[217] 赵新秀, 秦龙建. 腭黏膜征和手掌红斑征在诊断学上的意义 [J]. 山西中医, 1993, 9 (1): 50-51.

[218] 柯联才, 洪英杰, 陈铭钟. 腭黏膜征与瘀血关系初探 [J]. 新中医, 1986 (9): 16-17, 35.

[219] 柯联才, 王细川, 洪英杰, 等. 从血液流变学探讨腭黏膜征与淤血关系 [J]. 福建中医药, 1987 (6): 22-23.

[220] 柯联才, 王细川, 洪英杰, 等. 腭黏膜征与瘀血关系续探 [J]. 新中医, 1989 (3): 15-16.

[221] 柯联才, 洪英杰. 腭黏膜征与瘀血关系再探——附 268 例甲皱微循环资料分析 [J]. 新中医, 1991 (1): 17-18.

[222] 胡庆福, 陈泽霖, 戴豪良, 等. 腭黏膜征与血小板聚集性、血液流变性和微循环的关系 [J]. 中医杂志, 1988 (3): 58-60.

[223] 尚政录, 徐达宇, 王军瑞. 不同海拔地区健康青年腭黏膜征调查 [J]. 上海中医药杂志, 2001, 35 (10): 45-46.

[224] 姚魁武, 王阶, 武继涛, 等. 血瘀证量化诊断流行病学调查数据的主成分分析 [J]. 辽宁中医杂志, 2009, 36 (1): 30-32.

[225] 钱楠. 小儿面部望诊临证应用研究综述 [J]. 中医儿科杂志, 2019, 15 (1): 94-97.

[226] 钱进. 王应麟小儿特殊望诊方法介绍 [J]. 中医杂志, 2007, 48 (12): 1067-1068.

[227] 孙明霞. 王应麟教授学术思想与临床经验总结和诊治小儿外感发热独创望上腭及特色用

药研究［D］. 北京：北京中医药大学，2011.

［228］赵静. 王应麟教授学术思想与临床经验总结及厌食合剂治疗小儿厌食的研究［D］. 北京：北京中医药大学，2015.

［229］徐旭英. 王应麟学术思想与临床经验总结及小儿上腭望诊在咳嗽辨治中应用的研究［D］. 北京：北京中医药大学，2011.

［230］李耀谦，戴金梁. 颊部黏膜望诊诊断上消化道疾病 328 例分析［J］. 江苏中医，1998，19（6）：13－14.

［231］庄克章. 1222 例食管癌的颊黏膜征观察分析［J］. 中国民间疗法，2008（11）：47－48.

［232］夏邑. 口腔报警：你肝硬化了［J］. 肝博士，2012（3）：22－23.

［233］陈海云. 儿童麻疹临床特征及治疗的回顾性分析［J］. 医药前沿，2018，8（4）：85.

［234］于水莲，李桂梅，赛淑丽. 38 例成人麻疹临床分析［J］. 中国医药导报，2007，4（23）：138－139.

［235］王福产，蔡泽璋. 非粪检法诊断钩虫感染的初步观察报告［J］. 福建中医药，1961（1）：30，36.

［236］李向峰，闫永彬，陈文霞. 咽部望诊在小儿咳嗽辨治中的应用初探［J］. 中华中医药杂志，2018，33（9）：3814－3816.

［237］仝照全. 望诊在中医耳鼻咽喉科临证中的应用体会［J］. 中医临床研究，2013，5（3）：98－99.

［238］贾紫涵，张华敏，曾子玲. 基于数据挖掘的烂喉痧辨治规律挖掘与分析［J］. 湖北中医药大学学报，2022，24（6）：123－127.

［239］屈培荣，杨光，刘兰椿. 扶正解毒法在病毒性心肌炎治疗中的应用［J］. 中西医结合心脑血管病杂志，2022，20（22）：4126－4130.

［240］唐利萍. 舒心贴联合血府逐瘀汤治疗心血瘀阻型心绞痛临床观察［J］. 光明中医，2022，37（23）：4332－4334.

［241］袁帆，刘培民. 从厥阴论治晚期寒热错杂型食管癌［J］. 山东中医杂志，2022，41（12）：1276－1279.

［242］王君宜，于征淼. 刘仕昌教授应用刘氏菖郁汤治疗中风经验［J］. 中西医结合心脑血管病杂志，2022，20（21）：4028－4030.

［243］郝庆芳，尹聪，陈颖. 孙郁芝治疗慢性肾小球肾炎经验［J］. 中医药临床杂志，2022，34（10）：1858－1861.

［244］刘文君，焦剑. 焦剑运用咽肾同治法治疗慢性肾炎经验［J］. 中国民间疗法，2021，29

(14)：30－32.

[245] 康雷，赵晓东，丁霞，等. 从咽喉望诊辨识人体状态［J］. 中华中医药杂志，2020，35（11）：5556－5558.

[246] 王俊杰，安杨. 喉源性咳嗽的局部病理改变与中医辨证的相关性［J］. 陕西中医，2010，31（6）：690－691.

[247] 路遥，王嘉玺，裴桂芳. 慢性喉炎血瘀痰凝证证候诊断指标临床流行病学观察［J］. 北京中医药大学学报（中医临床版），2013，20（4）：26－29.

[248] 梁永辉，王魁花，林津津，等. 基于喉镜检查探讨梅核气喉部体征表现与中医辨证的相关性［J］. 中国中医药科技，2019，26（6）：815－818.

[249] 林芳任，王新月，孙霈，等. 84例外感咳嗽患者喉镜像的证候研究［J］. 中国病案，2011，12（6）：70－72.

[250] 黄坡，胡晓，张怀亮. 张怀亮教授临床望诊经验［J］. 中国中医药现代远程教育，2017，15（5）：74－77.

[251] 李丹溪，关静，李峰. 舌诊仪的发展及其在舌诊客观化研究中的应用现状［J］. 世界中医药，2017，12（2）：456－460.

[252] 谈正卿，冯绍康. 舌色客观测定仪简介［J］. 医疗器械，1979（6）：9－12.

[253] 姜之炎，张超群. 小儿肺炎中医证型与舌象演变探讨［J］. 实用中医药杂志，2012，28（5）：409－411.

[254] 付晶晶，李福凤，陆雄，等. 慢性胃炎中医证候舌象信息特征研究［J］. 中国中医基础医学杂志，2015，21（9）：1107－1108.

[255] 张淑萍，靳国印，李旺. 中医舌诊的现代研究进展［J］. 河北北方学院学报（医学版），2007，24（4）：79－81.

[256] 肖景文，魏艾红，黄世林. 中医舌诊与舌微循环检测［J］. 微循环学杂志，2002，12（1）：36－40.

[257] 叶建红. 中医舌诊客观化研究思路［J］. 泸州医学院学报，2001（4）：292－293.

[258] 蒋升，李佩伦，宁钢民. 舌下微循环显微影像监测及其应用研究进展［J］. 中国生物医学工程学报，2021，40（1）：99－106.

[259] POOL R，GOMEZ H，KELLUM J A. Mechanisms of Organ Dysfunction in Sepsis［J］. Crit Care Clin，2018，34（1）：63－80.

[260] 高伟，张蓓蓓，张家留，等. 不同舌色严重脓毒症患者舌下微循环差异的临床研究［J］. 江苏中医药，2013，45（9）：31－32.

[261] 钱立伟. 舌脱落细胞学临床研究概况与发展 [J]. 辽宁中医杂志, 1989 (2): 46-48.
[262] 陈颖, 张君. 舌苔脱落细胞研究概况 [J]. 湖南中医杂志, 2018, 34 (6): 206-208.
[263] 张平, 水文霞, 杜月光. 黄腻苔舌脱落上皮细胞的形态计量分析 [J]. 中国体视学与图像分析, 2001 (1): 13-15, 19.
[264] 海日, 师建平, 张锁, 等. 大肠癌脾胃虚弱证患者舌象特征及舌苔脱落细胞凋亡相关性研究 [J]. 内蒙古中医药, 2020, 39 (6): 137-139.
[265] 梁文娜, 李灿东, 高碧珍, 等. 围绝经期综合征患者舌苔脱落细胞成熟度与肝郁病理的关系研究 [J]. 中华中医药杂志, 2010, 25 (12): 2199-2201.
[266] 梁文娜, 李灿东, 高碧珍, 等. 围绝经期综合征中医肝郁分级与舌苔脱落细胞凋亡的相关性 [J]. 中医杂志, 2011, 52 (10): 844-847, 864.
[267] 刘夕茹. 高黏滞血症血液流变学特征与舌诊关系研究 [J]. 中国微循环, 1998 (3): 184-186.
[268] 于志峰, 陆小左, 胡广芹. 失眠患者舌象与血流变相关性研究 [J]. 国医论坛, 2013, 28 (5): 15-17.
[269] 徐水清, 赵美华, 李林吉. 舌诊与纤维胃镜观察胃部疾病的关系 [J]. 江西中医药, 1995 (S4): 5-6.
[270] 牛素蒲, 赵礼一. 浅析舌诊与上消化道疾病的关系 [J]. 中国实用医药, 2007 (33): 92-93.
[271] 杨岩, 李慧臻. 舌苔与胃癌相关性的研究进展 [J]. 湖南中医杂志, 2013, 29 (6): 133-135.
[272] 张家庆. 国外舌诊研究的进展 [J]. 中医杂志, 1980 (2): 76-80.
[273] 施玉华, 施九皋, 陈计. 阳虚模型的舌尖及颌下腺变化和某些助阳药作用的研究 [J]. 上海中医药杂志, 1980 (5): 45-48.
[274] 尤越, 辛高杰, 刘子馨, 等. 急性冠脉综合征瘀毒互结证大鼠模型的建立及评价 [J]. 中国实验方剂学杂志, 2022, 28 (19): 49-60.
[275] 王紫艳, 李磊, 刘建勋, 等. 补阳还五汤对多因素诱导急性血瘀证模型大鼠血小板功能及相关炎性因子的影响 [J]. 中国实验方剂学杂志, 2022, 28 (21): 1-9.
[276] 袁肇凯, 郭振球. 温病微观舌诊的临床研究 [J]. 中国医药学报, 1993 (5): 11-14, 62.
[277] 张艳, 解海卫, 诸凯. 血瘀、血虚证舌温与舌体循环的相关性研究 [J]. 航天医学与医学工程, 2010, 23 (4): 267-273.

[278] 费兆馥，顾亦棣．望舌识病图谱［M］．2 版．北京：人民卫生出版社，2006.

[279] 朱抗美，许家佗，张雯．舌象异常的自测与防治［J］．上海：上海科技教育出版社，2003.

[280] 高秀娟，丁成华．舌象变化与心血管疾病的相关性研究［J］．上海中医药杂志，2003（7）：60－62.

[281] 李静，陈家旭，刘玥芸，等．舌色形成的机理探讨［J］．中国中医基础医学杂志，2013（6）：3.

[282] 高利，刘萍，罗玉敏，等．舌质的研究进展［J］．中西医结合心脑血管病杂志，2012，10（1）：2.

[283] 耿冲，安冬青，马文慧，等．甲状腺激素水平的变化与血脂异常患者中医证型的相关性分析［J］．当代医药论丛，2015，13（3）：50－52.

[284] 张丽萍．青紫舌的形态学探究［J］．中医研究，2006，19（2）：2.

[285] 陈琳．扩张型心肌病舌象、舌血流动力学和心脏功能相关性研究［D．四川大学，2006.

[286] 崔岚，林栋，等．青紫舌病人的血液流变学研究［J］．现代中医，1998，11（2）：11－12.

[287] 张红月，刘文兰，胡建华，等．慢性乙型肝炎青紫舌的形成机制及临床意义［J］．世界华人消化杂志，2010（21）：3.

[288] 张凯宁．痛风患者血尿酸水平与舌质变化的相关性［D］．长春：长春中医药大学，2014.

[289] 戴豪良，陈泽霖，凌诒萍，等．舌苔的电子显微镜研究——Ⅱ各类病理舌象的研究［J］．中医杂志，1982（5）：62－64.

[290] 徐玉臣，俞善吾，陆其林，等．光剥舌、裂纹舌对胃疾患诊断价值的探讨［J］．中华内科杂志，1980，19（2）：114－117.

[291] 陈文强，李宗信，黄小波，等．影响 SARS 患者舌面裂纹和润燥的相关因素分析［J］．中国中医急症，2004，13（9）：2.

[292] 邱洪晟，冯咪咪，李翠芳．99 例维吾尔族百岁老人裂纹舌的初步观察［J］．中华口腔医学杂志，1998，33（2）：105.

[293] 张国红，孙艳中．成人沟纹舌 108 例临床分析［J］．西部医学，2005，17（2）：1.

[294] 代全红，吴喆．老干部口腔黏膜病发病情况的调查分析［J］．中国实用医刊，2004，31（15）：15－16.

[295] 戚向敏，颜世果，凌涤生．萎缩性舌炎的诊断与治疗［J］．中国实用口腔科杂志，2008，1（8）：462－466.

[296] 柏庆江. 一贯煎加味治疗老年性萎缩性舌炎（镜面舌）102 例 [J]. 中外健康文摘, 2009, 6 (29): 51 - 52.

[297] 何振雄. 滋补脾肾法治疗缺血性中风恢复期镜面舌患者阴虚证 50 例临床观察 [J]. 中医药导报, 2007 (7): 27 - 28

[298] 张清, 丁成华, 陈璐, 等. 镜面舌病因及临床诊治说略 [J]. 江西中医药, 2014, 45 (2): 3 - 5.

[299] 程志安, 罗懿明, 谭朝晖, 等. 52 例镜面舌患者临床分析 [J]. 中医杂志, 2001 (4): 253.

[300] 袁肇凯. 舌苔消长舌脱落细胞舌面酸碱度检测分析 [J]. 辽宁中医杂志, 1994 (7): 289 - 291.

[301] 陈泽霖, 戴豪良, 凌诒萍, 等. 舌苔的电子显微镜研究 I 健康人薄白苔、淡红舌象的研究 [J]. 中医杂志, 1982 (3): 59 - 63, 81.

[302] 李丹, 戴彦成, 姚颖樗, 等. 溃疡性结肠炎薄白苔和黄腻苔患者的唾液菌群特征分析 [J]. 中国中西医结合消化杂志, 2021, 29 (6): 392 - 397.

[303] 李丹, 姚颖樗, 戴彦成, 等. 溃疡性结肠炎薄白苔和黄腻苔患者的肠道菌群特征分析 [J]. 上海中医药杂志, 2020, 54 (12): 15 - 20, 58.

[304] 陈佳, 鲁晓篝, 宋雪阳, 等. 上海地区 50 例哮喘儿童厚苔及腻苔与舌面菌群的相关性研究 [J]. 中华中医药杂志, 2020, 35 (7): 3346 - 3349.

[305] 赵洁, 李福凤, 钱鹏. 舌苔生物信息研究方法与技术概况 [J]. 中医杂志, 2011, 52 (7): 612 - 615.

[306] 丁兴, 詹臻. 舌苔形成的分子机制研究进展 [J]. 中医药学刊, 2006 (10): 1832 - 1834.

[307] 于跃武, 瞿岳云. 腻苔生成机理及病症相关性的研究进展 [J]. 湖南中医杂志, 2007 (6): 80 - 82.

[308] 陈炜, 任婉文, 苏雪倩, 等. 精神分裂症舌象、舌苔细胞学研究 [J]. 中医杂志, 1995 (12): 741 - 742, 708.

[309] 许海霞, 佟书娟, 詹臻, 等. 71 例胃癌患者舌苔与 EGF 的相关性研究 [J]. 南京中医药大学学报, 2011, 27 (3): 220 - 222.

[310] 金明华, 秦鉴, 丘瑞香. 白腻苔和黄腻苔患者血浆 SOD、MDA 水平的变化 [J]. 中国中医药科技, 2003 (3): 131.

[311] 杨文超, 黄太基. 剥苔病因及治疗探讨 [J]. 山西中医, 2014, 30 (12): 50 - 51, 54.

［312］ 牛蔚，任健，郝志刚，等. 剥苔象形解析［J］. 中华中医药杂志，2020，35（10）：4892－4894.

［313］ 杨华梅，周瑜，曾昕，等. 地图舌危险因素的研究进展［J］. 华西口腔医学杂志，2015，33（1）：93－97.

［314］ 陈泽霖，陈梅芳. 舌诊研究［M］. 上海：上海科学技术出版社，1982.

［315］ 张军峰，潘敏，费晓军，等. 在校大学生舌象和中医体质关系调查分析［J］. 中华中医药杂志，2014，29（2）：4.

［316］ 张莹，梁嵘，任玉杰，等. 1 687 例平和质及 3 种偏颇体质的舌象特征研究［J］. 世界科学技术：中医药现代化，2012，14（6）：2278－2282.

［317］ 任玉杰，梁嵘，张莹，等. 体检人群的齿痕舌与中医体质的相关性研究［J］. 世界科学技术（中医药现代化），2012，14（6）：2283－2289.

［318］ 田桐，孙丽平. 长春中医药大学附属医院 609 名体检儿童中医体质与舌象关系调查分析［J］. 中国医药导报，2022，19（5）：64－67.

［319］ 冯利民，刘长玉，杜武勋. 急性心肌梗塞舌象研究进展［J］. 辽宁中医杂志，2008（3）：473－474.

［320］ 梁嵘，王大江，王召平，等. 急性心肌梗塞患者的舌象变化规律研究［J］. 中医药学报，2005（4）：61－63.

［321］ 谢晓柳，汪建萍，安冬青. 运用中医舌诊理论比较冠心病合并不同疾病病人舌底脉络征象的临床观察［J］. 中西医结合心脑血管病杂志，2017，15（4）：385－386.

［322］ 王金平. 慢性稳定性冠心病患者舌象与临床检查指标相关性研究［D］. 北京中医药大学，2016.

［323］ 王忆勤，郭睿，许朝霞，等. 中医四诊客观化研究在冠心病诊断中的应用［J］. 中医杂志，2016，57（3）：199－203.

［324］ 刘孟安，许继平，赵岩，等. 急性脑血管病舌诊临床研究［J］. 中国中医急症，2008（11）：1552－1554.

［325］ 冷辉林，吴快英. 以舌象变化揣急性脑血管病之预后及转归［J］. 辽宁中医杂志，2008（10）：1544－1545.

［326］ 陈晓锋，巩文娟. 123 例急性中风病人舌象分析［J］. 中西医结合心脑血管病杂志，2007（12）：1273.

［327］ 董致郅，黄礼媛，孟涌生，等. 高利应用舌诊辨治脑血管病之经验［J］. 江苏中医药，2021，53（6）：24－27.

[328] 张进进. 高血压患者舌象与中医证型及相关因素分析［D］. 南宁：广西中医药大学，2018.

[329] 贾微，刘兆秋，唐亚平，等. 广西壮族地区原发性高血压病患者的中医舌象与证素相关性研究［J］. 中国民族医药杂志，2016，22（1）：21－23.

[330] 林依璇. 原发性高血压中医证候及无症状型高血压患者中药治疗疗效观察［D］. 北京：北京中医药大学，2015.

[331] 王静，陈群，莫传伟，等. 716例广东地区原发性高血压病患者的中医舌象特征及病机探讨［J］. 中华中医药学刊，2012（11）：2423－2425.

[332] 张晨，王保和. 基于从肝论治的高血压病舌象的临床试验研究［J］. 辽宁中医杂志，2016，43（4）：685－689.

[333] 张宁，邓华亮. 舌下络脉与肝硬化相关性的临床观察［J］. 中国医学创新，2015，12（9）：96－97.

[334] 马素平. 赵文霞教授基于"毒瘀痰虚"理论治疗肝炎肝硬化经验［J］. 中医研究，2015，28（11）：43－46.

[335] 窦智丽，吴秀艳，王天芳，等. 108例肝炎肝硬化患者FibroScan检测值与舌象的相关性分析［J］. 北京中医药大学学报，2018，41（10）：5.

[336] 罗子华，邹健，宓林，等. Fibroscan评价慢性病毒性肝炎肝纤维化（≥F2）的Meta分析［J］. 世界华人消化杂志，2013（33）：12.

[337] 贾梓，郝建梅. 舌下络脉积分与肝纤维化程度的相关性研究［J］. 光明中医，2016，31（21）：2.

[338] 张会娜，李萍，刘卫红，等. 慢性浅表性胃炎不同程度胃黏膜损伤时舌象的表征［J］. 中华中医药学刊，2007，25（3）：3.

[339] 朱春梅，顾巍杰，杨德才，等. 慢性萎缩性胃炎患者中医舌象特征研究［J］. 世界科学技术：中医药现代化，2020（5）：6.

[340] 陈聪，洪静，许朝霞，等. 胃癌患者舌象特征研究概述［J］. 世界科学技术：中医药现代化，2019，21（4）：5.

[341] 谌玉佳，胡凯文. 肿瘤患者舌象特点及其影响因素［J］. 中医学报，2015，30（3）：309－312.

[342] 吴君德. 肿瘤患者舌象特点的临床研究［D］. 北京：北京中医药大学，2011.

[343] 段锦龙. 食管癌高危人群舌象特征分析与应用探索［D］. 北京：北京中医药大学，2016.

[344] 翁佩珊. 异常舌象与肠道癌前病变相关性研究［D］. 广州：广州中医药大学，2015.

［345］ 杨家耀，苏文，乔杰，等. 90 例普通型新型冠状病毒肺炎患者中医证候与体质分析［J］. 中医杂志，2020，61（8）：645－649.

［346］ PANG W，ZHANG D，ZHANG J，et al. Tongue features of patients with coronavirus disease 2019：A retrospective cross-sectional study［J］. Integrative Medicine Research，2020，9（3）：100493.

［347］ 周耿标，黄东晖，蔡彦，等. 新型冠状病毒肺炎患者舌象特征与临床分型的关系［J］. 中医杂志，2020，61（19）：1657－1660.

［348］ 严光俊，李洁，颜晓蓉，等. 荆州地区普通型新型冠状病毒肺炎中医证候分布规律研究［J］. 辽宁中医药大学学报，2020，22（5）：1－4.

［349］ 陈波，周星，肖斌，等. 普通型新型冠状病毒肺炎舌象与中医证型的相关性研究［J］. 实用中医内科杂志，2021，35（7）：64－67.

［350］ 王玉光，齐文升，马家驹，等. 新型冠状病毒肺炎中医临床特征与辨证治疗初探［J］. 中医杂志，2020，61（4）：281－285.

［351］ 肖玮，安兴，谢春光，等. 36 例新型冠状病毒肺炎（COVID－19）患者舌象观察［J］. 陕西中医药大学学报，2020，43（2）：16－21.

［352］ 张海华. 人中与子宫全息诊法［J］. 双足与保健，1997（3）：42－43.

［353］ 罗承铉. 女性“人中”形态图像信息识别及其与妇科疾病的相关性研究［D］. 上海：上海中医药大学，2010.

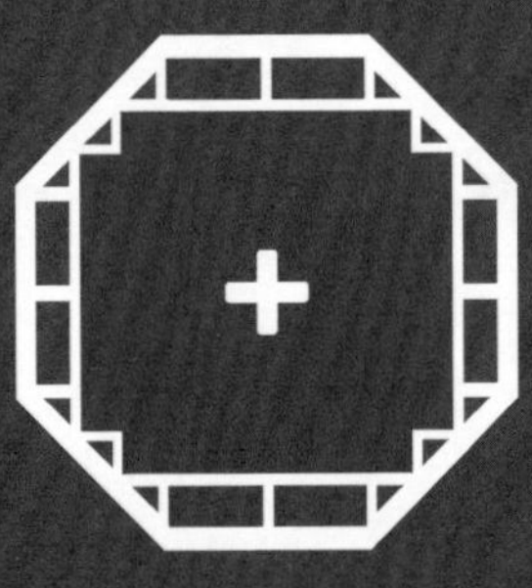

第二章　望躯体

躯体部包括颈项、胸胁、腹、脐、肩、背、腰等重要部位，是人体主要脏器的居所。其中，颈项部不仅是连接头颅与躯体的枢要部位，还是气血运行和诸经循行的要道；胸胁部内藏心肺，是气血运行出入要地，为心肺疾病最直接的内窥镜；腹部内藏诸多脏腑，且有大量经络分布，并有募穴通过经气与背俞相通，是人体内脏的重要外镜；脐居人体正中，为先天之命蒂、后天之气舍；肩、背、腰也是人体的重要信息站，能在一定程度上反映体内脏器及其他器官病变情况。因此，在临床上常通过观察躯体各部，以了解脏腑功能情况。

第一节 望颈项

一、概念与原理

望颈项是一种通过深入、细致地观察颈项的外形改变、动态变化等来诊断疾病的方法。颈项是连接头颅与躯体的纽带，颈在前，项在后。颈前正中为气管，两侧为人迎脉，气管之后为食管，是气、血、精髓、饮食物及津液的运行的必经之路。颈项部又为十二经脉循行的要冲，气、血、精髓、津液上荣头脑面部五官，都必须通过颈项部，因而诊察颈项可以了解十二经络及其相应脏腑的病变。若颈项部有阻滞或壅闭，均可导致头面或心、肺、脾胃、肾等脏腑的病变。反之，脏腑的生理功能失常，亦往往可以在颈项部反映出来。所以，望颈项为是诊断疾病的关键步骤之一。

二、诊察方法

望颈项时，在光线良好、温度适宜的环境下，让患者取坐位或卧位，充分暴露整个颈项部及锁骨上窝（缺盆），并请患者尽量放松颈部肌肉。医生主要观察颈项部外形之粗、细、长、短，有无痈、疖、疮疡、肿块等，颈脉是否怒张，是否存在异常搏动，及其吞咽、转动、俯仰等动态变化情况。主要的望颈项方法有如下几种。

1. 气管位置检查法（图2－1） 检查时，被检查者取坐位或仰卧位，检查者将食指与无名指分别放在两侧胸锁关节上，将中指置于气管正中，若中指正好在食指与无名指中间，则气管居中；若中指偏向一侧，则表明气管有偏移。

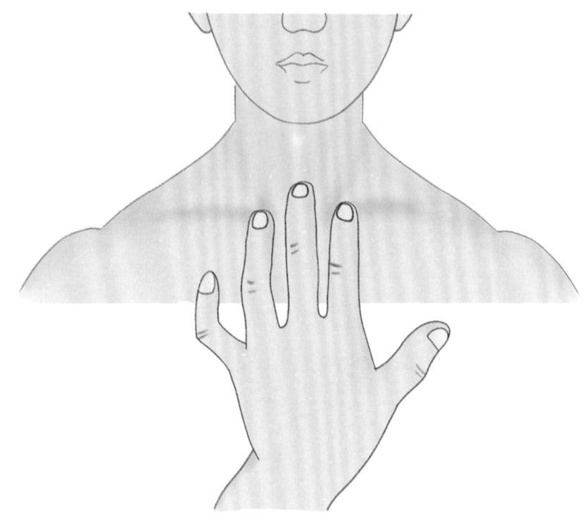

图2－1 气管位置检查法

2. 颈脉检查法 检查时，嘱被检查者在安静状态下取坐位或半坐位（身体呈45°），检查者观察患者颈部静脉是否显露，若存在颈静脉明显充盈、怒张或搏动，则为异常征象。若在平卧时，被检查者颈部静脉可稍见充盈，但是充盈的水平不能超过锁骨上缘至下颌角距离的下2/3。

3. 瘿瘤望诊法 检查时，让被检查者取坐位或立位，检查者观察患者甲状腺是否肿大、对称。并嘱被检查者做吞咽动作，若不易辨认，再嘱被检查者双手放在枕后，头向后仰，再进行观察。正常人甲状腺无肿大，若有肿物，且随吞咽而上下，则考虑为瘿瘤（甲状腺肿块）。

三、诊法特色与临床意义

医生常根据患者颈部形、态、皮肤等改变，以及颈脉是否怒张，是否存在异常搏动等，对五脏生理功能以及局部病变情况进行临床判断。正常人直立时颈项部两侧对称，矮胖者较为粗短，瘦长者较为细长；男性喉结较为突显，女性则平坦不显露；皮肤光滑，无痈、疖、疮疡等；颈项两侧隐约可见较粗的血脉（颈静脉），但肉眼不见其搏动；后项正中为颈椎，端正挺直，颈项部活动自如，活动范围为左右可旋转 75°，后伸 35°，前屈 35°，左右侧屈 45°。临床上常见的异常情况如下。

1. 气管偏移　指气管偏向某一侧，不在前正中位置。多由肺气壅阻、气道不畅所致。气管因被牵引或压迫而移位，肺胀则偏向健侧，肺痿则移向病侧。

2. 颈脉怒张、搏动　颈部血脉显露而搏动明显者，又称大筋起落，多见于心肾阳虚，水气凌心导致的水肿病；若颈脉怒张，起坐仍然显现，伴面部浮肿，面色紫暗者，为心血瘀阻，或肺气壅滞，或胸部气机痹阻不畅，多见于喘证。

3. 颈项部肿块　颈前颌下喉结处有肿块突起，或大或小，或单侧或双侧，可随吞咽而上下移动者，称为瘿病，或称夹瘿、瘿瘤。多由肝郁气结，痰凝阻滞所致。临证常有肉瘿、筋瘿、血瘿、气瘿、骨瘿之分：

（1）肉瘿：望之皮色不变，边缘清楚，形如覆碗。此乃郁结伤脾，内有湿痰，气血凝结而成，多责之于脾。

（2）筋瘿：望之皮色青紫，青筋累累，盘屈甚著。此由怒动肝火，血燥筋变所致，多责之于肝。

（3）血瘿：望之呈半球状或扁平状隆起，边缘明显，皮色微红微紫，可见隐隐血丝。多为心火暴急，逼血沸腾复被外邪所搏而致，多责之于心。

（4）气瘿：望之皮色不变，或消或长。多由劳伤元气，腠理不密，外邪搏结而致，多责之于肺。

（5）骨瘿：望之形色紫黑，疙瘩高起。多因恣欲伤肾，肾火郁结，骨失荣养，寒邪与瘀血凝结于骨所致，多责之于肾。

4. 瘰疬　在颈侧颌下耳后，皮里膜外有结节如垒，少则一个，多则累累如串珠，小者为瘰，大者为疬，一般总称为瘰疬。多由肺肾阴虚，虚火灼津结成痰核所致。

5. 对口疽　又称项中疽、脑疽，位于后项正中哑门或风府穴附近。初起硬结上有一粟粒样疮头，继之肿块扩大，疮头也增多，皮色变红。当疮内化脓时，疮头开始腐烂，形如蜂巢，可向上波及枕骨，下至大椎，旁及耳后，多因过食膏粱厚味，火毒湿热内盛，复因外感风邪，以致气血瘀阻经络而成。

6. 发际疮　位于项后发际处，形如蚕豆，顶白肉赤，可见破流脓水，多由内郁湿热，外风相搏而成，常见于肥胖之人。

7. 失荣　初起如痰核，日久扩大，顶突根深，年余之后，气血渐衰，疮面破烂紫斑，渗流血水渐至口大肉腐，疮口高低不平，形如翻花瘤证，多由思欲不遂，郁火凝结而成，多位于肩项耳前后等处。

8. 项强　指颈项部肌肉筋脉牵强板直不舒，俯仰转动受限。若出现项背牵强板滞，转侧不利，需要结合其他伴随症状进行病因病机辨析。

9. 颈软　指颈项软弱倾斜，头项不能抬举。婴儿4个月以后，颈项软弱而不能抬头者，属五软之一，多见于先天胎禀不足，肝肾亏损，骨骼软弱；或后天失调，脾胃虚弱，气血不足，筋骨痿弱；或出生时因产程过长，胎儿窘迫，颅脑损伤所致。若久病、重病之后，见颈项软弱，头重倚倾，目陷无光者，称为天柱骨倒，为精气衰败、精神将夺的征兆，病属难治。若头颈软弱无力，伴吞咽功能减退，眼睑下垂，面部表情呆板，劳累后症状加重者，多为中气不足，清阳不升。

10. 斜颈　指颈项斜向一侧，不能转正。可由新生儿产伤失治，筋肌受伤，或成人颈骨损伤和其他原因造成骨质畸形所致。

11. 颈动不止　指颈项连带头面不自觉地摇动而不能自控。多因肝阳亢盛，肝风上扰所致；或热病后期，津伤阴亏，筋惕肉瞤；或年老体弱，产后失血等致气血虚弱，筋脉失养；或见于中风之后，遗留头项摇动不止。

四、现代研究进展

人的脖子（颈项）是反映人体身体状态的一面镜子。颈项改变与人体健康状态息息相关。现代医学认为：由于不良姿势看电视、长时间伏案学习等因素导致颈项部的软组织出现渗出、充血、水肿、增生、肥厚等无菌性炎症，进而刺激颈部肌肉、肌腱、韧带、椎间盘、关节囊、筋膜、血管、神经根、脊髓等，会出现颈项部酸胀疼痛、转侧不利等亚健康状态；颈部软组织炎症、颈肌扭伤、肥大性脊椎炎、颈椎结核或肿瘤等均可引起颈部运动受限并伴有疼痛；颈项强直为脑膜受刺激的特征，见于各种脑膜炎、蛛网膜下腔出血等；高血压、主动脉瓣关闭不全、甲状腺功能亢进症及严重贫血者在安静状态下可能会出现颈动脉的明显搏动；大量胸腔积液、积气、纵隔肿瘤以及单侧甲状腺肿大者，可将气管推向健侧；而肺不张、肺硬化、胸膜粘连者，可将气管拉向患侧等。还有研究表明胎儿颈项透明层厚度检测对早期诊断先天性心脏病、染色体异常具有重要价值。

现代医者在颈项诊法的基础上开展了颈针、颈部按摩等研究，临床通过针刺项中哑门、风府、下脑户等15个穴位，可达到治疗全身疾病尤其是神经系统疾病的目的。如用颈针治疗脑卒中后遗症、震颤麻痹、紧张性头痛、颈椎病、偏头痛、瘫痪、感冒、外感发热、突发性耳聋等，常可获得较好的疗效。颈部按摩则是中医综合护理的常用手段之一，对偏瘫痉挛、失眠、原发性高血压、焦虑、颈椎病等均具有改善作用。

望颈项是中医局部望诊的重要内容之一。不仅能通过观察颈项部的形、色、态的改变，还能结合现代科学仪器在微观的视角下推测机体的健康状态。但目前对颈项部望诊的微观研究还比较少，主要针对颈项透明层厚度与其他疾病的关联研究。对此进一步深入研究能为疾病诊断和治疗提供新的方法，具有重要的临床实用价值。

第二节　望胸胁

一、概念与原理

望胸胁是一种通过观察胸胁、乳房的形态，虚里的搏动等来诊断疾病的方法。胸胁内藏心、肺、肝、胆等诸脏腑，为宗气之所藏，是人体重要部位。其中缺盆下、腹之上有骨之处名曰“胸”；胸骨体下端尖突称之为“鸠尾”；肌肉部分称之为“膺”；腋下至肋骨尽处称之为“胁”；左乳下心尖搏动处称之为“虚里”（图2-2）。胸前正中线上，两乳头连线之中点为膻中穴。膻中乃心主之宫城，又为气之海，为心之外围。虚里位于左乳正下三寸，内为心尖搏动处，为心气之所至。胸膺部经脉密行，俞穴满布，包括手少阴心经、手太阴肺经、手厥阴心包经、任脉和冲脉等。因此，通过对胸胁部的观察，尤其是膻中、虚里、胸膺等部位，可以诊察内脏（尤其是心脏）的虚实状况。

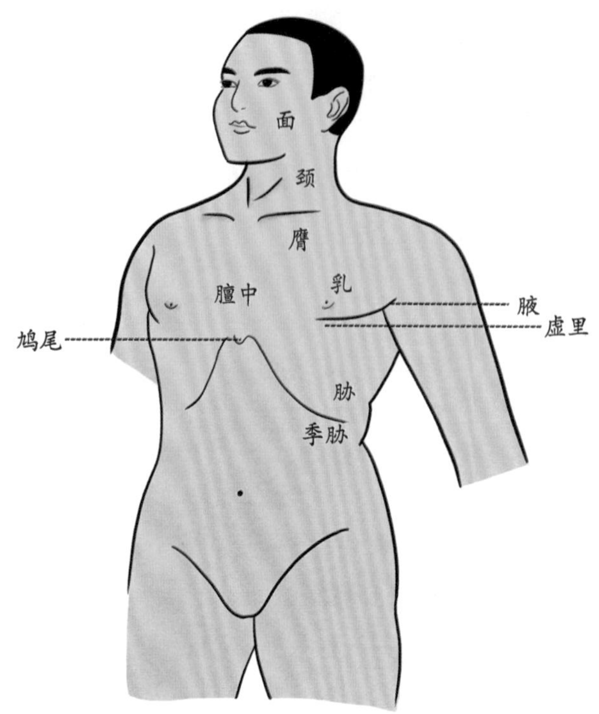

图2-2 胸胁分区图

二、诊察方法

诊察胸胁时，被检查者需解开衣襟，充分暴露胸胁区域。检查者观察胸廓的形状（高突、桶状或扁平等）；虚里有无搏动，搏动范围的大小、强度及其频率；乳头的颜色（红赤、黧黑等）、有无皲裂、凹陷，乳房的形状（大小、松弛下垂等）等。

三、诊法特色与临床意义

望胸胁是胸胁诊法的重要内容之一。通过诊察胸部能为许多疾病的诊断提供重要依据，尤其在危急情况下，望虚里有重要意义。正常人胸部外形两侧对称，胸廓坚满均匀，不凹不偏，无桶状，肋骨微露，间隙不膨出，肌肉丰腴。但正常人因年龄、性别、胖瘦的不同，也会有所差异。如在儿童时期胸形呈桶状或圆柱形，至成年时期则呈椭圆形，随着年龄的增长又趋近于桶状。虚里搏动除少数肌瘦之躯，胸露于外时可见外，其他人均不十分明显，其搏动范围为2.5 cm^2，搏动和缓有力，其频率为一呼一吸四五至。而肥胖者或女性，其虚里搏动一般不易察觉。两侧肋弓在剑突部的夹角称为腹上角，也与体型有关。正常体型的腹上角接近于直角；瘦弱型者腹上角多呈锐角，矮胖者腹上角多呈钝角。正常情况下两侧乳房大小基本对称。临床常见的异常情况包括这些方面。

（一）胸廓异常改变

1. 桶状胸（图2－3） 胸廓呈桶状，前后径增大，肋骨抬高，肋间隙增宽，两肩高耸，颈部变短，呈深吸气的姿势，是肺胀的重要体征，多由痰饮久伏或肺肾气虚、肺气壅滞不畅所致。

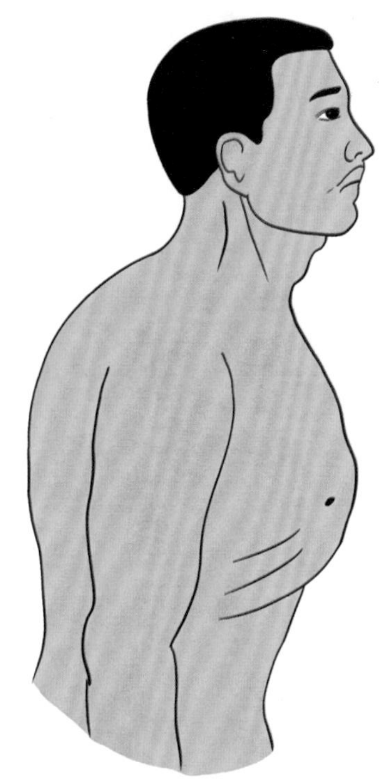

图2－3 桶状胸

2. 扁平胸（图2－4） 为胸廓呈扁平状，前后径变小。可见肋骨的倾斜度增加，锁骨显著突出，锁骨上、下窝凹陷，肩背薄，肩胛骨呈翼状翘起，多为体虚营养不良，或见于一些全身消耗性疾病。

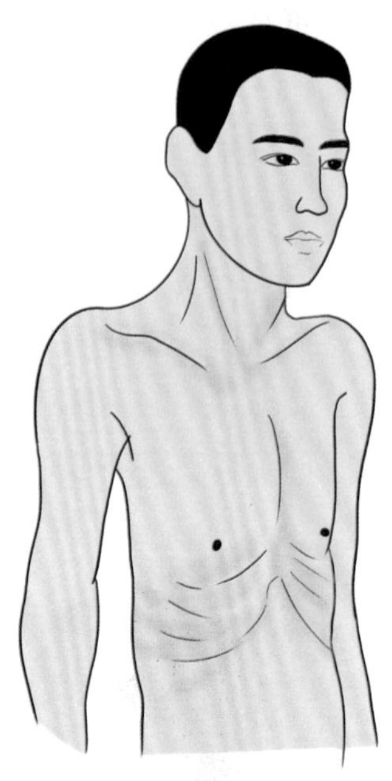

图2-4 扁平胸

3. 鸡胸 特点是胸骨向前方突出，胸骨前后径增大，横径缩小，形似鸡之胸骨瘤突。多为小儿先天禀赋不足，肾之精气亏损，或在幼儿肋骨稚嫩，尚易弯曲时，久病喘咳，痰涎壅塞，肺气不畅所致。

4. 漏斗胸 指胸廓呈漏斗形状，胸骨下部内陷，由先天肾精亏损，或胸骨下部长期受压，或因慢性肺部疾病所致。

5. 佝偻病串珠 指沿胸廓前面肋软骨与肋骨的交界处有串珠状的隆起。多为瘀痰久积，或肾精不足、骨体不坚、骨软变形所致。

6. 胸廓一侧变形 表现为胸廓一侧平坦或缩陷，或者胸廓一侧特别膨隆。缩陷侧多见肺痿（肺不张）、广泛性胸膜粘连等情况，膨隆则多见于由水、气结于胸腔所致的肺胀。

（二）虚里异常改变

虚里搏动：虚里搏动微而不见，为不及，主宗气内虚。虚里搏动停止，为临床死亡标志。虚里搏动明显，动而应衣，是为太过，称为“虚里大动”，常见于高热喘咳、心悸怔忡、水肿等病。此外，虚里搏动位置过高，多为先天性损害。

（三）乳房异常改变

1. 乳发　初起表现为乳房部焮红漫肿，毛孔深陷，2～3 天后皮肤湿烂，随即变成焦黑腐溃的疾病，本病来势较凶，多由火毒外侵，以及肝胃二经湿热蕴结乳房而成。

2. 乳疽　初起表现为乳房结块，皮色少变，渐渐肿大，一个月左右脓成溃破，流出黄色脓液，先稠后薄，溃孔较深者，称为“乳疽”。多由肝气郁结，胃热蕴蒸，以致气血凝滞而成。

3. 乳癖　表现为妇女乳房有肿块形如核桃或鸡卵，皮色不变，边缘清楚。多因思虑伤脾，郁怒伤肝，以致气滞痰凝而成；亦有兼因冲任失调所致者。

4. 乳岩　妇女乳房初起表现有桂圆或核桃大结块，高低不平，不红不热，逐渐长大，经年累月之后，肿如堆粟，或似覆碗，顶透紫色，网布血丝，先腐后溃。溃烂后根肿愈坚，时流污水，臭气难闻，疮口不齐，中间凹陷，流溢血水的病变。多因忧郁思虑过度，肝脾气逆，以致经络痞塞而成。

5. 乳晕孕征　指一种妊娠的时候乳头所表现的征象，特点是乳房膨胀，乳头起晕而色褐。有学者总结妊娠征象及其循序时间规律发现：晕大 3 分，为胎有 3 月；晕大 5 分，为胎有 5 月，以此类推，晕至寸许，正圆不偏，为胎足 10 月。

四、现代研究进展

现代医学认为：胸廓的外形改变与年龄、性别、体重指数、疾病情况等密切相关，比如，扁平胸常见于肺结核等慢性消耗性疾病患者或者体型瘦长者；桶状胸多继发于严重慢性阻塞性肺疾病患者，亦可见于老年人与体型矮胖者；胸廓一侧变形多见于大量胸腔积液、气胸或严重代偿性肺气肿、肺不张、肺纤维化、广泛性胸膜增厚和粘连等；胸廓局部隆起多见于心脏明显肿大、大量心包积液、主动脉瘤或胸壁肿瘤、肋骨骨折、肋软骨炎等；脊柱畸形严重者则导致胸廓两侧不对称，肋间隙增宽或变窄。

心尖搏动异常，包括位置和强度的改变，均可由生理性和病理性因素导致。生理情况包括小儿、肥胖体型或妊娠，均可出现心尖搏动向上外移，体型瘦长者则可移向内下；胸壁肥厚、乳房悬垂或肋间隙狭窄时则心尖搏动较弱，搏动范围缩小，反之则心尖搏动相对较强，搏动范围较宽。病理因素则包括心脏本身因素（如心脏增大）或心脏以外的因素（如纵隔、横膈位置改变）都会导致心尖搏动移位。高热、严重贫血、甲状腺功能亢进或左心室肥厚心功能代偿期等心尖搏动会增强；心包积液、缩窄性心包炎、肺气肿、左侧大量胸腔积液或气胸等均可造成心尖搏动减弱。

乳头回缩如系自幼发生，为发育异常；如有近期发生，可能有癌变；乳头有血性分泌物，多见于乳腺癌；分泌物清、呈蓝色或黄色，常为慢性囊性乳腺炎；乳房皮肤表面凹陷出现酒窝征，或皮肤呈橘皮样改变，为乳腺癌的晚期特征。乳晕呈明显棕色或褐色，见于肾上腺皮质功能减退；男子乳房一侧或双侧肿大，常见于内分泌紊乱，如使用雌激素或睾丸功能不全、肾上腺皮质激素分泌过多、衰老及肝硬化等。

现代医者在胸胁诊法的基础上开展了大量中医特色疗法研究。邹红霞等使用俞募配穴法联合耳穴埋豆干预胸痹心痛患者，发现可改善患者心电图变化，减轻疼痛程度。丁轶文等发现正常人和患者同样穴位点的红外光谱有着较显著的差异，这为穴位治疗提供了一定的依据。大量临床观察研究发现中医穴位按摩治疗既可缩短泌乳的时间，又能增加泌乳量，且方法简单易操作，具有广阔的发展前景。李东晓等通过观察 63 例乳腺增生症患者，发现乳房局部电针围刺治疗助于缩小患者乳房肿块直径，减轻乳房疼痛程度。李丹丹等采用胸部穴位点按疗法治疗肝郁痰凝型乳腺增生患者，取得很好的疗效。岭南罗氏妇科根据毛发分布及乳房发育情况作为肝经、胃经病变的依据指导临床。

胸胁诊法是中医局部诊法的重要内容之一。在中医临床上需通过望、闻、问、切四诊合参，获取有效信息，进而指导临床。传统的望诊方法不可避免地存在主观错误、错漏信息等问题。目前，已有学者结合红外热成像技术、支气管镜、多层螺旋 CT 等技术，尝试明确对中医脏腑与解剖学脏器之间的关系，解决中医脏腑与经络穴位在体表的定位问题，以及探索脏腑的微观改变。但相关微观望诊研究还比较少，且尚未从宏观、微观层面上系统构建理论框架，值得进一步研究。

〖第三节 望腹部〗

一、概念与原理

腹部俗称肚子，望腹（脐）部属于躯干局部望诊的内容，主要包含了望腹（脐）部外在的形态、色泽或分泌物等内容，用以帮助分析内在病机。

腹部包含脐部在内的躯干正面剑突以下至耻骨以上的部位（图2-5），大体分为心下、胃脘、大腹、小腹、少腹五部分。剑突下方称心下，上腹部相当于胃脘，脐周为大腹，下腹部系小腹，小腹两侧为少腹。心下、胃脘、大腹部位又名中焦，内居脾、胃、肝、胆；小腹、少腹部位又名下焦，内居肾、膀胱、大肠、小肠、胞宫等脏腑（图2-6）。腹（脐）部位于身体前部，上连胸，下接股，侧临胁，后有背，其性属阴，内藏脾、胃、肝、胆、肾、膀胱、大肠、小肠、胞宫等脏器，为内在脏器的屏障，有保护脏腑的作用，故腹部为阴海，

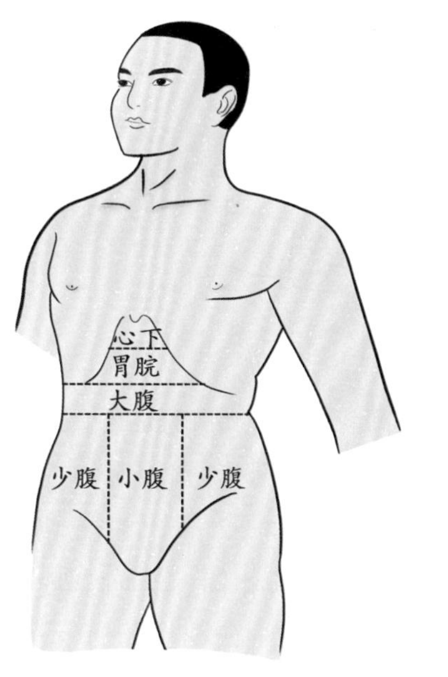

图2-5 腹部分区图

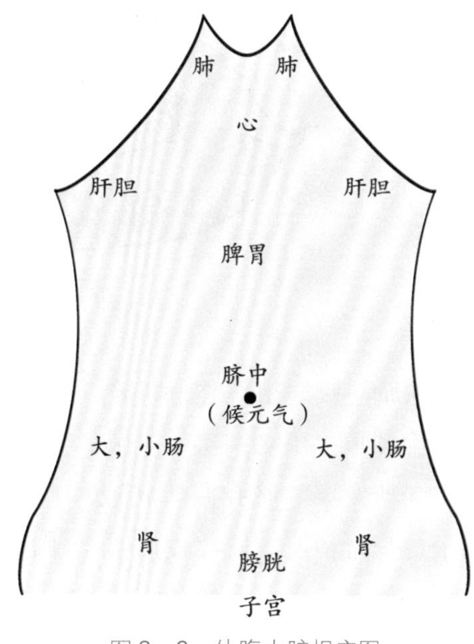

图2-6 外腹内脏相应图

内纳三脏六腑，说明腹部为水谷之乡、气血津液生化之源和输布气血津液营养全身的重要枢纽，生命之根本，且又是全身经气最集中的部位，能反应脏腑、经络、气血的生理病理变化，因而有诊断疾病的重要价值。从经络循行来看，任脉、冲脉、足少阴肾经、足厥阴肝经、足太阴脾经、足阳明胃经、阴维脉、阴跷脉、带脉等经脉主要循行于腹，因此，腹（脐）部为全身经脉走循最多、穴位分布极密的部分，故诊察腹（脐）部可了解上述经脉及其相应脏腑的病变情况。

二、诊察方法

根据正常人腹部生理特点能以常衡变。正常人腹部对称、平坦，肌肤细密润泽，颜色如常，上腹稍低，下腹微丰，中间微凹，两旁略高，常与胸骨下端到耻骨联合的连线相平，脐孔稍凹陷。小儿及肥胖者腹部可稍凸起，身体瘦弱者可稍见凹陷。正常之腹部无膨满、紧张，心下舒适。腹肌张力适中，皮肤光洁，与肌肉不分离，青筋不显露，无黄染、皮疹、溃疡、水肿、瘀斑（图2－7）。

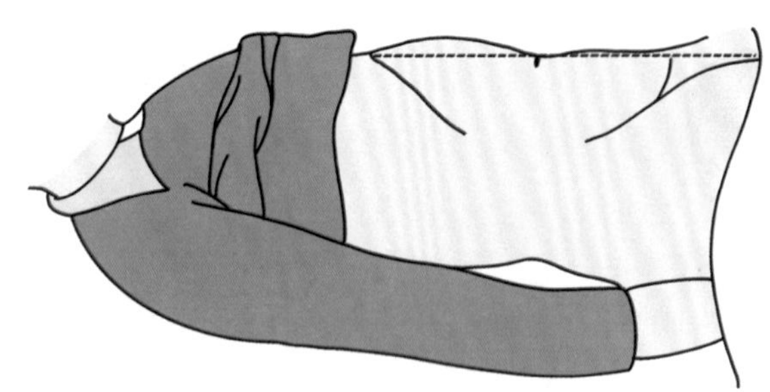

图2－7　正常人腹部图

正常人脐与腹壁相平或稍凹陷（婴幼儿脐窝较丰满，可稍高出于腹壁面），其形状多为圆形，望之结实、丰满，无出血及分泌物，脐动和缓有力，深藏不露，常常无所觉察。脐孔漏斗状或广口瓶状，深度在1～2 cm，没有肿胀、疼痛、渗液等异常情况。脐周皮肤光滑干净，与周围皮肤相同，无明显皮疹、湿疹等症状。脐部肌肉有一定的张力和弹性，无松弛、脱垂等情况。脐轮为圆形或椭圆形，轮口丰满，色泽红润，边缘滑利而富于弹性，说明脏腑精气充足，生机旺盛；如脐轮薄，脐口不圆，色泽不正，按之枯涩，为脏腑精气不充，禀赋素薄。一般而言，脐直径在2.0 cm以上者为大圆脐，1～2 cm为中等脐，小于1 cm者称为小脐。脐诊时应注意患者形体之胖瘦与腹壁脂肪之厚薄，凡形体较瘦或腹壁脂肪较薄者或少年之人脐稍突出，临证时当细心观察与体会（图2－8）。

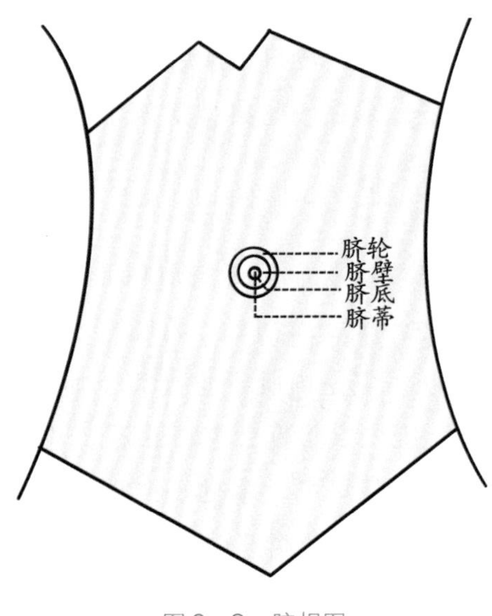

图2－8 脐相图

望腹（脐）部时，令患者仰卧于床上，两手放于身体两侧，头部垫起，大致与身体平衡。袒露胸腹，全身放松，体态自然，排空二便，心绪安宁。医者立于患者一侧，首先腹部望神，若腹部呼吸气息平稳均匀，平坦饱满者为神旺，表明体内脏腑气血充和，或发病较轻；若腹部腹壁深陷或明显水肿胀大、青筋附着都是神衰的表现。其次，望腹部形态，察看腹部的外形、腹壁活动状态，观察有无全腹或局部腹壁紧张性、厚薄、水肿、溃疡、动悸、膨隆、凸起、凹陷、青筋、舟状腹等疾病形态。第三，腹部望色，观察腹部皮肤色泽，肤色明显湿润为善色，表明发病较轻，预后较好，若肤色暗淡无色为恶色，表明病情较重，预后多不好。观察腹部皮肤颜色，有无黄疸、皮疹、瘀斑、红肿、纹理粗细等。第四，观察肚脐，包括脐轮、脐壁、脐底、脐蒂等及其周围的色泽改变（如红赤、暗黑等），肚脐的各种形状改变（如突出、凹陷、圆形、三角形、倒三角形等），肚脐上有无出血、分泌物及其性状（如黏液性、水性、脓性等）。

三、诊法特色与临床意义

临床通过望形态、观色泽等腹（脐）部望诊方法，可得到诸多反映内在脏腑、经络等病理变化的证候，基于腹脐内脏腑的病变和气血的盛衰，为判断临床各种病症的病位、病因、病性、转归、预后以及辨证用药提供了重要客观指征与依据。此外，望腹（脐）部在一些典型疾病中有较大价值，如黄疸、鼓胀病、疝气等。

（一）腹部色泽形态异常

1. 腹部凹陷　仰卧时前腹壁明显低于胸耻骨连线（图2－9）。腹壁松弛，多为虚证。若腹部肌肉消瘦，腹壁多褶皱，常见于久病精气亏虚或脾胃虚极。腹上凹陷而下部凸出呈袋状，多是内脏下垂（胃下垂），为中气不足所致。若整个腹壁瘦薄，腹皮甲错，腹皮以脐腹为中心下陷于里呈舟状者，称为舟状腹，严重者深凹着背，脐周搏动明显可见，多见于严重吐泻，伤津脱液，或久病严重消瘦，脏腑精气极度耗竭的患者。腹部瘢痕亦可见到局部凹陷。

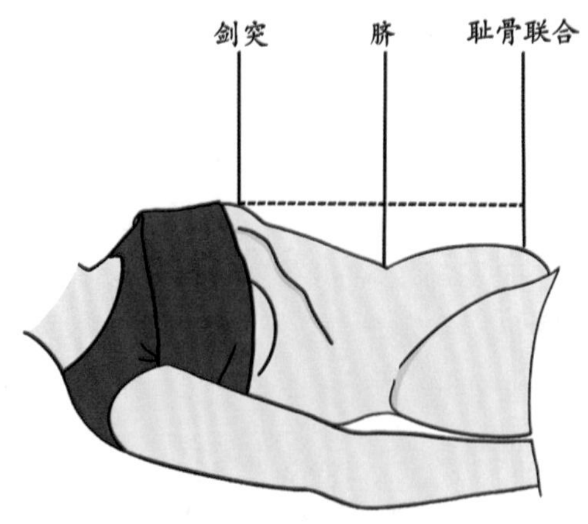

图2－9　腹部凹陷图

2. 腹部膨隆　患者平卧时腹部高于胸部，前腹壁明显高于胸耻连线，坐位及站立时腹部突出于身前（图2－10）。多为实证，常见于鼓胀、水肿等病，若赘肉横生可见于肥胖者。按之柔软无凹痕，叩之如鼓，无波动感者，为气鼓，多因气结所致。如腹部坚满，皮色光亮，平卧如蛙腹，按之如囊裹水，腹壁有凹痕，叩之音浊，摇动有水声，有波动感者，为水鼓，多因水聚所致。如见腹上青筋暴露，面颊、颈胸部出现红缕赤痕，为鼓胀以血瘀为主。本病腹未见青筋者，虽胀易治；青筋暴露，腹鼓胀者，难治。腹皮紧急光亮，抚之太热者，为内痈重症；腹皮因胀满或腹水而致腹大无纹者，为危证；腹膨满见于腹胀，未满心窝者病尚轻，已满心窝者病重。妇女下腹增大，状如怀子，扪及积块，伴有月经不调、白带增多等症，其病在胞宫，名石瘕，为胞中损伤，瘀血结成。小儿形瘦，腹大如鼓，青筋暴露，伴厌食、便溏诸症者，为疳积。乃因脾胃久虚，滞积内停所致。麻疹见腹胀满者，为逆证。

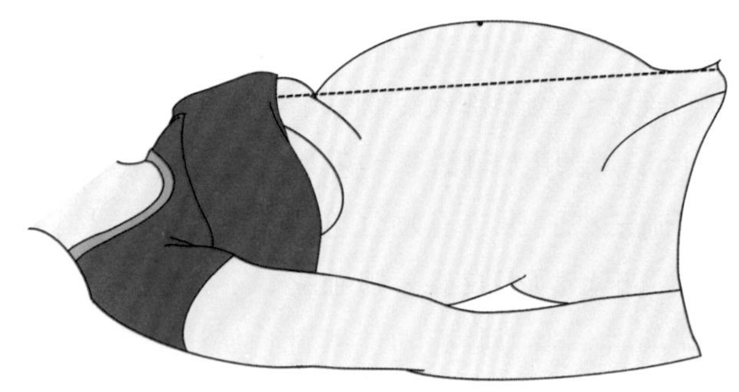

图2－10　腹部膨隆图

3. 腹壁凸起　表现为直立时或用力后，腹壁呈半球状隆起，平卧后可回纳腹腔者，多属疝气，因寒滞肝经，或气虚升提无力，气滞腑气不通所致。发生于脐部的称为脐疝，多见于小儿，啼哭时尤甚；出现于腹部正中线上的称为腹壁疝；位于腹股沟中部的称为股疝，多见于女性；发生于髂窝部的称为腹股沟疝等。一般有轻度胀痛感，如平卧不得回纳者，可产生剧烈绞痛。

4. 腹露青筋　指腹部皮肤出现青紫色的脉络怒张，常与腹部膨隆同时出现，多见于久病体羸、气滞水停血瘀之证。如果出现以脐为中心向上、下走行的青筋怒张，其血流方向正常，此为经脉不畅，气滞血瘀于脉中，病情相对较轻；若出现以脐为中心向上、向下、向左、向右走行的腹壁青筋怒张，血流以脐为中心呈放射状走行者，常伴见蟹爪纹和血丝缕，多因经脉阻塞，血流不畅，血液瘀滞所致，病情较重，见于鼓胀重证。

5. 腹皮色泽异常　腹皮色赤主热证，包括实热证与虚热证。局部皮肤焮红漫肿者，为疮疡或内痈。全身皮色如常，唯独腹皮变赤，按之褪色，放手则色赤如故，为火热之邪壅聚于腹部的征象，常因胃肠溃破引起，常伴有剧烈的腹痛，腹皮按之疼痛，放手时疼痛更甚。腹皮色黄者，主黄疸或虫积；麻疹出而忽隐，腹皮色白者，为正气不足；腹皮色白，又主虚证、寒证；色青者，主寒证、痛证及惊风；色黑者，主寒证、痛证、劳伤及瘀血；外感时邪，腹皮猝然青黑者，为危证。妇女妊娠后，在脐下正中线上有褐黑色线，常持续至分娩后才逐渐消退。

6. 腹皮纹态异常　腹部皮肤出现的颜色或纹理。妇女怀孕后，在下腹壁丰满处多出现纵行条纹，色淡蓝或粉红，产后可转为银白色而长期存在，称为妊娠纹，原因为受孕之后，血养胎儿，冲任失养所致。另外，鼓胀、腹水及较久之积聚症患者亦可出现紫色的腹部纹，但多伴有大腿上部和臀部紫色纹及其他体征。腹纹还可见于长期服用大量激素的患者。腹部皮肤枯而无泽，腹皮拘急，或如板者，为内有瘀血之兆；腹中有动气为内有恶血的信号；小腹右旁凝结为内有蓄血的标志；脐下甲错为小腹必有瘀血之象；小腹痛而见腹皮甲错者为肠痈。腹部见到明显蠕动者，多为脏腑功能紊乱，属于病态。若蠕动见于胃脘部分，由左胁下近处开始，缓慢地向脐的右上方移动，形成宽大的波形，一起一伏，周而复始者，为病在胃，多为胃下口狭窄梗塞，水谷难通，可使人食入即吐，大便燥结状如羊屎，形容枯槁。若蠕动见于脐周，其形近乎平行排列，此起彼伏，状如索条而或粗或细，腹部隆起者，为病在肠，多为肠中梗塞不通，常并见呕吐不已、大便矢气尽无、腹中剧痛等症。腹部皮肤出现斑疹，多见于急性热病患者，或由风邪、湿热之毒侵犯肌肤所致。

（二）脐部色泽形态异常

1. 脐位异常　脐位下移，下落中线，为肾虚中气不足的表现，多兼见腹壁松弛虚软，提示内脏下垂，如胃腑下垂、肝肾下垂及脱肛、子宫脱出等。脐位上移，超越中线，为气逆气滞的反应，如肺胃之气上逆，或肝气升发太过，或肝郁气滞等。此外，内有癥瘕积聚亦可牵提致脐上移，脐上移的腹壁常呈紧张拘急状，临证时需脐腹合参。

2. 肚脐突出　称为脐突。腹部胀大，肚脐突出，见于鼓胀患者；腹胀脐突，按之坚硬，大便硬结者，多属阳明腑实证，为燥屎内结所致。若小儿初生，肚脐突出而红赤肿大者，称积热脐突，乃小儿在胞胎中受热，热蕴腹中，冲入脐中所致；若小儿初生旬日后，肚脐忽然肿胀，不红赤者，称为寒湿脐突，系婴儿着凉受寒，寒湿之邪侵袭脾胃，气机阻滞，郁于脐中而成。脐部呈半球状或囊状突起，虚大光浮，大如胡桃，以指按之，肿物可以推回腹内，但当啼哭叫闹时又复胀突，称为脐疝，因婴儿腹壁肌肉嫩薄松弛，小肠脂膜突入脐中所致。危重患者亦可见脐突。

3. 脐肿　婴儿脐肿如栗、葡萄，疼痛而软者，名为脐肿，多因风湿侵袭所致。脐部微痛微肿，渐渐高突，或肿大如茄子，皮色或红或白，触之痛剧，为脐痈，多因局部不卫生，感染邪毒所致。脐孔部胬肉高突，脐孔正中下方有条索状硬结，此为脐漏或肠漏形成，又称漏脐疮。脐中时出黄色黏液，不痛而痒者，多属脾胃湿热脐漏，脐中脓水清稀，不痛不痒者，多属气血俱虚脐漏；脐漏日久不愈，或热毒感染而成脓漏者，可引起抽风而死亡，因此临床应及早治疗。

4. 脐湿　脐带脱落以后，脐中湿润久而不干，或微红肿突者，名为脐湿，乃脐部为水湿或尿湿浸渍，感染秽毒所致，如不及时处理，可转成脐疮或脐痈。脐凹内出现黏液样分泌物者，多为感受湿热所致；出现水样分泌物，且具有尿臊味者，多为先天发育畸形，脐尿管未闭所致。

5. 脐色　脐色皖白无光泽，反映肺气虚、心阳不足或血虚，常与脐下陷、腹凉并见；脐色红赤，甚至有疮疖，提示心火重，热毒内蕴，或心火下移小肠，热积腹中，或腑气不通，阳明热毒内蕴，毒溢于脐；脐色黑为肾阳式微、命火败绝的凶讯，亦为暴病将卒和久病生机将绝之征兆，临证险恶；脐色发黄，并有油性分泌物渗出，发痒，为湿热蕴积脾胃或肝胆湿热之兆，常因感受湿热外邪或过食肥甘酒肉内生湿热所致；脐色发青或青蓝，为内有寒积、水饮或风寒内伏中州，或为痛证；脐色发紫，色泽晦枯，或见瘀斑，为内有淤积之象。脐边青黑，脐突腹紧，角弓反张者，为脐风险证，因断脐时感染风毒所致。

四、现代研究进展

望腹（脐）部诊察疾病作为一种传统中医诊断方法，具有直观、简便、安全等特点，在现代医学中仍然具有重要的临床应用价值。随着现代技术的发展和研究人员对望腹（脐）部诊察方法的深入研究，该诊法在中医学中的应用越来越广泛。在现代研究中，望腹（脐）部往往包括在含有望闻问切俱在的腹诊里进行研究，形成了较为规范的研究思路与方法，基本分为理论渊源与实践思考、科学基础研究、临床各科应用三个方面。

国内研究者探讨了望腹（脐）部的理论渊源与实践思考。庄昭龙以三大经典为基础，通过溯源中医腹诊的理论源流，驳斥了日本汉方学者抢争腹诊发明权，并按望闻问切总结了腹诊内容。张登本对望腹部理论基础进行了论证，认为思维依据为古代哲学“人参天地”到中医学的“司外揣内”，还论述了与藏象、经络、精气血津液的依据，其中腹部与藏象理论最密切，理论依据为内在脏腑“各有畔界，其病各有形状”。王凌从《黄帝内经》与《伤寒杂病论》开始溯源，尤其着重从《伤寒杂病论》“病家的自觉症状-腹症和他觉体征-腹证”对腹诊腹证进行论述。陈锦团等人梳理《黄帝内经》《伤寒杂病论》《诸病源候论》等书中涉及腹诊的论述，认为腹诊可帮助定病位、病性、病程、治疗及预后等，用以指导临床实际应用。李艺通过对古今、国内外关于腹部经络和脏腑诊察文献的整理，明确了腹部脏腑、经络的排列规律，与腹诊的范围，以及生理病理状态下的腹部形态以及某些疾病的具体腹证，归纳出了较系统、较规范的腹诊方法。王邦言、李峰等人也对腹诊的概念、源流、内容、应用以及现代研究等方面进行了阐述，溯源了“腹诊”之名首次出现的文献，广义与狭义概念的界定，内容分为了望闻问切，在审病因、察病位、辨病性、作鉴别、指导治疗与判断预后等方面进行了应用阐述，更列举了腹诊的原理及临床研究、客观化研究、日本汉方医研究等方面的进展，提出了对腹诊相关问题的思考。董硕等人依据类似体例探究了《伤寒杂病论》仲景腹诊学术特色。

部分学者专门对古籍专著做了详实腹诊研究，如韩宇霞按望闻问切总结了《诸病源候论》腹诊内容，如腹部望诊有望腹之大小、形状、色泽及有无异常突起等，此外还论述了腹诊的作用，认为根据《诸病源候论》腹诊方法内容可以确定腹部瘀、血、气、水之病变及寒热虚实之属性，可以推断病因病机及预后，肯定了《诸病源候论》在腹诊发展中的作用与地位。古代医家中张仲景对腹诊的论述较为丰富，具有非常高的价值，部分国内学者与日本学者对此进行了较多研究，如张玲玲全面梳理了张仲景《伤寒论》《金匮要略》中的腹诊条文共 277 条，对仲景腹诊术语进行归类统计，发现共有 25 类 158 种，并逐一分析了仲景腹诊的特征症及其临床意义。此外，还首次运用中医诊断学五脏系统病位病性特征分析方法，研究了仲景腹症所归属的五脏系统病位以及相关病性。宋金岭剖析了腹诊在古代受封建礼制的束缚而被限制发展的原因，梳理归纳了张仲景腹诊证治条文，并展示了临床应用研究概况和相关验案。岩崎、赵晓晖、马维骐等人则从日本汉方医学腹诊角度论述了发展概况以及“伤寒派”与“难经派”的腹诊方法与理论。

相比于理论渊源与实践思考与临床各科应用，国内研究团队对腹诊的基础研究较少。以中医体质学说闻名的王琦院士把中医腹诊学作为四大学术研究方向之一，王琦院士从 1985 年开始提出中医腹诊学，随后领衔申请了卫生部级基础医学研究课题对腹诊的源远、客观化与规范化研究方法、腹诊推广挂图、腹诊仪器研发、教学片、计算机应用系统等均做了研究，出版了《中国腹诊》《中医腹诊研究与临床》等书。上海中医药大学李斌芳等人根据前期课题研究发现，腹力与中医虚实辨证密切相关，通过诊测腹力可为虚实辨证提供客观依据，在此基础上研制了可用于虚实辨证的腹诊仪，仪器能对腹壁的张力或软硬度（即腹力），做准确的量化测定，并根据腹力的软、偏软、中等、偏实、实五个等级标准作出客观判断，为中医临床虚实辨证提供客观依据。河北医科大学王志红团队通过对临床偏头痛的不同中医证型与腹诊的相关性研究，发现偏头痛主要中医证型为肝阳上亢头痛证和痰浊头痛证，主要体质类型为气郁质、阴虚质、血瘀质及痰湿质。腹诊检查脐左压痛、右肋弓下引痛提示其为肝阳上亢头痛证，脐中压痛提示为痰浊头痛证，脐上压痛、剑突下引痛提示其为瘀血头痛证，脐下压痛及右肋缘下引痛提示虚证头痛，丰富了腹诊在神经病学的运用。

中医腹诊广泛在临床各科疾病诊治中应用，国内学者在腹诊临床运用的研究较多。通过对腹诊理论的阐发，腹诊在不同疾病的诊断和治疗中都有着广泛的应用，多篇文献都具体探讨了中医腹诊在这些领域的应用价值，如心系疾病、脑病、妇科疾病、脾胃疾病、皮肤疾病、神经系统疾病以及肿瘤疾病等。以腹诊法在神经系统疾病应用为例，朱文宗基于伤寒派腹诊辨治神经性失眠，认为神经性失眠的基本病机是营卫失和，脏腑不调，依据腹诊辨证，可分虚实两类。虚者腹软无力，提示气虚气陷；腹皮灼热，乃阴虚火旺。张美伦研究发现，中医腹诊能及早捕捉嗜肝性病毒病患者的体征，包括肝区浊音界的异常、胸腹壁的体征、唇舌象、皮肤关节等，从而进行早期中医分型、早期诊断和及时治疗，阻断病程的发展，符合中医上工治未病的思路。还有部分学者根据腹诊理论探讨了相关的临床运用验案或经验，展示了腹诊与理法方药的融合。

关于脐诊的研究，刘西通通过搜集《黄帝内经》及其以后历代医家和当代著作中有关脐诊的资料，发现脐诊起源于《黄帝内经》《难经》《伤寒论》时期，以后为诸多医家完善与发展；脐诊法可以查知冲脉动态和肾及其他脏腑经络的变化；诊察脐周分部情况可以诊断相应脏腑的疾病；在诊断方法上主要根据脐周动气，脐周疼痛部位，观察脐部的形态、皮肤色泽、脐孔大小、脐的凹陷和凸起、脐部外形、脐蕊皱褶、脐蕊的高低、脐壁有无倾斜以及脐周附属物等以观察正气和协助诊断疾病。刘轶凡对 90 例 T2DM 患者进行中医证候判定、脐诊诊察及四诊信息调查，同时以 90 例正常成年人作为对照，录入并分析数据，结果发现 T2DM 患者的肚脐大小与气虚积分、阳虚积分相关，肚脐的形状与大便的异常、带脉的功能相关，认为肚脐的大小可反映气血的盈亏和脏腑的虚实变化，2 型糖尿病患者多存在气血不足的情况。

参考文献

［1］ 戴万亨，张永涛. 诊断学［M］. 9 版. 北京：中国中医药出版社，2012：122－123.

［2］ 强刚，刘茜，潘道友，等. 大学生颈椎健康状况调查与颈椎病的防治［J］. 承德医学院学报，2014，31（3）：222－224.

［3］ 贺英. 妊娠早期超声检测胎儿颈项透明层对先天性心脏病的诊断价值［J］. 影像研究与医学应用，2021，5（12）：73－74.

［4］ 吴努尔，李珊，朱启英. 胎儿颈项透明层联合唐氏筛查以及胎儿染色体异常的临床价值与

意义［J］. 中国优生与遗传杂志，2018，26（5）：54－55.

［5］ 冯晔，任健. 针药结合治疗脑卒中后假性球麻痹吞咽障碍研究进展［J］. 江西中医药大学学报，2020，32（3）：121－124.

［6］ 陆鹤，高春燕，周志杰. 颈针治疗假性延髓麻痹146例［J］. 陕西中医，2008（10）：1377.

［7］ 王芳. 针刺血管舒缩区配合传统取穴法治疗紧张性头痛的临床观察［D］. 哈尔滨：黑龙江中医药大学，2009.

［8］ 陆霞，石志敏，汪凯. 颈针八宫穴治疗椎动脉型颈椎病的随机对照研究［J］. 中国中医骨伤科杂志，2017，25（7）：30－33.

［9］ 王茜，唐美霞，郑淑美，等. 电颈针干预对急性脑出血大鼠脑组织水通道蛋白4表达及脑含水量的影响［J］. 中国中医急症，2016，25（1）：48－50.

［10］ 魏军绒，程月芳. 颈针疗法治疗颈源性眩晕康复120例［J］. 陕西中医，2014，35（6）：734－735.

［11］ 李智，钟建国，姜楠，等. 针灸治疗对脑卒中后偏瘫颈肩痛患者的疼痛改善及预后的影响分析［J］. 四川中医，2020，38（5）：191－193.

［12］ 马斌，宋书婷，杨骏，等. 偏头痛的中医治疗研究进展［J］. 山西中医学院学报，2018，19（4）：73－75，79.

［13］ 王昭凤，周义杰. 脑卒中后吞咽困难的中医治疗进展［J］. 湖南中医杂志，2018，34（5）：191－193.

［14］ 周宁，周鸿飞. 针刺治疗脑卒中后吞咽障碍临床研究进展［J］. 辽宁中医药大学学报，2014，16（3）：250－251.

［15］ 晋松，孙剑峰，郭鸿，等. 杵针治疗感冒的临床体会［J］. 四川中医，2016，34（9）：32－34.

［16］ 晋松，孙剑峰，郭鸿，等. 杵针疗法调理背俞穴治疗外感发热［J］. 四川中医，2016，34（8）：38－40.

［17］ 刘振. 颈项针为主治疗突发性耳聋的临床研究［D］. 合肥：安徽中医药大学，2015.

［18］ 李惠兰，李大鹏，郑涛. 偏瘫痉挛的中医推拿治疗现状［J］. 中国康复理论与实践，2011，17（6）：557－559

［19］ 陈伟. 中医综合疗法治疗失眠症的疗效观察［J］. 中国实用神经疾病杂志，2014，17（12）：96－97.

［20］ 卜湘君，高志强. 中医推拿治疗原发性高血压临床观察［J］. 世界最新医学信息文摘，

2016，16（82）：181-182.

[21] 王茜. 中医综合护理对颈椎病焦虑情绪及生活质量的影响［J］. 实用中医内科杂志，2019，33（9）：68-70.

[22] 王文岩. 针灸联合中医按摩手法治疗颈椎间盘突出症的临床护理分析［J］. 湖南中医杂志，2019，35（10）：107-108，115.

[23] 吴彩兰，李茜，邵霞，等. 中医综合康复护理在颈椎病患者中的应用［J］. 护理实践与研究，2018，15（10）：151-152.

[24] 丁定明，李思康，黄海燕，等. 加用青龙摆尾手法治疗气滞血瘀型神经根型颈椎病疗效观察［J］. 广西中医药，2021，44（4）：33-35.

[25] 王鸿谟. 妊娠征象及其循序时间规律［J］. 中国医药学报，2004（5）：266-268.

[26] 张艳娇，高禹舜. 胸腔镜手术治疗肺癌的现状及趋势［J］. 肿瘤学杂志，2014，20（10）：800-805.

[27] 李军，刘相燕. 胸壁外科疾病的治疗进展［J］. 中国胸心血管外科临床杂志，2022，29（1）：121-126.

[28] 李至彦，陈熙璞，蔡明辉，等. 正常胸廓比 CT 影像解剖学测量及其临床意义［J］. 中国临床解剖学杂志，2023，41（1）：28-30，35.

[29] 邹红霞，冯欢. 俞募配穴法联合耳穴埋豆干预胸痹心痛症的效果［J］. 中国医学创新，2020，17（35）：90-93.

[30] 丁轶文，丁光宏，沈雪勇，等. 正常与冠心病人体表穴位红外辐射光谱特征研究［J］. 生物医学工程学杂志，2006（2）：309-312.

[31] 胡嘉祥，苏虹，李彤，等. 穴位按摩治疗产后乳少的临床研究进展［J］. 中国疗养医学，2021，30（11）：1164-1166.

[32] 顾红霞，王丹丹，马珍，等. 穴位按摩中医治疗产后缺乳的研究进展［J］. 世界最新医学信息文摘，2018，18（46）：39-40，43.

[33] 田守英. 穴位按摩配合中医食疗治疗产后缺乳［J］. 中国民间疗法，2018，26（1）：48-49.

[34] 李东晓，杨振淮，邱芳华，等. 电针围刺法联合平补平泻法治疗乳腺增生症的疗效观察［J］. 广州中医药大学学报，2018，35（5）：823-827.

[35] 李丹丹，阮迪，王程. 调和冲任推拿手法治疗肝郁痰凝型乳腺增生患者的临床效果［J］. 中国医药导报，2019，16（12）：141-144.

[36] 曾蕾，金婷，林欣仪，等. 岭南罗氏妇科望诊法在多囊卵巢综合征望诊中的应用［J］. 中

医杂志，2021，62（19）：1740－1743.

［37］ 张冀东，王丹，何清湖，等. 基于红外热成像技术的中医脏腑解剖研究现状与分析［J］. 中华中医药杂志，2020，35（8）：4040－4045.

［38］ 张艺严，高冰，卢家泉，等. 支气管镜下望诊肺痨局部辨证规律探讨［J］. 山东中医杂志，2017，36（7）：544－547.

［39］ 闫婧，杨娟. 多层螺旋 CT 与胸部 X 线诊断早期肺癌的效果观察［J］. 中国肿瘤临床与康复，2022，29（1）：5－8.

［40］ 李灿东. 中医诊断学［M］. 北京：中国中医药出版社，2016.

［41］ 崔蒙. 中华医学百科全书：中医诊断学［M］. 北京：中国协和医科大学出版社，2020.

［42］ 庄昭龙. 中国腹诊理论和临床应用的对照研究［D］. 广州：广州中医药大学，2012.

［43］ 张登本. 中医腹诊法原理及理论依据［J］. 中医药通报，2018，17（6）：1－4，6.

［44］ 王凌. 中医腹诊腹证的渊源探析［J］. 北京中医药，2011，30（8）：590－592.

［45］ 陈锦团，骆云丰. 腹诊在中医学中的地位及应用［J］. 江西中医药，2011，42（10）：7－8.

［46］ 李艺. 腹部诊察方法的文献研究和应用探索［D］. 北京：北京中医药大学，2017.

［47］ 戴宁，李峰，关静，等. 中医腹诊的研究进展［J］. 世界中医药，2017，12（1）：217－221.

［48］ 董硕，周可林，陈家旭.《伤寒杂病论》仲景腹诊学术特色探究［J］. 环球中医药，2022，15（1）：65－68.

［49］ 韩宇霞. 浅谈《诸病源候论》之腹诊［J］. 新中医，2007（8）：98－99.

［50］ 张玲玲. 仲景腹诊法与五脏系统相关性研究［D］. 南京：南京中医药大学，2016.

［51］ 宋金岭.《伤寒杂病论》腹诊理论及临床应用研究［D］. 武汉：湖北中医药大学，2011.

［52］ 岩崎. 日本汉方伤寒派腹诊方法与理论研究［D］. 北京：北京中医药大学，2011.

［53］ 赵晓晖，马维骐. 汉方医学“难经派”腹诊理论探析［J］. 国医论坛，2017，32（3）：17－19.

［54］ 赵晓晖，马维骐. 日本汉方腹诊发展概况［J］. 国医论坛，2018，33（5）：14－16.

［55］ 王琦. 中医腹诊研究与临床［M］. 北京：中国中医药出版社，2012（8）.

［56］ 李斌芳，张伟荣，何新慧，等. 中医虚实辨证客观化研究之一：ZF-Ib 型腹诊仪的研制［J］. 上海生物医学工程，2007（1）：60－61，49.

［57］ 郝鑫鑫. 无先兆偏头痛患者不同中医证型与腹诊的相关性研究［D］. 太原：河北医科大

学，2020.

［58］ 张华．慢性偏头痛患者不同中医证型与腹诊（穴位）相关性研究［D］．太原：河北医科大学，2021.

［59］ 王建英．无先兆偏头痛伴或不伴卵圆孔未闭患者不同中医证型与腹诊的相关性研究［D］．太原：河北医科大学，2022.

［60］ 王宏芳，赵英强．腹诊在心脏疾病诊疗中的作用［J］．中国中医基础医学杂志，2018，24（10）：1349－1351，1359.

［61］ 孙永康，王新志，杨海燕．王新志教授在脑系疾病中应用腹诊经验［J］．时珍国医国药，2019，30（3）：702－703.

［62］ 张英英．中医妇科腹诊探讨［J］．陕西中医，2009，30（7）：852－853.

［63］ 耿晓星，牛学恩．中医腹诊在脾胃病诊疗中的临床运用探析［J］．中医研究，2019，32（1）：5－7.

［64］ 徐瑞联．中医腹诊在慢性胃炎辨治中的应用［J］．成都中医药大学学报，2018，41（3）：101－103.

［65］ 吴锋．中医腹诊法及其在功能性便秘的临床应用［J］．中国中医药现代远程教育，2022，20（10）：127－129.

［66］ 梁晓军．运用腹诊思路治疗痤疮举隅［J］．中国民间疗法，2022，30（12）：99－100.

［67］ 林志豪，叶威，蒋越，等．朱文宗教授基于伤寒派腹诊辨治神经性失眠临床经验探析［J］．浙江中医药大学学报，2022，46（9）：964－968.

［68］ 王军前，聂慧，田哲，等．田雨青依据腹诊用经方治疗肺癌脑转移案举偶［J］．光明中医，2018，33（8）：1184－1186.

［69］ 张美伦．中医腹诊在嗜肝性病毒病的临床应用研究［D］．广州：广州中医药大学，2014.

［70］ 张海鸥，王克穷．王克穷主任医师应用中医腹诊医案举隅［J］．陕西中医药大学学报，2017，40（5）：28－29，37.

［71］ 张文瑜．中医腹诊法临床应用举隅［J］．浙江中西医结合杂志，2018，28（9）：792－794.

［72］ 谷深，陈旭．运用腹诊思路治疗验案举偶［J］．中国老年保健医学，2018，16（2）：89－90.

［73］ 王芳芳，牛学恩，毛琳，等．刍议中医腹诊辨证论治的临床应用［J］．中医临床研究，2019，11（34）：46－48.

［74］ 邵家东，龚雨萍，林江，等．腹诊理论与临床运用探讨［J］．中华中医药杂志，2020，35

(3)：1323－1326.

[75] 郑蒙，俞晓飞. 中医腹诊的临床运用［J］. 河南中医，2021，41（1）：31－35.

[76] 娄方敏，牛学恩，李倩倩. 牛学恩教授运用中医腹诊验案举隅［J］. 中医临床研究，2022，14（27）：38－40.

[77] 刘西通. 脐诊的古今文献研究［D］. 济南：山东中医药大学，2012.

[78] 刘西通，刘学莲，马玉侠，等. 脐诊的古代文献研究［J］. 针灸临床杂志，2014，30（4）：51－53.

[79] 刘轶凡，张则业，张耀夫，等. 2 型糖尿病脐诊特点及相关性研究［J］. 北京中医药，2021，40（8）：897－900.

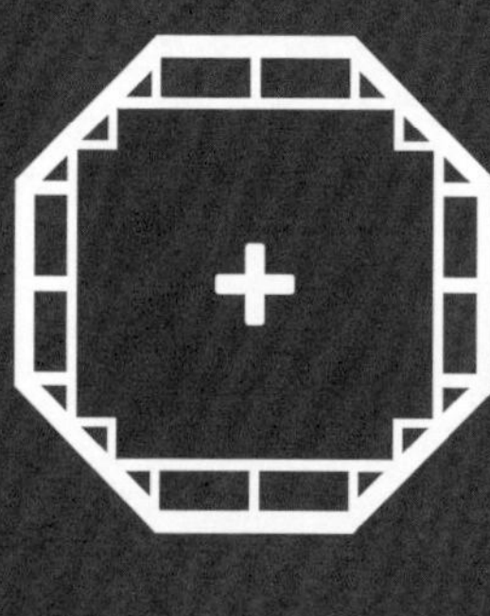

第三章　望四肢

四肢，包括手与足。由于手、足是人体十二经脉必经之地，手指端和足趾端是人体阴阳交会之处，且手、足与脏腑息息相关。现代生物全息也认为人体各组织器官的病变均可在手、足的上述部位体现出来。另外，四肢的纹路对了解体质寿夭和遗传性疾病有独特的诊断价值。小儿食指络脉的诊察对小儿疾病的诊断也具有重要价值。再者，手、足与大脑之间存在着特殊的信息线。可见，对手、足的诊察具有十分重要的意义。

第一节 望四肢

一、概念与原理

望四肢可以诊察五脏病变和循行于四肢的经脉病变。四肢，即两上肢和两下肢的总称。上肢包括臂、腕、掌、指，下肢包括股、膝、胫、踝、足、趾等。四肢由皮、肉、筋、骨、脉等组织组合而成，而皮毛为肺所主，肉为脾所主，筋为肝所主，骨为肾所主，血脉为心所主。由于五脏与四肢的密切关系，故五脏的虚实与病证，均可反映在四肢。然而五脏之中，脾与四肢的关系最为密切，故又有“脾主四肢”之说。

从经络循行来看，手三阴经从脏走手，行于手臂内侧；手三阳经从手走头，行于手臂外侧；足三阳经从头走足，行于足的外侧；足三阴经从足走腹胸，行于足的内侧。由于十二经脉中每一条经脉都循行于四肢，因而十二经脉及其相应脏腑发生病理变化时即可表现于四肢。由于四肢与脏腑经络的密切关系，四肢能反映机体多方面的病变情况，故四肢特别是上肢，在望诊方面占有仅次于头面的重要地位。

二、诊察方法

诊察四肢之时，令患者挽起袖裤，必要时解衣脱裤，充分暴露四肢，注意观察四肢、手足、掌腕、指趾的外形和动态变化。

（一）望四肢和手足

注意观察肢体有无萎缩、肿胀的情况，四肢各个关节有无肿大、变形，小腿有无青筋暴露，下肢有无畸形，观察患者肢体有无运动不灵，手足有无颤动、蠕动、拘急及抽搐的情况，高热神昏的患者还应观察其有无扬手踯足的情况。对于病重神昏的患者，还应注意观察有无抚摸床沿、衣被，或双手伸向空中，手指时分时合等异常动作。

（二）望手掌

注意观察手掌的厚薄、润燥以及有无脱屑、水疱、皲裂的情况。注意观察患者鱼际（大指本节后丰满处）丰满还是瘦削，颜色有无发青、红赤等情况。

（三）望指趾

观察手指有无挛急、变形，脚趾皮肤有无变黑、溃烂，趾节有无脱落。注意爪甲颜色是粉红（正常）还是淡白、鲜红、深红、青紫或紫黑，另外，为了观察气血运行是否流畅，医者可用拇指、食指按压患者手指爪甲，并随即放手，观察其甲色变化情况及速度。若按之色白，放手即红，说明气血流畅，其病较轻；反之，按之色白，放之不即红者为气血不畅之象，病情较重。

三、诊法特色与临床意义

心主四肢血脉，肺主四肢皮毛，脾主四肢肌肉，肝主四肢之筋，肾主四肢之骨，故五脏均与四肢有关，而脾与四肢的关系尤为密切。手足是人体十二经脉必经之地，手指端和足趾端是人体阴阳经脉交会之处，手足部最能反映人体阴阳的协调与否。因此，望四肢是局部望诊中非常重要的一个部分，观察四肢外形、动态可以了解脏腑、气血、阴阳的盛衰情况，对于诊断具有重要意义。

（一）四肢异常外形

1. 上肢变形　肘关节伸直时，上臂与前臂之间的外翻角增大，称为“肘外翻”；外翻角减小则称为“肘内翻”（图 3 -1）。

2. 下肢畸形

（1）下肢直立位二足并拢时，两膝关节不能靠拢，且向外弓出，以致两腿呈“O”形者，为“膝外翻”，又称“O”形腿（图 3 -2）；

（2）如直立位两膝靠拢时，两小腿斜向外方，踝关节不能靠拢，两下肢呈

“X”形者，称“膝内翻”，又称“X”形腿（图3-3）；

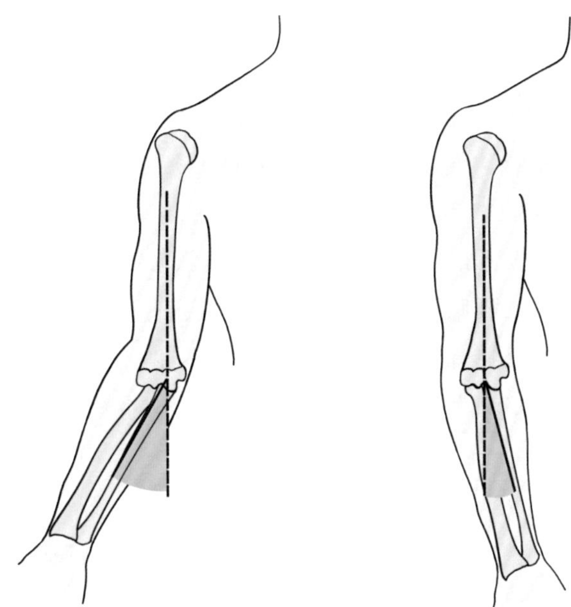

图3-1 肘外翻、肘内翻

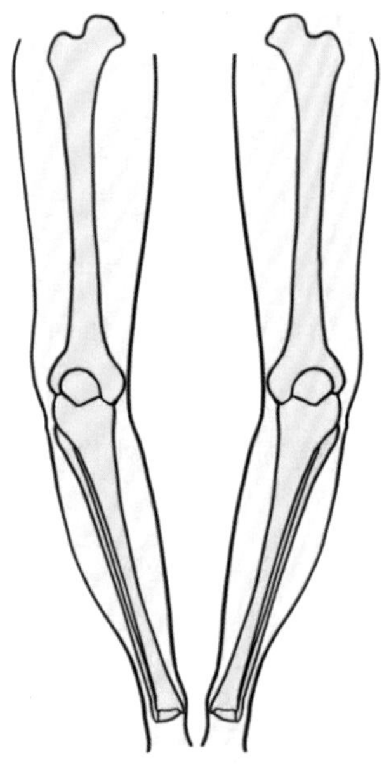

图3-2 “O”形腿

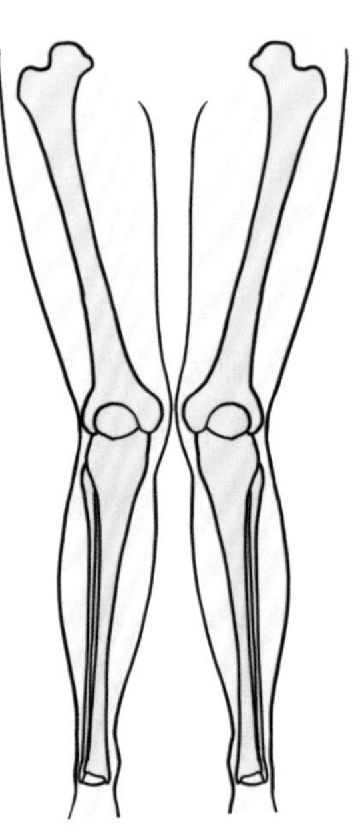

图3-3 “X”形腿

（3）若踝关节呈固定型内收位，称为足内翻；呈固定外展位，称为足外翻。上述畸形皆因先天禀赋不足，肾气不充，或后天失养，脾胃虚弱，发育不良所致。临床上多见于佝偻病。

3. 四肢瘦削　指上、下肢的肌肉萎缩，枯瘦如柴的症状，常见于痿证、鹤膝风等。多由脾胃虚弱、气血亏虚而致；若四肢瘦削以肩臀部明显，上肢无力，下肢行走如鸭步，伴见纳差倦怠等，证属脾胃虚弱；若四肢瘦削伴见头晕眼花，心悸气短等，则为气血亏虚。此外，若素体虚弱，或久病之后，出现四肢枯瘦，伴见四肢无力而颤抖，腰膝酸软，五心烦热，属肝肾阴虚；伴见形寒肢冷，溲清便溏，阳痿遗精，属脾肾阳虚。此症若见于小儿，则多由于先天不足，后天失养，致肾精不足，髓海失充，筋骨肌肉失荣所致，每每伴有五迟、五软之症。

4. 关节肿大

（1）四肢关节肿大变形（肘、腕、指、髋、膝、踝等关节），伴有酸痛，活动不利，为风寒、湿热诸邪引起的痹证；或由于痹证日久，气血不足；或肝肾亏损，邪聚于关节而致。

（2）若腿胫消瘦，独膝肿大，形如鹤膝，皮色不变者，称为“鹤膝风”。多因气血亏虚，寒湿久留，侵于下肢，流注关节所致，小儿患之，则为先天禀赋不足，阴寒凝聚于膝而成。

（3）若四肢关节逐渐肿胀变粗，疼痛，活动受限，肌肉萎缩，多发于山区及丘陵地带，俗称“柳拐子病”“算盘子病”。多因水土中精微缺乏，致正气亏虚，复感风寒而为患。

（4）若关节肿大，焮红热痛，溃破流脓，为关节痈证，如肘痈、膝痈等。多因邪热结聚，营卫不和，气血壅滞而致。

（5）若膝部紫暗，漫肿疼痛，为膝骨或关节受损，多因外伤所致。

5. 手指变形

（1）手指关节呈梭状畸形，活动受限，称为“梭状指”（图3－4），多因风湿久蕴，痰瘀结聚所致。

（2）指趾末端增生、肥厚，呈杵状膨大，称为“杵状指”（图3－5），亦称鼓槌指，常兼气喘唇暗，多因久病心肺气虚，血瘀痰阻所致。

（3）若同时出现鱼际至腕黑色或暗紫色条状肌肤者，则多兼有腰痛。

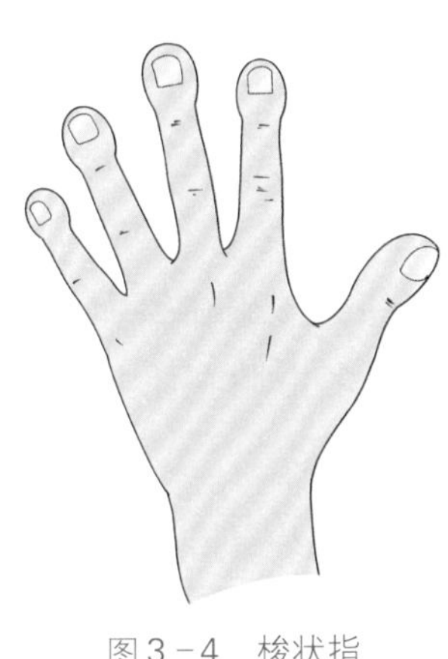
图3－4 梭状指

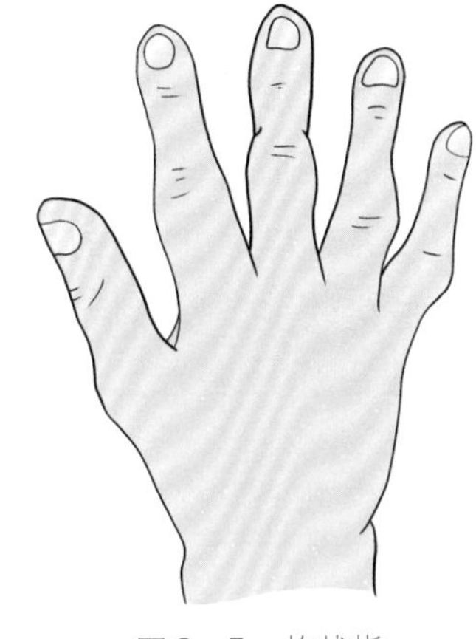
图3－5 杵状指

（4）若指端粗大，指甲甲板增宽，并向手指尖弯曲者，为气虚血瘀，提示患有咳喘、痰饮或心阳虚、积聚、癥瘕等症。

（5）小指和无名指关节处若有青筋暴起，多提示有胸阳失宣，气机闭阻，脉络不通的胸痹之证。

（6）若手掌浮肿无纹，或手背肿至手腕，手冰冷麻木者，为心阳衰微或阳虚气结。

6. 下肢青筋突起　指下肢的筋脉怒张隆起，称为“筋瘤”。多发于小腿内侧或后侧，呈青紫色树枝状或带状或蚯蚓状弯曲、怒张，立位时明显，常伴有胀重感，好发于久立工作或担负重物的劳动者或妊娠妇女。多由湿热或寒湿瘀滞，或气虚血瘀致络道受阻，积久成形而病。下肢青筋突起，伴见下肢红肿，灼热疼痛，肢体酸困者，为湿热瘀滞；伴下肢肿胀，麻木冷痛，阴寒天气加重者，为寒湿瘀滞；伴见下肢肿胀，劳累后加重者，为气虚血瘀。

（二）四肢异常动态改变

1. 四肢痿软

（1）四肢筋脉弛缓，软弱无力，甚则出现手不能握物，足不能任身，肘、腕、膝、踝等关节如觉脱失，肌肉萎缩者，多见于痿证，且以下肢痿软为多见，故亦称“痿躄”。常因肺热伤津，或湿热浸淫，或脾胃虚弱，或肝肾亏虚，或外伤瘀血阻滞而致。

（2）脚气：若腿脚软弱无力、麻木、酸痛，或拘急，或肿胀，或萎枯，或胫红肿、发热者，称为“脚气”，又名“脚弱”。多因外感湿邪风毒，或饮食厚味所伤，积湿生热，流注于脚；或壅阻经络，或耗损津血而成。

（3）软脚瘟：四肢痿软见于小儿者，又称“软脚瘟”“软风”“痿疫”。多见于5岁以下小儿，以1～2岁的发病率最高，具有传染性和季节性（夏秋季）发病特点，四肢痿软多于发热后出现，由湿热阻络，气虚血瘀而致。至于小儿软瘫（又名“弱症”、“软症”）中的手足软，则多由胎禀不足，或后天失养而成。

2. 四肢瘫痪　指四肢不用的症状。轻者手足虽能运动，但肢节缓弱，必须扶持尚能运动；重者四肢痿废，完全不能运动。可由痿证发展而来。多因肝肾亏虚，气血不足，风、寒、湿、热、痰等邪气乘袭而致，也可因肝瘀血虚或外伤血瘀而为患。如患者多愁善感，喜悲伤欲哭，一遇激怒则突发四肢瘫痪，然四肢肌肉虽久病亦多不瘦削，且肌肤润泽者，即为肝瘀血虚所致。

若左侧或右侧上下肢痿废不用者，称为“偏枯”，或称“半身不遂”“半肢风”等，常伴见瘫痪侧的面部口眼㖞斜，日久可有患肢枯瘦，麻木不仁，每见于中风后遗症。多由气虚血滞，或肝阳上亢，致脉络瘀阻而成。若两下肢重着无力，难于行动，或兼麻木、窜痛，但上肢一般正常者，谓之“截瘫”，属于风痱一类，因外伤及脊椎病变引起。

3. 四肢强直　指四肢筋肉强硬，伸直而不能屈曲；或四肢关节僵硬，不能屈伸的病变。多由外邪阻络，或肝阳化风所致。若四肢强直，伴见头项强硬，发热恶寒者，为风邪入侵而致。若肢节强直，不得屈伸，或窜痛或冷痛或热痛或酸痛者，为风寒湿热痹阻肢节，日久而成。若上下肢过伸而强直，然手腕掌屈曲，手指并拢，或半身不遂，神志不清，兼见头晕头痛、耳鸣目眩者，证属肝阳化风，多因遇忤激发而骤致。

此外，若年老体衰，或久病之后，出现四肢渐次强直，伴见头晕目眩，耳鸣如蝉，神情呆滞者，为肝肾阴虚；伴见手足厥冷，昏不识人，二便失禁者，为阳气虚衰。若于外伤（如头部外伤、胎产受伤）或中毒后出现四肢强直，不能屈曲，神志不清，二便失禁，日久肌肤甲错者，为血瘀气滞所致。

4. 四肢拘急　指四肢筋脉拘紧挛急，屈伸不利的病变。多因风寒外袭，或湿热浸淫，或寒湿蕴结，或热盛伤阴，或肝血亏虚，致经气不利、筋脉失养而成。此症根据病变情况又分为：

（1）转筋：若肢体筋脉牵掣拘急，如扭转急痛，常见于小腿部，甚则牵及阴囊与腹部，称为“转筋”，俗称“抽筋”。多由血气不足，风冷或寒湿侵袭而致。此症若见于霍乱之上吐下泻后，又称“吊脚痧”，多为阳亡液脱之重证。

（2）鸡爪风：若手指挛急，不能伸直，腕部以上活动如常者，俗称“鸡爪风”。多由阴血不足，筋失所养而致。若手指挛急卒发且手指剧痛者，为寒凝脉急所致；手指挛急呈间歇性出现，常随情志状态的改善而缓解者，为情志异常、气机不畅所致。

5. 四肢抽搐

（1）抽风：四肢不自主地频频伸缩，抽动不已者，俗称“抽风”。常见于痉证、痫证、破伤风、惊风等病证，多为风动之象，外风、内风皆可致之。若四肢抽搐，伴见发热恶寒，项背强急等，多由风邪闭阻经络，气血运行不利；或于创伤之际，风毒入侵，营卫不得宣通而致。四肢抽搐，伴见壮热烦渴，神昏谵语，角弓反张者，为热极生风；伴眩晕欲仆，头痛如掣者，为肝阳化风；伴见腰膝酸软，五心烦热，颧红盗汗者，为阴（血）虚生风。此外，中毒也可致四肢抽搐，但多有药物或化学工业品等接触中毒史。

（2）小儿惊风：小儿四肢抽搐有力者，为“急惊风”。多因感受邪热，化火生风；或痰热内盛，引动肝风；或卒受惊恐，神志不宁而致。若小儿四肢抽搐缓慢无力者，为“慢惊风”。常因热病伤阴，肝肾不足，阴亏风动；或脾胃虚弱，肝木侮土，脾虚生风而致。

（3）手足搐搦：婴儿手足搐搦，发作较频，然缓解后即如常儿，称为“婴儿手足搐搦症”。多发于春季，常因外感与惊恐而诱发，主要由于先天禀赋不足，后天喂养失度，以致脾肾双亏，生化乏源，筋脉失于濡养，复感风邪而成。

（4）经行抽搐：妇人四肢抽搐，经行即发，经后即愈者，称为“经行抽搐”。多为血虚不能养筋所致。

（5）痫证：指突然昏倒后出现四肢抽搐，伴见口吐涎沫，两目上视，牙关紧急，或口中发出类似猪羊的叫声，移时苏醒，除感觉疲劳外，一如常人，时有复作的，谓之“痫证”，又称“胎病”“癫痫”“羊痫风”。多因惊恐或情志失调，饮食不节，劳累过度，伤及肝、脾、肾三经，使风痰随气上逆所致。

（6）妊娠风痉：若四肢抽搐发于妊娠妇女临产前或临产时的，谓之“子痫”，又称“妊娠风痉”“儿风”“子冒”等。多因平素肝肾阴虚，孕后阴血养胎而益虚，阴虚而阳亢，致肝风内扰，虚火上炎，引动心火，风火相煽而成。

（7）痉证：若四肢抽搐，兼见项背强直，甚或角弓反张者，谓之“痉证”。多由邪壅经络，或热盛伤阴，或阴血亏虚，或瘀血阻滞而致。若患者出现痉象，并见颜面肌肉痉挛而呈苦笑，反复发作的，称为“破伤风”，又名“金创痉”。多为创伤之后，风毒之邪乘袭于肌腠经脉，致营卫不得宣通所致。若痉发于产后，则每因产后血虚，复感风寒或不洁邪毒，阻于经络而成。

6. 四肢震颤　指手或足震摇颤动或蠕动的病症。临床上以手颤为多见，而足颤常伴发于手颤。多由肝阳化风，或风痰阻络，或风寒湿侵，或脾虚、血虚、阴虚引动内风而致。四肢震颤多发于成人，也可偶见于小儿。多表现为手颤不已，平举更甚，状若怯惧，每因惊恐伤肾，累及于肝，筋脉失养而致。此外，常饮冷酒之人，多患手颤，主要由于酒能致生湿热，冷饮又伤脾胃，滋生寒湿，寒热搏结于手部，致筋脉失却约束而成。

7. 筋惕肉瞤　指四肢某一部位的筋肉不由自主地跳动，时作时止的病症。多由发汗太过，气液耗伤，或素虚、亡血，营血不足；或寒湿伤阳，水气不化等，致筋脉失于濡润温煦而成。

8. 撒手握拳　两手撒开，连手臂也不能动弹的，称为“撒手”，为中风病脱证之一。若两手握固成拳，称为“握拳”，为中风闭证之一。

9. 撮空理线、循衣摸床　两手向空捉物者，为“撮空”；两手相引，如拈丝线者，为“理线”；手抚衣被，如有所见者，为“循衣”；手常摸床，似欲取物者，为“摸床”。均为患者在神志昏迷时出现的上肢无意识动作。由热邪内陷心包，或痰浊蒙蔽心窍等原因所致；亦见于精神涣散，虚阳浮越的病证。均为失神的表现。

（三）手足异常汗出

手足心常有汗，至冬天寒冷尤甚者，多为湿热内淫，阳胜其阴所致。若妇人两手皮肤皲裂，掌红热，汗出淋漓，月经不调者，多为失血久病，耗伤阴血，致心肝阴血亏虚所致。手足及全身发热，若同时手足濈然汗出者，为邪在阳明；若手足濈濈汗出者，则为阳明燥热或燥实，津液受蒸而外出。

（四）手掌异常改变

1. 手掌呈淡白色者，常见于贫血、潜出血等症；呈白色者，提示肺脏有疾患或体内有炎症；呈蓝色者，常见于肠道功能障碍；呈青绿色者，常见于血液循环障碍；呈绿色者，提示有贫血或脾胃疾病；呈黄色者，常见于慢性病症；呈金黄色者，常见于肝脏疾病；呈土黄色，没有光泽，提示可能患癌症；呈红色后又逐渐变成暗紫色，常见于心脏病，并预示病情在逐渐加重；掌色过红者，提示有患中风的倾向；高血压患者如果整个手掌呈红茶色，提示可能是脑溢血的前兆；手掌皮肤变厚、发硬、发亮、光滑、干燥，呈淡黄色，称为掌跖角化病，常为染色体显性遗传；手掌出现红色网状毛细血管，常见于维生素C缺乏；整个掌面有暗红或紫色的斑点，常见于肝脏病；手掌表面，特别是大、小鱼际部位和指端面的皮肤充血性发红，常见于肝硬化和肝癌；手掌皮肤像缎子样柔软红润者，提示容易患风湿热或痛风；手掌的皮下组织瘀血发绀，呈青紫色，常见于严重的感染性休克等疾病；手掌面上嵌着一些烟灰样薄薄的斑点，常是吸烟量大的人患心脏病的信号；手掌呈黑色，常见于肾脏病；手掌中间呈黑褐色，常见于肠胃病；从手腕到小鱼际处出现黑色或暗紫色，常是因风湿患了腰部疾病的信号。

2. 手掌圆形者，多身体健康，精力充沛；呈方形者，健康状况尚可，但到了一定年龄易患心、脑血管疾病；手掌肌肉较薄而呈长方形者，易患健忘症；呈汤匙型者，容易衰老，易患腰痛。

3. 手掌丰厚者，多精力充沛；手掌肌肤柔软细薄者，多精力欠佳，虚弱多病；手掌虽厚却绵软无力者，亦精力不足；手掌瘦而硬者，提示消化系统功能不健全；小鱼际丘和小指边缘肌肉下陷，皮肤无泽者，每见于慢性腹泻或慢性下痢；手掌中见明显的青筋者，提示肠道有宿便、燥矢滞留，其人多患有习惯性便秘或静脉瘤、痔疮等疾病。

4. 手掌指间距窄者，性格急躁狭隘，易患十二指肠溃疡、结核、郁证等病；手掌指间距宽者，性格豁达开朗，但易患血脂过高、肥胖症和心脑血管病等。

（五）手指异常改变

据报道，五指相对分别反映不同年龄阶段的健康状况，如拇指多反映幼年时期，食指多反映青年时期，中指多反映壮年时期，无名指多反映中年后期，小指多反映老年时期的身体状况。

1. 五指饱满有力，发育完好者，提示身体健康；如有某一指头特别瘦弱或明显偏曲，提示与其相应的年龄段健康状况较差，多脾胃衰弱。

2. 指端红润为气血充足；指端苍白为气血不足；指端紫晦多为瘀血。

3. 食指过长或较短，提示少年期营养不良或多病；无名指过长或较短，提示中年时期脏腑功能受损；小指宜挺长，如果较短，多提示老年时易患心、脾、肾不足的疾病。

4. 拇指圆长强壮，指节长度平均，为健康之征。拇指过分粗壮，其人心情急躁，易动肝火，过于扁平薄弱，其人体质较差；若再有弯曲，多为神经衰弱。拇指的第二节散乱多纹，若第二节屈纹线紊乱不清者，容易紧张，易患头痛、失眠等疾病；拇指节较短且过于坚硬、不易弯曲者，易患高血压、中风、头痛及心脏病。

5. 食指圆秀强壮者为佳，其外形直，且与中指密合者，提示肝胆功能良好。食指第一指节过长者，多体质较差；第二指节过粗者，其人钙质吸收多不平衡，骨骼、牙齿多较早损坏；第三指节太短者，易患神经精神方面的疾患。食指苍白而瘦弱者，提示肝胆功能稍差，容易疲劳和精神不振；若指头偏曲，指节缝隙大而纹路散乱者，多由肝胆病影响致脾胃纳食运化功能失常。

6. 中指圆长健壮，三个指节长短平均，指节柔而不弱，指型直者，提示身体健康，元气充足。中指苍白、细小而瘦弱者，提示心血管功能不足或贫血；指头偏曲、指节漏缝者，提示心与小肠功能较弱；三个指节不对称，中间一节特别长者，多精力不足，钙质代谢不正常，易患骨与牙齿疾患。中指偏短（自手背中指指节点测量至指尖，其长度小于手掌）者，其人身体健康，但老年易患肺脏与肾脏疾病；中指偏长者，其人性情温和，多愁善感，易患心脑血管疾病；指掌等长者，阴阳气血较平衡，多身体健康。

7. 无名指宜圆秀健壮，指节长短平均，直而不屈，指屈纹清爽。无名指太短，多为元气不足，体力不佳；无名指苍白细小，提示肾脏与生殖系统功能较差。无名指根部一节提示生殖能力与内分泌功能，因而不能过于衰弱；第二指节过长，或苍白、瘦弱者，钙吸收不良，致骨骼、牙齿均较脆弱；指头偏曲，指节漏缝者，多发生泌尿系疾患或情志抑郁、神经衰弱。

8. 小指以细长明直、指节长短平均为佳，提示脾胃健运。若苍白瘦弱，提示消化吸收障碍或便秘，或腹泻；小指侧弯、手掌皮肤干燥者，多见于消化吸收功能障碍；小指弯曲，亦示肺活量小。

四、现代研究进展

（一）文献研究

刘剑锋最早提出“手诊”一词，其著作《观手知病——气色形态手诊法精要》，以《内经》色诊理论为基础，吸取民间宝贵经验，融入自己多年的临床实践，并与现代医学相结合，创新地提出了气色形态手诊法，以观察手部的气、色、形、态的状态。其提出的气色形态手诊法离不开张颖清提出的生物全息论，发现手掌的第二掌骨桡侧有与人体器官部位相对应的穴位点，认为人手的指掌包含了整个身体的健康信息，后人在此基础上进一步发展为手诊全息观。麻仲学在《中国医学诊法大全》中论述了手诊法与八卦诊法，归纳了手诊九宫法的内容。王鸿主编的《掌纹与营养》，除论述手诊九宫八卦学说外，并从医学角度解释了古代手相命理学与手诊的关系。除刘剑锋教授之外，近现代出版手诊相关书籍专著很多，早期有林郎辉的《手纹与健康》、王大为的《掌纹诊病实用图谱》、漆浩的《中华神奇手诊手疗》、杨旭的《形色手诊》、赵明的《实用掌纹诊病技术》、王晨霞的《现代掌纹诊病图谱》等。进入 21 世纪以后，手诊专著更是不胜枚举，如《季泰安手诊手疗》《手诊密码》《观手知健康》《手诊大全》《手诊手疗小窍门》等，手诊的研究呈现出“百花齐放、百家争鸣”的繁盛局面。

（二）基础研究

除了手诊书籍专著的出版，随着现代科学仪器设备的发展，众多学者在手诊的基础研究上做了诸多探索。刘剑锋教授在生物全息论理论基础上，结合自己长期临床实践，带领团队通过对急性胃损伤大鼠模型的观察，发现大鼠上肢手掌特定区域血含量有所变化，并进一步对急性结肠炎、急性肺损伤大鼠模型前爪对应部位血伊文思蓝含量变化研究，发现大鼠前爪与内脏之间应该存在着特定的相关性联系，这些给予气色形态手诊的手与脏腑对应疾病理论的实验支撑。而后进一步实验研究发现，可以在手掌相应区域通过黑色素的变化，反映应激性胃溃疡大鼠的病理变化，并初步推测其内在机制可能是通过作用于ghrelin-POMC 通路实现的，进一步验证手部特定区域变化与特定脏腑的对应关系。刘井红等实验研究发现糖尿病右手掌心颜色可以作为区分糖尿病与非糖尿病的指征，整理了中医糖尿病手诊的相关临床诊断标准，奠定了中医手诊临床研究的理论和临床基础。基础研究除了实验动物研究，还有解剖学基础研究，现代解剖学发现，手指和唇的感受器最为密集，在感受区投射范围最大。这些是从不同层面对手诊学基础理论的深入研究发展。

（三）临床研究

临床研究也是手诊发展的必然趋势。近年来，诸多学者结合手部脏腑分应、颜色病性相关性，总结出糖尿病、高血压等常见疾病在手部的常见特征变化，研究发现糖尿病在手掌部的对应反射区位于手掌小鱼际处，常出现色泽的变化，甚至有红斑、白斑、黄斑出现等。刘剑锋以拇指第一掌指横纹中点与腕横纹中点连线将心区分为左右两边，双手靠近拇指的一边代表左心，靠近食指的一边代表右心，拇指根部为冠状动脉区，发现 40 岁以上且冠脉区出现质地较硬、凸起、扭曲青色血管者可诊断为冠心病，冠脉区上述表现越重其冠脉狭窄程度越重；若心区出现大片红棕色团块、斑点为冠心病信号或有心系疾病症状。郜亚茹等对冠心病手诊的临床比较研究发现，大鱼际皱褶与冠脉非梗阻性狭窄相关，大鱼际色红、大拇指根部青筋与冠心病相关。李开武从长期的临床实践中发现患者的拇指根部中间区域有小血管突出且瘀曲、发硬，胸区色青紫暗、凹凸不平的可诊断冠心病。赵睿霆发现当手掌出现红紫，同时大鱼际色青紫暗或有青筋凸显时，多见于冠心病患者。林为民发现人体出现的疾患往往在手部有对应的反射区，心脏病患者大鱼际多出现深竖纹。

还有一些学者从皮纹研究法、掌部固有褶皱形态变化和非固有纹线的消长动态变化等方面，阐述了手部与常见疾病相关的特征。孙玉芝等对 52 例 2 型糖尿病患者手纹进行研究分析后发现，糖尿病患者的指纹箕数明显高于正常人，掌褶线存在异常且有家族遗传性。李艳华等研究了 210 例 2 型糖尿病患者的皮纹后发现，2 型糖尿病患者掌纹 atd 角显著变小；女性患者的指纹中斗形纹出现率显著增高，而尺箕形纹显著减少，并且女患者出现通贯手等异常纹线率显著增高。徐凤等研究发现，与正常人相比，糖尿病患者数项皮纹指标存在显著变异，且与一般糖尿患者相比，家族性糖尿病患者指纹隆线总数增多的程度更大，指纹花样类型表现为尺箕增多、斗数减少，单侧通贯手数显著增多，手掌部纹线花样显著减少。

盛燮荪总结了陆氏儿科分经察纹法，①掌面指纹各部与脏腑经脉的关系为：大指横纹属肺，本节后大鱼际部属胃；食指第一节横纹属大肠，第二节横纹属脾；中指第一节横纹属三焦，第二节横纹属心包；无名指第一节横纹属肝，第二节横纹属肺；小指第一节横纹属肾，第二节横纹属膀胱，第三节横纹后、小鱼际大横纹前属小肠，掌心属心；小鱼际部属胆。②各部纹形、颜色所主病候为：大指横纹中央有明显纹形显露者主肺经病，患儿每有咳嗽，纹色淡者其咳较轻，色深者咳甚；大指本节后鱼际部有散纹，色青者为寒食积滞，色黄者为脾虚伤食；食指第二节横纹上有淡色纹形者为泻痢，脉纹紫色者为便秘，若第一节横纹有淡红色脉纹者为脾虚；中指第一、第二两节均主候热病，凡第二节横纹有纹形显露者为热入心包；若第一节横纹有赤色横纹，则已热甚而属热邪弥漫三焦；无名指第一节横纹主肝经病，若见青色脉纹者为惊风，青紫色纹者为疟疾、痞块；无名指第二节横纹见紫色脉纹者，为肺中痰热较盛；小指第一节横纹见青色纹者，为肾元虚冷，小便每清长而频；小指第二节横纹见紫色脉纹者，为膀胱热，小便必短赤；小指后、小鱼际大横纹前有明显的脉形显露者，为小肠有热，小便必短少，甚至癃闭；小鱼际部若见青色散纹者，主惊厥；掌心见散乱之赤色脉纹者，为心火灼热，或见牙血、鼻血等症；十指横纹均见脉纹者，为疳积。

部分学者围绕着指、掌、甲部的形质、感觉、温度等特异变化与常见疾病的相关性进行了研究。周幸来研究发现，匙型手兼见掌背青筋粗浮的人患糖尿病风险较大；凹甲或阔甲变、甲底或甲根淡浅蓝变、以十指和无名指尤为明显的指甲凸条变都是糖尿病的甲诊特征。刘芝究等提出疾病的早期、中期和晚期可以引起指甲的变化，特别是一些营养障碍、微量元素代谢失调等疾病。甲面多条红竖线出现提示亚急性细菌性心内膜炎感染可能。

彭家谋通过对《四诊诀微·诊爪甲》的解读，得出“指甲色淡白为血虚或气血两虚，失其充养；色黄多是湿热熏蒸之黄疸病；色紫黑属血瘀阻络，血行不畅”的结论。常晓松等通过临床观察发现两例患者均患有乳腺癌，年龄也相仿，均发生在多周期化疗之后，但是出现的指甲改变却大不相同，根据其患者既往病史和诊治病史，结合文献，考虑与化疗药物引起的代谢性应激期有关。朱子青发现消渴病患者存在指甲形态、色泽正常，但长出指尖部分的指甲无故开裂的现象。袁肇凯等进行了甲诊与甲床光电血管容积图的检测分析，发现甲床血管容积图参数，为各类爪甲色泽的临床诊断提供了客观量化依据；靳士英等进行了恶性肿瘤甲诊的观察研究，总结出恶性肿瘤甲象的变化特点，在一定程度上可为病情、预后及转移倾向判断提供参考。

王瑞云基于计算机视觉技术，设计了中医甲象采集系统，实现了对甲象的客观化采集与综合分析，为甲象客观化的探索提供了新的思路。还有学者对指甲半月痕进行观察，认为半月痕的大小和颜色可以反映人体脾胃的运化功能、机体精力及寒热状况，如月痕偏小或数量减少，表示机体阳气不足、阴寒内盛；月痕偏大数量增多，小指亦有月痕，是机体热盛伤阴的表现；月痕大而边界模糊甚至消失与甲床趋于融合，表示机体寒热相互转化、寒热错杂。另外，如果月痕偏蓝色，提示末梢循环不良；月痕偏红，可能提示心力衰竭的发生。

我国民族医学瑶医学与壮医学尤重视月痕诊法。瑶医学认为，月痕属阴，其变化可提示脏腑生理病理状态的变化，并且将十指月痕与五脏相对应，五指分候肺、心、脾、肝、肾，当发现拇指月痕大小明显超过甲板的1/5，表示邪气客肺，肺阴耗伤，出现咳嗽、咯血、胸痛等症状。壮医学有其医学术语，如“嘘”指气，“勒”指血，认为指甲如一个屏障，上下密布龙路，邪气的入侵要通过指甲，因此指甲的变化可反映机体毒邪的轻重、嘘勒的盈亏、脏腑的气血状态。壮医学认为，半月痕正常提示“嘘勒”调和，脏腑功能平衡。如果月痕暴露过多，提示脏腑“嘘勒”耗伤，常见阴虚火旺，咪叠（肝）功能亢进之症（如高血压病）等；若月痕太小甚至无月痕，多主阴寒内盛。在临床中，如果出现月痕颜色异常，需注意蓝色提示咪心头病（心脏病）或风湿性关节炎，淡红色或淡白色多提示勒虚（贫血）。

〖第二节 望爪甲〗

一、概念与原理

望爪甲，又称甲诊，根据指（趾）甲的色泽、形态等的变化以诊断疾病的一种颇具特色的中医诊断方法。望爪甲最早见于《黄帝内经》，该书对脏腑气血功能失调和外邪侵入所致病理性指（趾）甲变化有明显的论述。爪甲为手指与足趾的覆盖，是筋之延伸，五脏之中，爪甲与肝的关系最大，为肝胆之外候。如《素问·五脏生成论》曰："肝之合筋也，其荣爪也。"《素问·六节脏象论》说："肝者……其华在爪，其充在筋，以生血气。"说明爪甲为筋之余，筋为肝之血气所生，爪甲的荣养来源于肝，肝胆之病变与筋的虚实情况，可以从爪甲的变化表现出来。爪甲与肺、心等其他脏器亦有密切关系。《灵枢·经脉》曰："手太阴气绝……气不荣则皮毛焦，皮毛焦则津液去皮节，津液去皮节者则爪枯毛折。"《素问·五脏生成》说；"肝之合筋也，其荣爪也，其合肺也……指受血而能摄。"说明爪甲的荣润，需秉承肺气，荣贯血脉，若肺气衰，血脉不利，则爪甲枯。

爪甲与人体内在脏腑、气血的盛衰密切关联，甲相是脏腑气血功能状态的外露。爪甲也是十二经脉起止交接的枢纽，手足六阳经与手足六阴经皆于甲床处沟通表里之气，因此甲床上分布有丰富的经络网，气血极为充盛，是洞察经络及其相应脏腑症结的良好窗口。正是因为人体五脏六腑经络皆会反映在指甲上，指甲的颜色、形态、纹理等特征可以反映人体的阴阳平衡、气血流通和脏腑经络的功能状态，指甲表面的纹理和颜色变化可以反映人体内部的代谢和疾病发生发展情况，中医望指甲可以通过观察指甲的颜色、形态、纹理等特征，来判断患者的身体状况和疾病的发生发展情况。

二、诊察方法

诊查指甲时要有良好的光线（日光或荧光灯照明），有适宜的气温（20 ℃

左右）。患者伸手俯掌，自然平放胸前桌上，高度以平心脏为宜，各指自然伸直，医者距手一尺用目直观，也可借助放大镜观察，有时还可通过捏、捩、推、挤、揿、擢、捋、停等动作来观察对比。诊察时宜逐一检查各指甲体、甲床、月痕、皱襞、孙络，分辨其形状、质地、颜色、泽度、动态等。一般应诊视两手指甲并相互对比，必要时亦可诊视两足趾甲。指甲上若有污垢者宜洗净，有染甲或有外伤史的指甲应除外。其检查要领有：

1. 甲体　是微曲透明的角质板，注意其形态、大小、凹凸、弯曲等。

2. 甲床　指按甲板透过角质层检查甲床形态、斑纹、瘀点等。

3. 月痕　甲根基底部显淡白色弧影，观其形态、色泽、经络动态。

4. 甲襞　皱襞之形态、色泽以及与甲体结合是否紧密规则。

指甲的血气符号及甲下脉络的色泽与形态改变等。

正常人甲板可呈长方形、方形、梯形或铲形，甲面饱满、平滑、光洁、润泽、半透明，内泛红润之色，色泽均匀，其上有极细的平行纵纹，甲面无嵴棱沟裂，甲下无斑纹瘀点。甲板平均长度为 12～13 mm，宽度不等，厚 0.5～0.8 mm。其根部有乳白色的半月弧（半月甲），前部有淡红色的弧线，后面接甲皱襞，两侧接甲沟。弧线隐隐可见，半月弧嫩白，一般不超过总长度的 1/4，边缘整齐（图 3－6）。向甲体加压时变白色，停止加压时立即干枯或有棱纹不平滑，亦属正常现象。

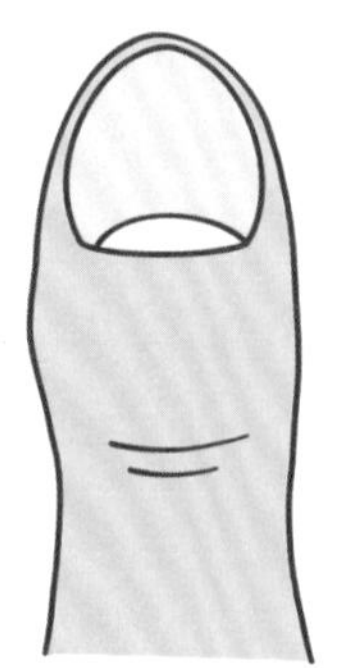

图 3－6　正常指甲

三、诊法特色与临床意义

指甲是脏腑气血盛衰的“荧光屏”，也是机体健康的“窗口”，一定程度上可以反映出人体营养状况、体质、环境、生活习惯、饮食及职业状况。望爪甲诊病，就是在指甲上捕捉疾病的“踪迹”，因为构成整个生命的每个脏腑、器官，每分每秒、时时刻刻都在不停地运行着、变化着，一旦发生疾病就会反映到指甲上的气色形态变化。

（一）爪甲光泽形态改变

1. 干枯甲　爪甲干枯多主肝热。另外，心阴不足，肝血亏虚，血运不畅也可见到干枯甲。爪甲干枯常属凶候。另有一种“鱼鳞甲”，爪甲干枯如鱼之鳞，多为肾气衰竭，或脾失健运，气化不行，水液滞留所致。

2. 萎缩甲　甲体萎缩，状如初生虫翅。多属心阴虚损，血行障碍；或为疠风大毒所致。若见于先天性甲发育不良症，则多因先天禀赋不足，精血亏损，甲失润养而成。

3. 剥离甲（图3－7）　甲板与甲床逐渐分离，如剥竹笋状，故又称竹笋甲。初起指甲游离缘处发白变空，后向甲根部逐渐蔓延，呈灰白色，无光泽，变软薄，多发于手指，单发或多发。多由失血过多，营血亏损；或素体肝血不足，肝经血燥，气血不济，阴阳失调，气机不畅，以致爪甲失于荣润。常见于消化道出血及其他出血症、营养不良等致贫血。亦有因外伤或甲癣所致者。

4. 脱落甲（图3－8）　指（趾）甲自行脱落，又称代甲或暴脱甲。多因患瘭疽、蛇疔、脱疽、疠风等病所致。排除外科疾患的病后致脱，不再复生者为危候，提示命门火衰，身体虚弱至极而难以恢复。

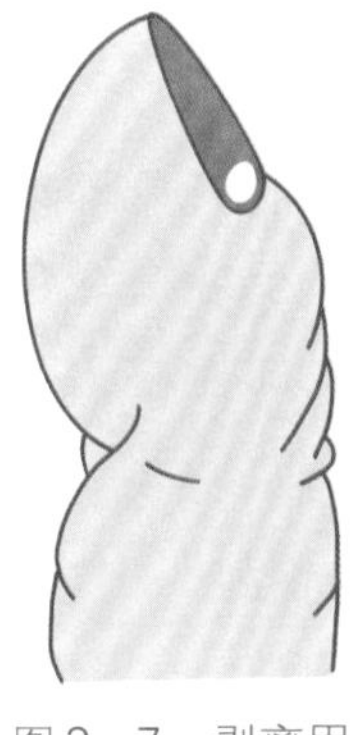

图3－7　剥离甲

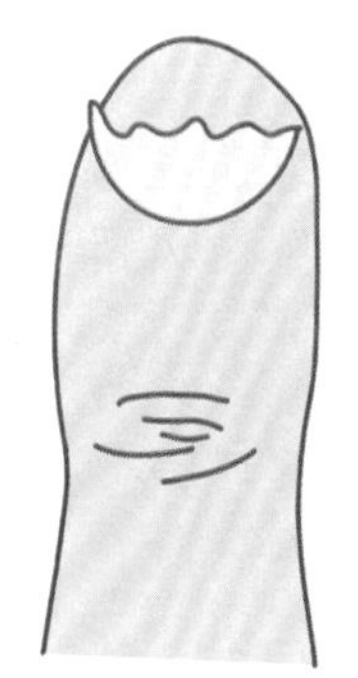

图3－8　脱落甲

5. 脆裂甲（图3－9）　甲板不坚，失去韧性，易于断裂，且呈层状分离的，称为脆裂甲。如从中央裂成两片的，称为纵裂甲。多因血行障碍，或血虚风燥，不能荣润爪甲，以致质脆易裂。常提示易患循环系统疾病或痴呆症。亦见于外伤或甲癣患者。

6. 软薄甲（图3-10） 生理的软或薄，甲不失其坚韧之性；病态的软薄，瓜甲失去韧性，失去其保护功能，甲下色淡，半月不整，甲皱亦不整齐。此多因气弱血亏，血行障碍，以致阴精不布，爪甲失养。提示易患出血症和钙质缺乏症。或因患疠风、久痹所致。

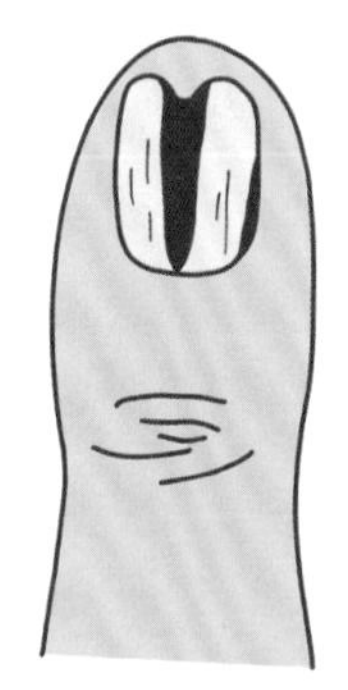

图3-9 纵裂甲

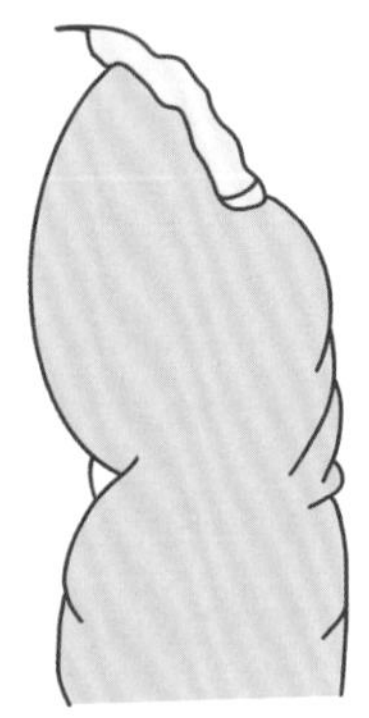

图3-10 软薄甲

7. 粗厚甲 指（趾）甲远端或侧缘日渐增厚，甲体表面失去光泽，呈灰白色，表面高低不平，质粗增厚，变脆枯槁，呈粉状蛀蚀或缺损，甲板下生污黄色斑，常伴有足丫真菌感染，为粗厚甲，见于鹅爪风和甲癣患者。多因气虚血燥而受风，以致爪甲失于荣养而枯厚。亦有水湿浸渍或湿毒外侵，阻遏气血所致的。

8. 钩状甲 甲板向指端屈曲，中间隆起呈山尖状，甚则形如鹰爪，故又称鹰爪甲或鹰爪风，其甲面粗糙不平，呈黑色、灰黑色或黑绿色，不透明，无光泽。多有外伤诱因，或属先天禀赋而得，但总因气郁血瘀，阻滞络脉，不能濡养爪甲而致。常见于风痹、筋挛患者。

9. 勺形甲（图3-11） 甲板变薄发软，周边卷起，中央凹下，状如小勺，称为勺形甲，或称反甲。其甲下色偏苍白，甲皱不整齐，甲面有时出现小白点，多发于手指，少发于足趾。多因气虚血亏，或肝血不足，或脾失健运，营养不良，以致爪甲失养。提示易患贫血，营养不良。常见于大病之后，或脾胃素虚，身体羸弱，或患癥瘕、积聚以及久痹之人。

10. 横沟甲（图 3－12） 甲板表面上出现凹陷之横沟，多少不等，使甲表面凹凸不平，甲面透明度降低，称横沟甲。多因邪热肺燥，气津不布，或肝气郁结，或气虚血瘀，以致爪甲失养。常提示肝功能异常，伴甲下瘀血者多为外伤。

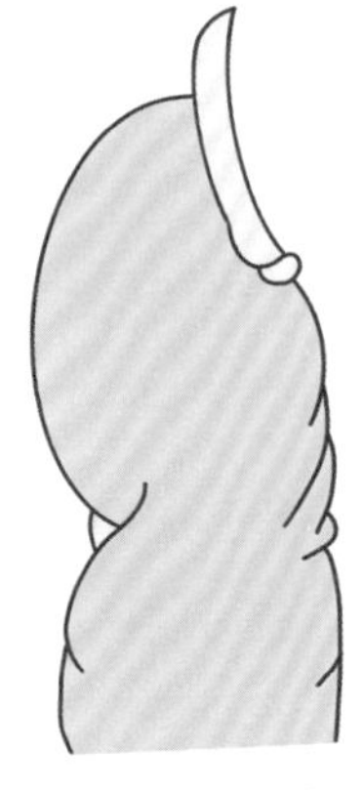
图 3－11 勺形甲

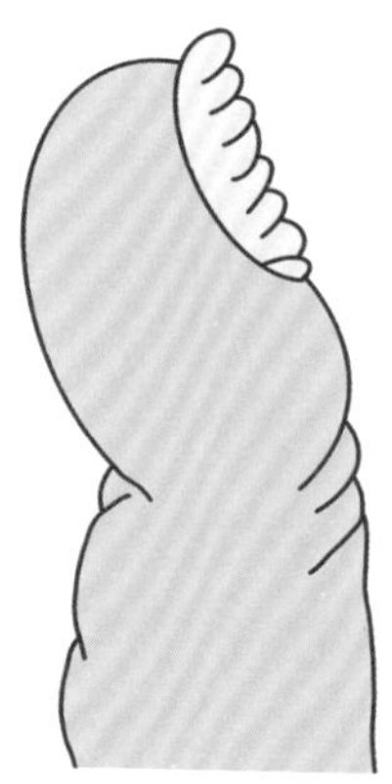
图 3－12 横沟甲

11. 嵴棱甲（图 3－13） 由甲根向远端起纵行嵴棱，数目多少不等，往往平行，形成纵沟，使表面凹凸不平，又称为纵沟甲。多因肝肾不足，肝阳上亢，或气血双亏，或甲床损伤，以致阴阳失调，气血失和所致。有此甲者易患营养不良症、过敏症和呼吸系统疾病。近期有研究报道，纵棱甲多见于心、肺、肝等脏器的慢性疾患，病多在血分；横棱甲（与指甲生长方向垂直）多见于外感、瘟疫等急性病，病多在气分。

12. 扁平甲 甲板逐渐变为扁平，表面不平，有交叉纹理，呈网球拍状，远端宽而扁，指节变短，甲沟肿胀。多发于婴幼儿，往往因吸吮或咬指甲等不良习惯，致气血不能循行畅达，指甲失养而变扁平。

13. 长甲（图 3－14） 甲面修长，对光观察甲面一般有轻微的纵行沟纹，正视光洁度较好，甲下色明润稍淡，半月较正常，甲与皮肤交界之甲皱有时起倒刺。提示呼吸系统较弱，胃肠功能易紊乱，情绪不稳定。

14. 短甲（图 3－15） 甲面短，其长度占末节指节背侧距的 1/3 左右，甲色甲下色正常，半月很小，有时隐于甲皱中。此甲一般显示健康状况良好，身体强壮，爆发力好。且情绪不稳定，易烦易怒，不加调节易患高血压及肝病。

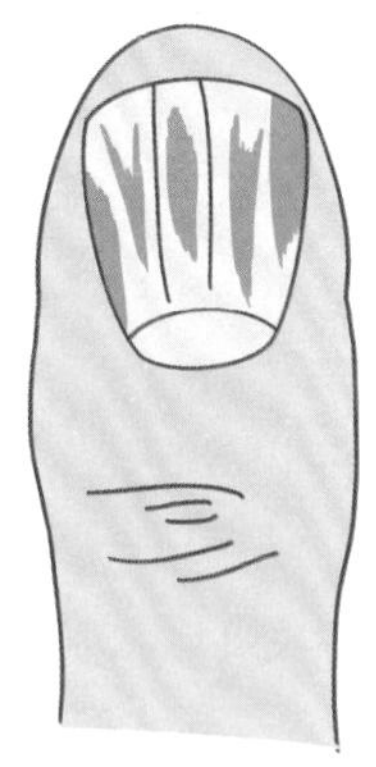
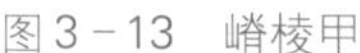
图3-13 嵴棱甲

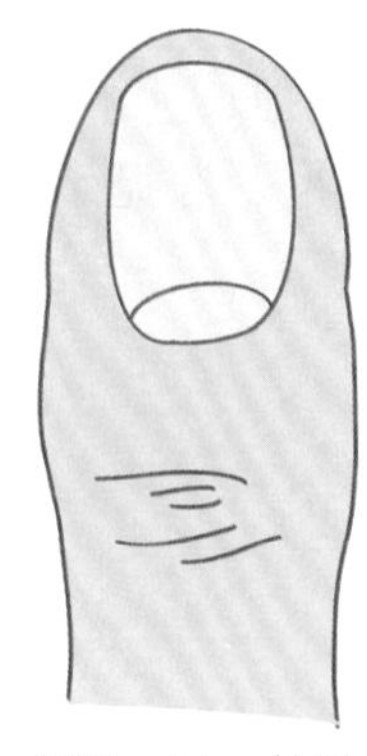
图3-14 长甲

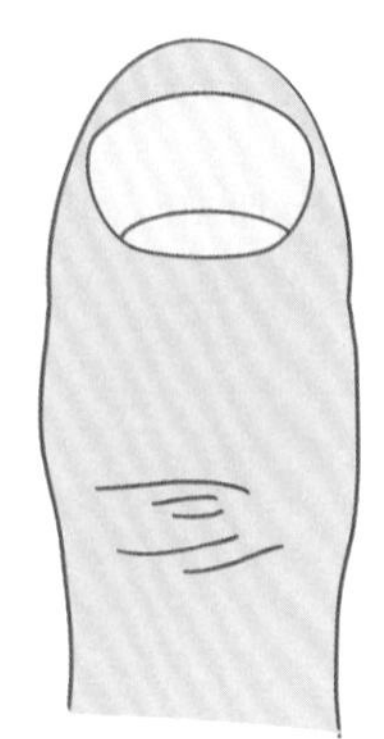
图3-15 短甲

15. 圆甲（图3-16） 甲面紧扣左右肉际，与甲上端肉际缘共同构成半圆形甲，甲皱一般不整齐，甲色和甲下色基本正常。提示爆发力强，身体强壮，情绪不稳，易患眩晕症、偏头痛及代谢病。

16. 卵甲（图3-17） 甲面边缘与顶端围成卵形，整个甲面四周曲线缓和无棱角，对光观察甲面上有轻微的纵向纹，甲色、甲下色及半月正常。提示身体健康，情绪不稳定，不满足感强，易患胃病及头痛、失眠等症。

17. 窄甲（图3-18） 甲面左右横径小，两侧肉际较宽，左右径长为甲长的1/3。仔细观察，可见甲色不均匀，也易出现较轻微的横向条纹。提示易患颈腰椎病、骨质增生及心脏病。

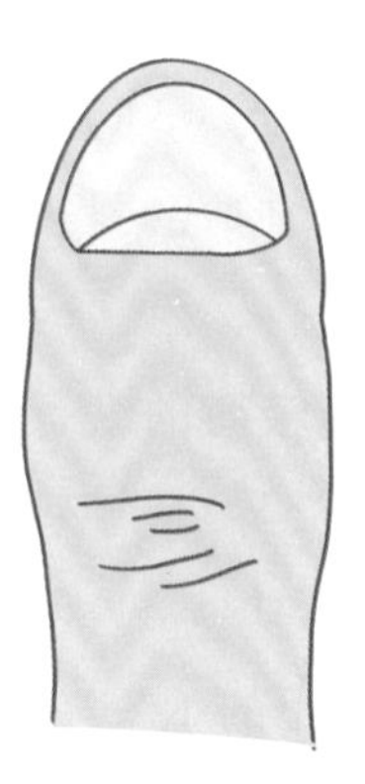
图3-16 圆甲

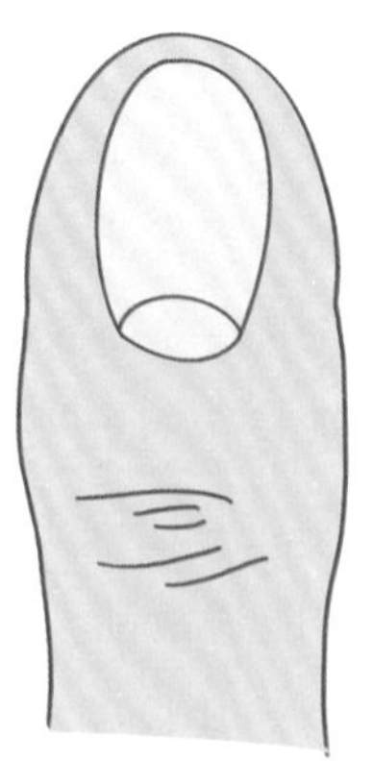
图3-17 卵甲

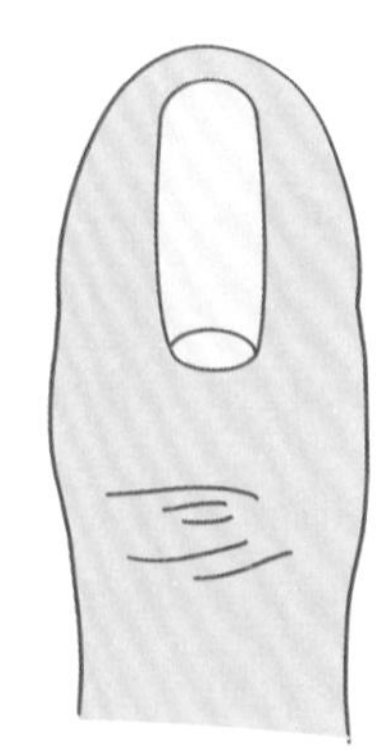
图3-18 窄甲

18. 阔甲（图3－19） 甲面横径大，顶端更显，甲根部凹大，半月相应偏长，甲面对光可见纵横条纹，但较轻微，甲色和甲下色尚正常。提示易患甲状腺功能变异性疾病、生殖功能低下症等。

19. 方甲（图3－20） 横径不及阔甲，甲长不及末节指节的一半，甲显方形，甲色、甲下色及半月正常，甲面有时亦现红斑，甲下色红紫相同。提示易患循环系统疾病和心脏病。

20. 梯甲（图3－21） 甲远端横径小于根部，甲面长度适中，整个甲面如梯形，甲色、甲下色和半月较正常，有时半月可呈三角形或呈梯形。提示易患呼吸系统疾病，如肺炎、支气管炎等。

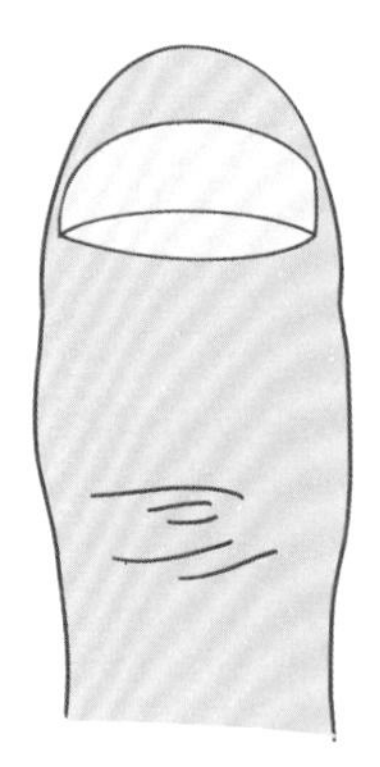

图3－19 阔甲

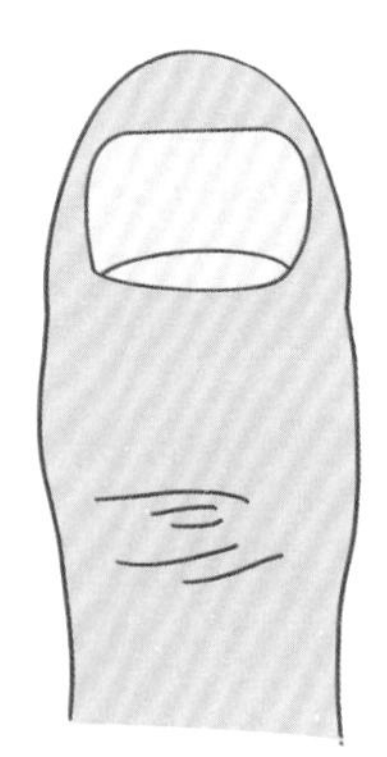

图3－20 方甲

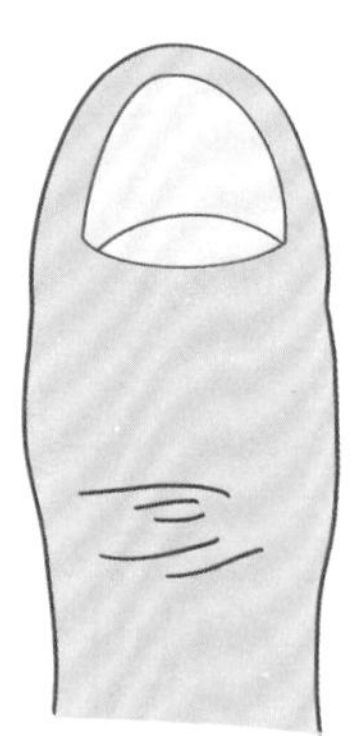

图3－21 梯甲

21. 三角甲（图3－22） 甲远端宽度大于甲根部，半月多呈三角形，甲色、甲下色大致正常，有时甲下色易白紫相间，按压甲面后甲下色恢复较慢。提示易患中风、脑血栓等脑血管疾患。

22. 黑线甲（图3－23） 甲面上出现一条或几条细而黑的纵行线，甲下色不均匀，甲皱不整齐，半月泛红偏斜。提示患内分泌失调症、妇女经期不稳、行经腹痛及脑力、体力消耗过大。

23. 凸甲（图3－24） 甲面中央明显凸起高于四周，甲远端部下垂，像贝壳或倒覆的汤匙，对光观察甲面上有凹点，甲色及甲下色偏白，半月色偏粉红。提示易患结核病，甲根部紫色者更应注意。

24. 凹甲（图3－25） 甲面中央凹下低于四周，甲面上可见凹点与纵纹，甲下色不均匀。提示肝、肾功能不佳，易于疲劳，精力不充沛，也易患不育症。

25. 串珠甲（图3－26） 甲面出现纵向凹凸不平的串珠样或甲面内有串珠样斑点。提示营养不良或吸收功能障碍，微量元素缺乏及消化器官的疾患。

26. 偏月甲（图3－27） 甲半月偏斜不正，而不再呈半月形，甲下色粉或粉中有苍白暗区。提示体力消耗大，或营养吸收不好，入不敷出，造成机体抵抗力下降。

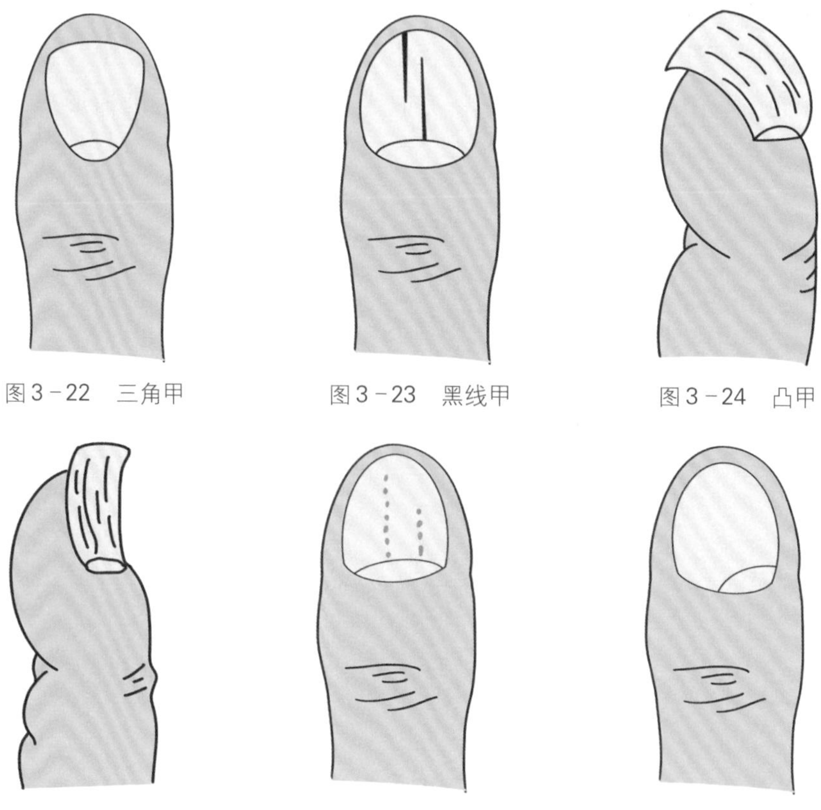

图3－22 三角甲　图3－23 黑线甲　图3－24 凸甲

图3－25 凹甲　图3－26 串珠甲　图3－27 偏月甲

27. 缺月甲（图3－28） 指甲无半月。如果拇指有，余下各指没有，且甲下色淡黯呈粉红色。提示近期饮食起居失常，情绪紧张，身体疲乏，机体抵抗力减弱。如果所有指半月均无，易患循环系统疾病及血液病。

28. 筒状甲（图3－29） 指甲卷曲如筒状，又称为葱管甲。多见于久病体虚之人，或安逸少劳之人。多是气血两虚，机体抵抗力很弱，易患绝症。若以指压甲板，甲床苍白为血虚；松指仍显苍白，兼示气弱。

29. 倒甲（图3－30） 为爪甲忽然倒生肉内，刺痛如锥，又称嵌甲，其甲面透明度降低，半月有时不整，多发于足趾。提示易患神经系统、循环系统障碍，如神经官能症、自主神经功能紊乱、先天性心脏病等。亦可因鞋靴窄小挤压，或受外伤，或生甲癣趾甲粗厚所致。

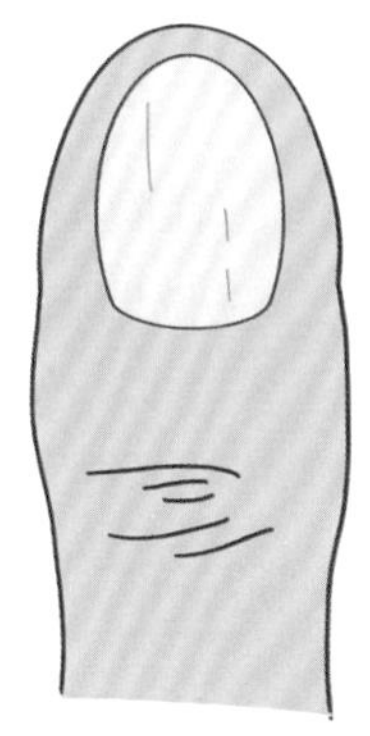
图3－28 缺月甲

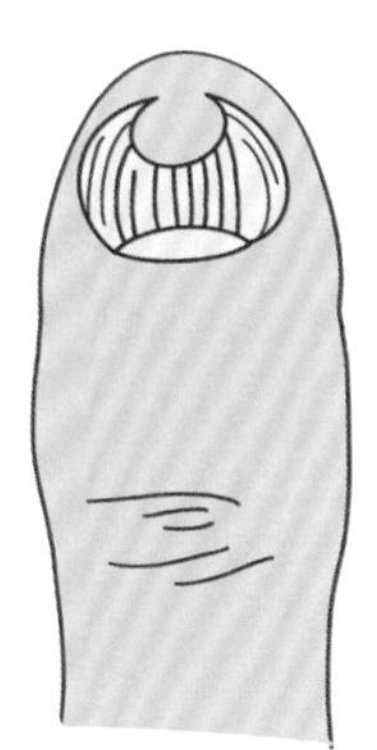
图3－29 筒状甲

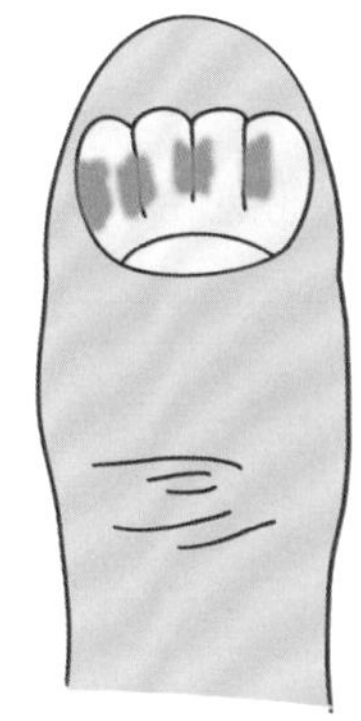
图3－30 倒甲

30. 柴糠甲（图3－31） 甲面光泽黯淡且自远端两侧增厚，变脆枯槁，呈黄朽木色，粉状蛀蚀或缺损，表面高低不平。提示循环功能障碍，肢端不得荣养而受风湿侵袭。易见脉管炎、肌肉萎缩、甲癣等。

31. 云斑甲（图3－32） 在指甲的中心部呈现条状或细块状、边缘不整齐的白色云斑，称为指甲云斑。此甲多见于小儿，多提示体内有蛔虫。云斑大、色浓者，提示蛔虫亦多；反之，云斑小、色稀者，提示蛔虫亦少。

32. 花甲（图3－33） 在儿童拇指、食指的指甲上，呈点状如大头针头大

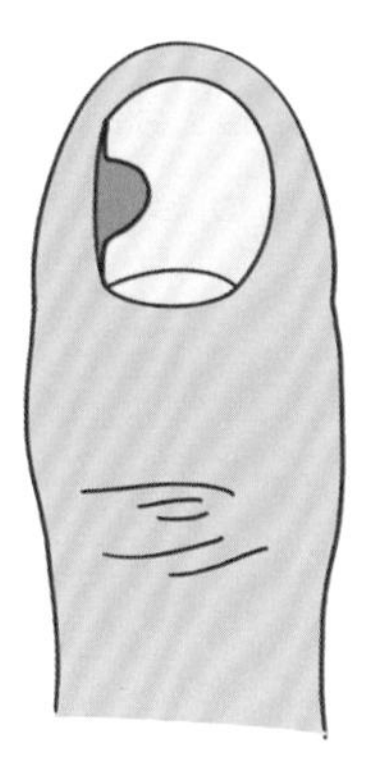
图3－31 柴糠甲

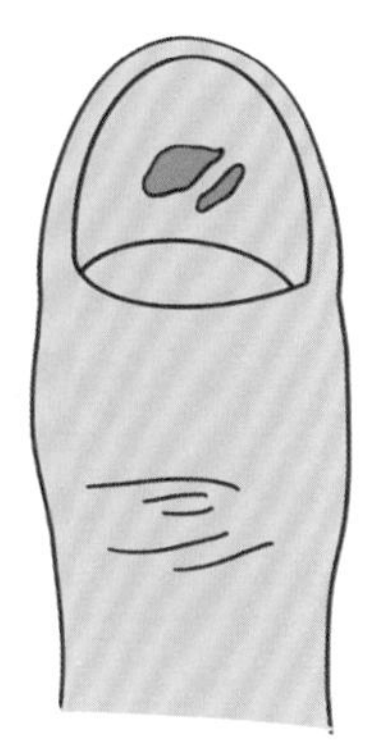
图3－32 云斑甲

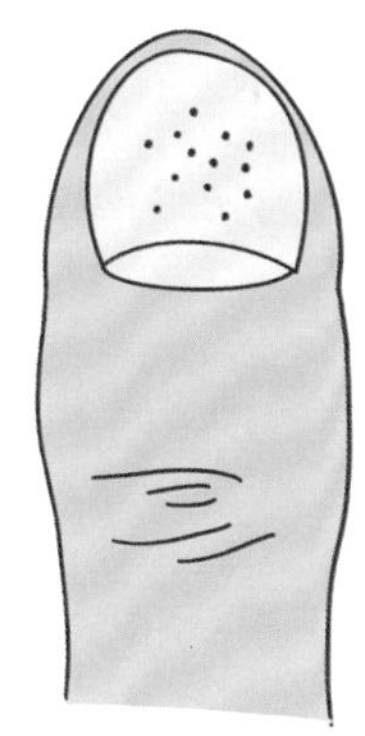
图3－33 花甲

小、形圆的白色斑，与指甲红白相间，称为花甲，亦为蛔虫病的征象。白色斑大、色浓、出现的指多者，提示蛔虫亦多；反之，白色斑小、色稀、出现的指少者，提示蛔虫亦少。

33. 红斑甲（图3-34） 甲面上有红斑红点，甲下色紫暗或红白相间，半月不规整，甲皱不整齐。提示易患循环系统疾病，如心内膜炎、慢性出血症、血小板减少等。

34. 花斑甲（图3-35） 甲面光洁度不好，甲色不明润，有隐黄暗斑块，亦有微现的纵纹。提示患有消化系统疾病，并伴肠道蛔虫症，或长期神经衰弱，易于疲乏倦怠。

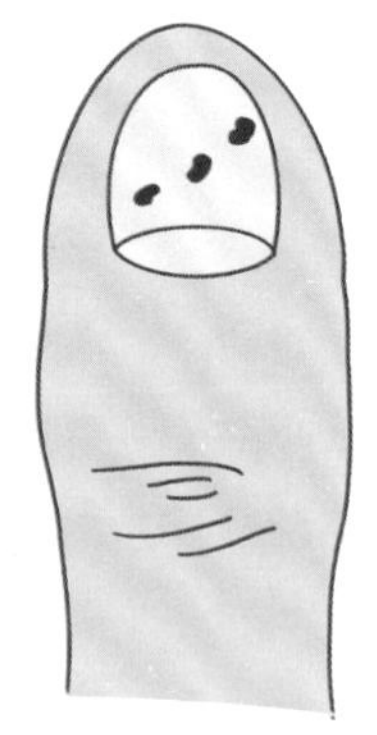
图3-34 红斑甲

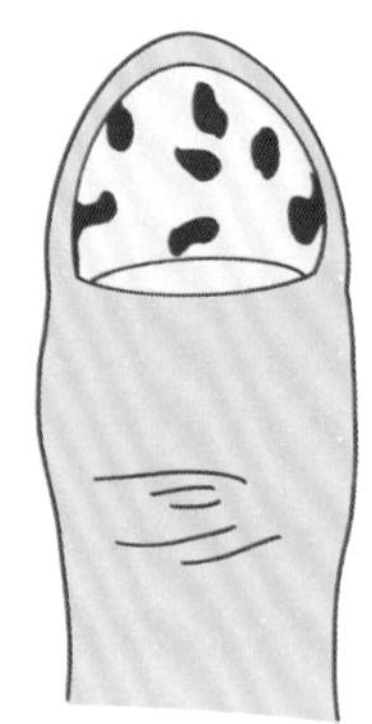
图3-35 花斑甲

35. 扭曲甲 指甲扭曲变形，失去光泽，称为扭曲甲。多因肝气虚，或血不荣筋，以致爪甲失荣。

36. 球形甲 指甲板增宽，并向指尖弯曲，呈球面，指端粗大如蒜头，故又称蒜头甲。多为气虚血瘀所致。若压之孙络如细丝涌沸，多为气机郁窒，血行瘀阻。常见于咳喘、痰饮、肺痿、劳瘵、心阳虚衰之胸痹以及肝郁之癥瘕积聚。

37. 瘪螺甲 指甲瘪缩，甲床苍白，称为瘪螺甲，俗称瘪螺痧。多因大吐、大泻、大汗，以致气津暴脱，或暴病亡阴之重笃者，津涸液竭，致指甲瘪缩。

38. 啃缺甲 小儿自咬甲缘，以致缺损，称为啃缺甲，多为疳积或内有虫积。

39. 胬肉甲 甲皱襞增殖，贯入甲床，胬肉盘根，甲板缺损，称为胬肉甲，为血不循经，赘生胬肉。

40. 瘸瘕甲　为甲下赘生肿物，顶起甲板，又称甲下赘疣。其疣软者为血瘀，坚者为骨疣，皆气血瘀滞所致。

41. 杵状甲　指、趾末端肥大，甲板亦明显向纵、横方向增大，呈凸状膨出，向指、趾尖端包围弯曲，称为杵状甲。多由气血不能循行畅达，阻于络脉而成。

42. 手足逆胪　为甲根皮肤皱襞剥起，俗称倒枪刺。乃因风邪入于腠理，血气不和之故。

43. 甲沟糜裂　在左侧或右侧的甲沟，呈韭叶状糜样裂开，触之有痛感，可在每一个甲沟出现，此为蛔虫病的征象。无论成人或儿童见之，其临床意义均相同。

44. 甲印异常　正常甲印（半月）不超过指甲总长度的1/4，边缘整齐。甲印过大（一般超过甲长的1/3）者，多为气血旺盛；甲印过小（稍露边缘）或无甲印者，多为气阴不足；甲印边缘不齐者，多为气血不调。

45. 弧线异常　正常为淡红色，边缘整齐，隐约可见。弧线变明显且宽者，多见于外感风寒、荨麻疹、营卫不和等证。

46. 报伤甲征　指甲下出现星状、片状或块状且按之不散的瘀血斑点，其颜色呈暗红、青紫、黑色或黄色，称为报伤甲征（图3－36）。若甲下斑点按之即散，则为假性甲征，无诊断意义。若伤征在拇指甲，示伤在头部；伤征在食指甲，示伤在“血脏部”（锁骨以下，膈肌以上）；伤征在中指甲，示伤在“心肝部”（膈肌以下，脐以上）；伤征在无名指甲，示伤在“肠肚部”（脐以下，耻骨联合以上）；伤征在小指甲，示伤在“命门部”（耻骨联合以下）。同时，每一指甲又可分为东、西、南、北、中五个方位，以表明受伤的相应部位。以拇指为例，如报伤甲征在拇指甲正中，示头部正中有伤；在东方，示头部左侧上部有伤，在西方，为右侧上部有伤；其他各指类推。若报伤甲征贯穿任何一指的南、北、中三个方位，为伤在背脊的相应部位；从东或西方延伸到甲沟，为伤在背部之左侧或右侧。伤征呈暗红色，为3～5个月内受轻伤，在气分，预后良好；呈青紫色为半年至两年内受伤，较重，在营分，或受伤时间虽短，但伤重，预后也较好；呈黑色为2～5年内受伤，很重，在血分，预后差；呈黄色为伤在5年以上，或时间虽短而伤极重，为气血两伤，预后多不佳。甲下瘀血点呈点状者多为钝物所伤，呈条状者多为撕裂伤或棍伤，呈片状者多为挤压伤。

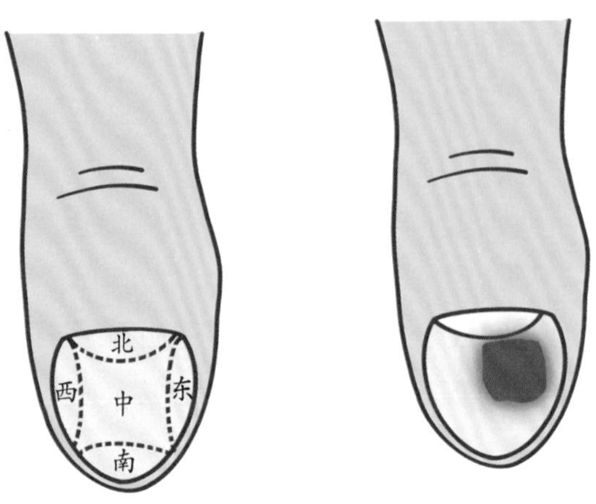

图3－36　报伤甲征

47. 指甲孕征　据报道，妇女妊娠时，在指甲上呈现指甲孕征，即妇女停经，按压其拇指甲，呈红活鲜润者为孕征，暗滞无华的为月经病。

（二）爪甲色泽变化

《形色外诊简摩·诊爪甲法》认为，爪下之血色，亦与面色同法，若按之不散，或散而久不复聚者，为血死之征。一般认为血色恢复慢者为气滞或血瘀；不复红者多是血亏，不散是瘀血。因肝主筋，甲为筋之余，爪甲的色泽对肝病有特殊的预报意义，如指甲明润光泽丰厚而实为肝血充、肝气旺之象，而指甲枯瘪晦滞或薄而不滑，或㿠白粗裂为肝虚气血大亏之兆；足小趾甲枯萎少泽提示肾气虚，因足少阴肾经起源于足少趾之故。

1. 白色　指甲软萎㿠白，压之白而无华，多是元气亏损，肝血不荣。一般色苍白者为虚寒，多因脾肾阳衰；色淡白者，多为血虚或气血两虚。现代研究发现，甲半月苍白，指甲扁平苍白为甲状腺功能低下的征兆；爪甲淡白见于急性失血或慢性贫血患者。

2. 黑色　表现为爪甲出现带状黑色或全甲变黑色或黑褐色，压之不褪色。爪甲乌黑者，主瘀血而痛，或死血内凝；若黑而枯槁者，多为凶候；若发生于久病之后，多属肾绝之象；若甲黑而伴见肢厥呕逆，颜面乌青，其病凶险；小儿爪甲青黑，忽作雅声者，为肝绝；若因局部外伤挤压所致，必是瘀血，并非死证。

3. 青色　表现为爪甲青紫、失去光泽。爪甲色青，多为寒证，青色近乎蓝。实证见蓝色甲，多属瘀血，或为心血瘀阻，或为肝经受刑；虚证见蓝色或青紫，多属恶候；若病久而见爪青，手足亦青者，是为肝绝，其预后不良；甲色青紫，多为邪热重笃，气血郁滞。

4. 红色　爪甲红赤多主热，一般为气分有热；若色鲜红，则多为血分有热；若红而见紫或色绛者，为风热毒盛，邪犯心经，或为痹证、历节风等；红紫且暗或紫绀者，为气血瘀滞，见于久痹，或为痰火风热阻于胸肺，气血郁闭。但爪甲色红见于饮酒、洗澡之后，为正常现象。

5. 黄色　爪甲色黄，多为黄疸，若黄如被柏汁所染，为湿热熏蒸所致，多为肝胆疾患。其色以鲜明者为顺，黄且黯滞者多凶。若甲板色黄，边缘为黑色，伴有腹胀便溏，乏力气短，饮食无味，面目及肢体浮肿等，称为黄甲综合征，多因脾气不足、饮食失节或偏嗜五味，以致脾胃中气受损所致。若指甲表面呈现晦黄色，而无其他黄疸症，多见于呕血、血漏等慢性疾患而呈脾肾两虚者。林紫宸报道肝癌、胃癌、子宫癌患者，其指甲表面必现晦黄色。

6. 绿色　表现为爪甲部分或全部变绿，压之不褪色。如为铜绿假单胞菌感染或白色念珠菌感染者，有时能使爪甲变成绿色，并伴有甲分离及甲沟炎，称为绿甲综合征，常由湿热毒邪外袭而成。另外，长期接触肥皂、水湿或从事染织的女工亦可发生绿甲。

（三）血气符号变化

将指甲划分为9份或划分为4份，根据血气符号（或称标号、信号）在指甲上各划分区内出现的形态和色泽的变化来诊断疾病（图3－37）。指甲上常见的血气符号（图3－38），其大小、形态各式各样，一般归纳起来可分为圆形、半圆形、椭圆形、月牙形、条形、钩形、八字形、三角形、锥形、哑铃形，以及点状、线状、片状、棒状、云雾状、波浪状等，但每一种形状也并非绝对一致，相同的形状间互有差异。血气符号色泽在指甲上可反映病变程度和病情的变化，常见血气符号的颜色有红、淡红、紫红、紫黑、黑、黄、淡黄、白、灰等，泽亦有荣润、鲜明和晦暗、枯槁之分。一般在临床上疾病的急性期或病变活动期，其符号的色泽呈鲜红或紫红；缓解稳定期则变淡红色；病情加重时可变紫、变黑。在观察符号色泽或形态及位置时，可用捏、捩、推、挤、揿等手法来对比、识别指甲上的血气符号，然后再根据符号在指甲上的位置来判断病位。

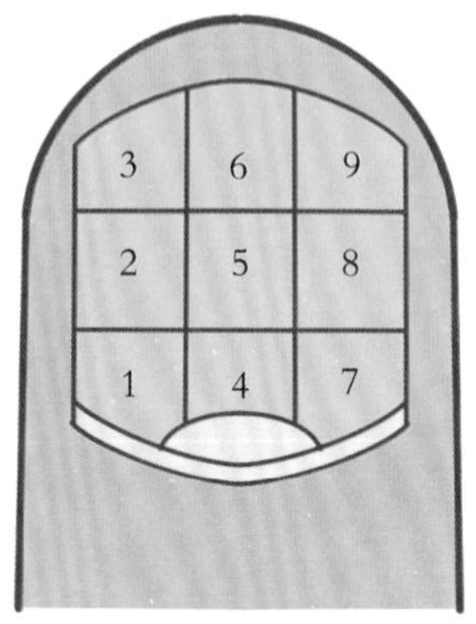

1、2、3 分别为桡侧近端、中端、远端；4、5、6 分别为中部近端、中端、远端；7、8、9 分别为尺侧近端、中端、远端

图 3－37　指甲分区（右手）

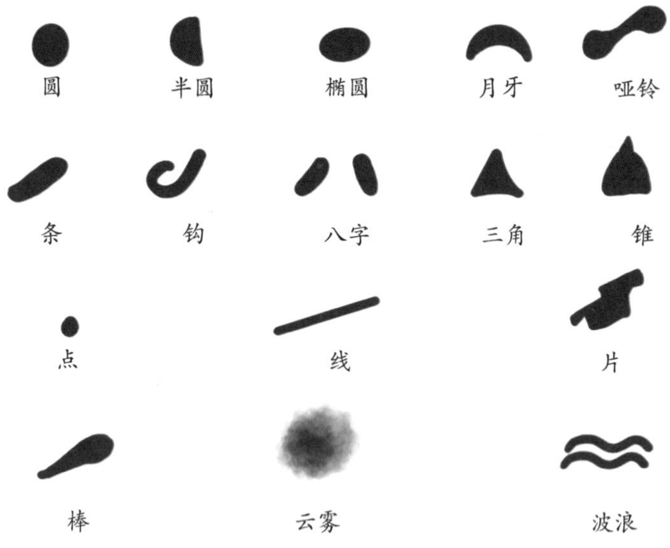

图 3－38　血气符号形状

1. 拇指指甲　主要反映头颈部疾病，其中包括颅脑、眼、耳、鼻、咽喉、口腔及颈部。两手的拇指甲相同，但左右方向相反。常见病症有上呼吸道感染、

偏头痛、鼻炎、鼻旁窦炎、咽喉炎、扁桃体炎、口腔炎、牙周炎、龋齿、中耳炎、视力减退、颈淋巴结肿大、脑肿瘤等。

2. 食指指甲　主要反映上焦、上肢及部分咽喉部和中焦的疾病。其中右食指指甲主要反映肺、气管、食道、乳房、胸背、手、肘、肩及咽喉、颈部的病症，常见为急、慢性支气管炎、支气管哮喘、肺炎、肺结核、肺气肿、胸膜炎、食管炎、食道肿瘤、咽喉炎、乳房肿瘤、颈、胸椎肥大以及手、肩等疾患。左食指指甲与右食指指甲基本相同，但左右方向相反，且其中包括心的病症。常见病症除与右食指指甲相同外，还可见高血压、低血压等病。

3. 中指指甲　主要反映中焦及部分上、下焦疾病。其中右中指指甲主要反映胃、十二指肠、横膈膜、肝、胰、肾、肺及胸、腰、大肠等病变。常见病症有胃痛、慢性胃炎、胃及十二指肠球部溃疡、幽门、贲门疾患、横膈膜炎、肝肿大、肾疾患等。

在左中指指甲，除还包括“心”外，基本与右中指指甲相同，但左右方向相反。常见病症有冠心病、风湿性心脏病、心肌炎、心动过速、早搏、主动脉硬化、左心室扩大等心血管疾患，以及胃炎、胰腺炎、糖尿病等。

4. 无名指指甲　主要反映下焦及部分中焦的疾病。其中右无名指指甲主要反映肝、胆、胰、肾、大小肠、膀胱、生殖器官及膝、腰部等病变。常见病症有肝炎、肝硬化、转氨酶升高、胆囊炎、胰腺炎、结肠炎、肾炎、风湿性关节炎、腰椎肥大以及子宫、肛门的疾患。在左无名指指甲，主要反映脾、胰、子宫、尿道、输卵管、外阴、肛门等部位的病变。常见病症有脾肿大、胰腺炎、肾炎、输卵管炎、直肠炎，以及子宫、尿道、前列腺、外阴、肛门的疾患。

5. 小指指甲　多反映膝以下的疾病，如跟骨、跖骨部位的病证。

四、现代研究进展

中医望诊是中医诊断学中的重要方法之一，其中望指甲诊病是一种常用的望诊方法。通过观察指甲的颜色、形态、纹理等特征，可以了解人体脏腑经络的状况和疾病的发生发展情况。近年来，随着科技的发展和中医理论的深入研究，越来越多的研究对望指甲诊病进行了深入探究。现就中医望指甲诊病最新文献进行综述，以期更好地了解该诊疗方法的最新研究进展。

为了更好地推行甲诊，彭清华、孔凡族、杨梅、王艳荣、孙朝润等人论述了甲诊的源流、内容、临床意义与重要性以及应用，特别是《中医局部特色诊法》一书中专门列了章节详细介绍了甲诊。为了更好地一目了然了解病甲真实样态，张春柱、周幸来、赵理明等出版了甲诊对照图谱，这有利于看图识别真实的病甲。

另外，一些学者为了证明中医甲诊的科学性，也进行了相关的宏观、微观解剖结构研究，如研究甲诊的资深学者靳士英为了中医甲诊提供血管形态学依据做了甲床动脉的解剖学研究，通过用血管铸型标本、手术显微镜及扫描电镜观测等方法研究了甲床的血供，结果发现甲床的血供丰富，由于血流变化而引起的甲床色泽的改变，是中医判断疾病病情的依据。赵上果通过对65例（肝血虚证、肝阴虚证、正常人）指甲的扫描电镜观察，建立了指甲扫描电镜检测方法，并从指甲超微形态变化上探讨了与脏腑功能的相关性，认为古人所云“肝……其华在爪”与爪甲的形质、色泽关系密切，但反映在表面微观形态上影响较小，指甲增厚可能与肝血亏虚有关，但甲小皮翻卷数量和甲下纹痕平均间距不受肝之功能变化影响，为中医望诊“望爪甲”客观化提供参考。

赵文静等人采用数码显微镜和扫描电子显微镜对正常指甲、宽大指甲、凹陷扁平指甲、平直指甲等9种指甲进行微观化研究，从不同的显微结构形态得出3点结论：①正常指甲的甲小皮组织为平滑、密实的板层结构，层叠生长，层间间隙小，未见有缺损或孔洞的存在；异常指甲为破损的板层结构，板层间空隙较大，表面不光滑，局部有孔洞或团粒状结构；②从扫描电镜得到二次电子信号图像的强弱可以间接地推断指甲所含原子序数小于20的金属微量元素的高低；③将指甲的微观结构与宏观望甲诊断结合起来，优势互补，取长补短，通过指甲的宏观与微观特点差异的对比，对各类指甲进行综合分析，更准确地推断人体的健康状况，对中医“甲诊”的发展具有重要意义。唐娟娟等利用扫描电镜分别对正常、有黑线、白点、黑点、横凹、竖凸条纹、黄色、甲分离等8种指甲样品进行了微观结构表征和元素分析，发现：①与正常指甲的甲小板平整、紧致、光滑，板层结构呈叠层生长，较少间隙与裂缝的微观结构不同，其他指甲表现出甲小板不同程度的破损，表面疏松，或有沟壑，或有较大孔洞，偶见有团粒状结构等异常现象；②虽然青年和老年指甲中均含有C、O、S、

Ca、Na、Fe 等基本元素，但老年指甲中 Ca 和 Co 含量比青年少，而 Na 和 Al 含量比青年多。指甲微观结构和成分的这些变化说明由人体器官为指甲生长提供营养物质成分和数量的改变，同时也预示这些器官功能状态的变化，因此通过对指甲显微结构的观察可以了解人体健康状况，为临床诊断提供参考。

甲诊也同时存在于我国一些民族医学中，蓝毓营曾从理论基础、诊视方法、观察内容、临床应用等方面对比分析过壮医甲诊与中医甲诊的异同。手相诊断学将望爪甲作为重要内容，以了解全身的基本信息资料，具有经济、简便、安全、有效等特点，在未病先防、诊断特定疾病及判断疾病预后方面有独特优势。

作为其中的一项重要的甲征，报伤甲征引起了杨逸淦等人的重视，从原理、诊察方法、颜色主病、指甲分区做了论述，并简要介绍了不同指甲的报伤甲征在疾病诊断中的运用。同样地，甲诊也被用于了研究肿瘤疾病，付婷以非恶性肿瘤患者 52 例为对照，通过统计分析观察 76 例恶性肿瘤患者的指甲变化，探索恶性肿瘤患者指甲甲板、甲床、甲周的特点，发现恶性肿瘤患者指甲有其特有的征象，甲板色泽变化主因来源于抗肿瘤药物的色素沉着，甲板横向纹彩变化可反映患者近半年内的化疗次数；甲板无光泽可反映出肿瘤患者邪盛正衰的身体状态；甲板形质异常多为长期消耗、气血不足的表现；杵状指多为肺系疾病尤其是肺部恶性肿瘤的特有征象。甲床苍白色反映出恶性肿瘤患者机体气血亏虚的状态；甲根部紫色主因微循环障碍，瘀血阻滞；半月痕扩大与浑浊表明恶性肿瘤患者机体过度消耗及思想负担过重。甲周角化过度、皲裂、甲皮分离、皮带缘白粉变均反映出肿瘤患者机体津液不足的状态。该研究总结出了恶性肿瘤患者的指甲甲象特点与其机体整体状况的关系。

随着智能化的发展，王瑞云设计研究了中医甲诊系统，从甲象诊断需求以及特征出发，提出了基于计算机视觉的中医甲诊客观化研究方法，设计了中医甲象采集系统，探索了甲象分割方法，定义了甲象分析指标，制定了甲象分类标准，为甲诊客观化智能化的探索提供了新的思路。

第三节 望小儿食指络脉

一、概念与原理

望小儿食指络脉，原称望小儿指纹，《四诊抉微》《医宗金鉴·儿科心法要诀》皆称为“虎口三关脉纹”，虽称指纹，实指手太阴之络脉，故称脉纹较为贴切。为避免与一般习称之“指纹”概念混淆，全国高等医学院校教材《中医诊断学》依据其实质改称为“望小儿食指络脉”。

食指内侧络脉是由手太阴之脉分支而来，故望食指络脉，与切寸口脉、望鱼际络脉是同出一辙的，其原理和意义也相似。手指食指部位不仅有手太阴肺经的分支循行于此，而且是手阳明大肠经的起源部位以及手阳明经筋所出，因此亦为气血较为集中的部位，加之小儿皮肤嫩薄，脉络易于显露，食指络脉更是显而易见。食指络脉的显现与分布，可分为风、气、命三关。食指第一节横纹，即掐指法寅的部位，曰风关，其部位当是从掌指关节横纹算起，至第二节横纹之间；第二节横纹是卯的部位，曰气关，即第二节横纹至第三节横纹之间；第三节横纹为辰的部位，曰命关，即第三节横纹至末端。食指络脉定三关，对三岁以内小儿均适用。

二、诊察方法

诊察小儿食指络脉时光线宜充足，令抱小儿向光，医师用左手握小儿食指，以右手大拇指从命关向气关、风关直推，用力要适中，推数次后，络脉愈推愈明显，便可进行观察，主要察其脉络的隐露、淡滞、色泽、形态等改变。病重患儿，络脉十分显著，不推即可观察，但推按却另有意义，可诊其气血灵活与凝滞。

三、诊法特色与临床意义

望小儿食指络脉，是中医儿科临床诊断中重要的诊法之一。该诊法融合经络学说、五色主病理论、寸口脉学说等思想，自唐朝起源，历经多代医家验证传承至今，是值得用现代科学探索发展并推广应用于临床的中医儿科诊断方法。该诊法补充完善了临床四诊信息，利于辨证论治，不仅可作为诊断用法，还可作为病情观测指标并判断疾病预后、转归，部分现代医学研究结果亦证实该诊法具有科学性及临床诊断意义。正常的小儿食指络脉，应呈浅红色，红黄相间，或略微带青，不浮不沉，隐现于风关之内，大多不明显，多是斜形、单枝、粗细适中。但粗细也与气候寒热有关，热则变粗增长，寒则变细缩短。长短也与年龄有关，一岁以内多长，随年龄增长而缩短。在临床上常见有这些方面的异常情况。

（一）小儿食指络脉异常色泽

小儿食指络脉的颜色有白、黄、红、紫、青、黑六种。色红浮露者，主外感表证，多属风寒；色紫者，主内热，多属邪热郁滞；色青紫者，多为风热；色青者，主风、主惊、主各种痛证；色淡红者，为虚寒；色白主疳证；色黄为伤脾；色黑为中恶；色深紫或紫黑者，主血络郁闭，为病危之象。

（二）小儿食指络脉浮沉

络脉浮露者，主病在表，多见于外感表证；沉滞者，主病在里，多见于外感和内伤的里证。

（三）小儿食指络脉浓淡滞活

食指络脉色深浓的病重，色浅淡者病轻；无论络脉何色，凡推之质淡流畅者，多属虚证；如滞涩不活，推之不流畅者，多属实证。临床有阴阳暴脱者，由于阳气不达四末，以致浅淡到不见其形；若邪陷心包的闭证，常致气血郁闭，络脉色深而滞。如淡而红者，多属虚寒；紫而滞者，多属实热。

（四）小儿食指络脉异常形态

食指络脉日渐增长者，为病进，日益加重；络脉日渐缩短者，为病退，日益减轻。但是也有津伤液竭、气阴两衰者，由于气血不充，而络脉缩短在风关以下。若阴虚阳浮者，多见络脉延长。络脉增粗者，多属热证、实证；络脉变细者，多属寒证、虚证。络脉单枝、斜形，多属病轻；络脉弯曲、环形、珠形、多枝，为病重，多属实证。

（五）望三关测吉凶

食指络脉出现的部位及其形色，恰好随邪气入侵的浅深而变化。若络脉显于风关时，是邪气入络，邪浅而病轻；若络脉从风关透至气关，其色较深，则是邪气入经，主邪深而病重；若络脉显于命关，是邪气深入脏腑，可能危及生命，故曰命关。若络脉直达指端，称为“透关射甲”，病更凶险，预后不佳。对于内伤杂病的诊法，也是如此，同样以络脉见于风关为轻，见于气关为重，过于命关则属难治或病危。

四、现代研究进展

（一）关于食指络脉诊法的溯源

《黄帝内经》首提手鱼际络脉诊法，并论述了络脉诊法的原理，认为百病之始生，必先本于皮毛。由于络脉较浮浅，脏腑经脉气血的改变，常通过体表络脉反映出来。手鱼之络，也是察络脉的常用部位。其中《素问》中“皮部论”“经络论”等篇都有观察络脉变化的记载，《灵枢》“经脉篇”及“论疾诊尺篇”等则有诊鱼际络脉的方法，但部位并未述及手指，未把这种方法具体应用于小儿。

到了唐代，将观察双手鱼际脉络的变化应用于病情的诊断得到了发展。王超的《仙人水镜图诀》中首提望小儿食指络脉诊病法，为解决小儿问诊切诊困难的局面，开辟了新的道路，其中所创立的风、气、命三关一直沿用至今。虎口三关纹络主要用于观察3岁以下小儿食指掌侧拇指一侧的脉络变化来诊察小儿疾病。其中以第1节为风关，第2节为气关，第3节为命关，纹络出现在风关，提示邪浅病轻；纹透气关是邪气较深；纹达命关则病情尤为严重。若是指纹延伸至指端为“透关射甲”，则为病更重。正常指纹红黄相间，隐现于风关之内。纹紫为热，淡红为虚，青色主痛，青兼紫黑是血络瘀阻，而唐朝与其相去不远的《千金方》《外台秘要》《千金翼方》三书均未提到食指络脉，故对此说也难做定论，有待进一步考证。

自宋始，临床医书中小儿指纹诊法的相关论述较多，逐渐形成完整的指纹诊法体系。小儿指纹诊法是由《灵枢》诊鱼际络脉法演变而来的，但正式起源于何时，学界争论颇多，据载唐代王超《仙人水镜图诀》流传于宋元明之时，其最早记载了这一方法，但此书于明末佚亡。目前主要是针对现存书目中宋代许叔微的《普济本事方》成书年代展开争论，大部分学者认为该书成书于1132

年，对小儿指纹的论述为最早，但有学者认为本书成书于1150年，并非比《小儿卫生总微论方》（成书于1150年）及刘昉《幼幼新书》（成书于1150年）早18年。李连达等人认为小儿食指络脉诊法乃宋代儿科医师钱乙所首创，《幼幼集成》说："指纹之法，起于宋钱仲阳"，因而现代不少学者也遵循这一观点。

然而经考证查对，发现现存钱氏《小儿药证直诀》中并无络脉诊的记载，所以高晓山、康诚之等认为所谓食指络脉诊由钱乙首创之说不能成立。黄攸立通过考证发现，明代医家所引述的《水镜诀》不是唐代王超的《仙人水镜图诀》，可能是元代曾世荣所作，因此不能作为证明小儿食指络脉诊法起源于唐代的依据。但据《幼幼新书》引述的王超《仙人水镜图诀》《杜光庭指迷赋》以及孙思邈之论和唐代"画指为信"在"立契"上的应用表明，小儿食指络脉诊法起源于唐代是可信的。

（二）食指络脉的解剖学研究

小儿食指络脉是指食指掌侧的络脉，一般均显而易见。有研究者通过用剥离法、组织学观察及活体调查，证实了此为汇入头静脉的食指掌侧静脉。林日铣等认为食指掌侧静脉较其余手指静脉粗而浅表，观察较为方便，故为望诊的理想部位。静脉周围为皮下脂肪组织，皮下脂肪薄者，食指络脉清晰浮现；皮下脂肪厚者，则指纹隐沉难见。故小儿体质的胖瘦往往影响食指络脉的望诊结果。有学者用解剖的方法发现，食指掌侧静脉汇入头静脉时有六种不同方式的类型，见到3例食指掌侧静脉有侧支，5例有并行静脉，2例有并行的食指掌侧固有动脉，6例为一条静脉，1例有两个分叉的属支。这种情况表明，此静脉的分布有先天性的个体差异，而食指络脉的形状亦应与此有不可分割的关系。

（三）食指络脉的颜色研究

现代医者临床观察发现，正常的小儿食指络脉颜色，65％为红色及紫红色，亦有报道86.3％的是淡紫色或隐而不显。解放军202医院小儿科观察了303例健康儿的络脉，其中59％是淡紫色，27.7％是紫红色。而沈永艾对451名健康婴幼儿的观察结果，37.3％的为淡紫色，42.6％的为紫色。因此正常儿的食指脉络一般是淡色，以红及淡紫色为多见。

异常的小儿食指络脉颜色，可分为以下几类。色青而浮主外感风寒；色紫而浮主外感风热；色青显露主风寒邪盛；色青而透气关偏重风邪；色红艳而浮属寒热转折之际；色青转紫主邪从热化；色紫隐青为惊风之变；色青而沉滞主寒极、痛证或气血瘀阻；色淡青而沉属脾气虚弱。外感风寒初起，其脉纹多色红而浮。据统计，寒证呈淡红色脉纹者占95％，如邪气化热，则随着体温的升高，络脉的颜色也由浅而深，变为深红，或由红而紫。据统计，紫色脉纹中属热证者占92.5％。若病情进一步发展加重，则食指络脉可变青变黑。至于虚弱之体，其气血每多不足，则食指络脉色多淡，常见淡红或兼黄色，脉络隐而不现。据统计，食指脉络色青者83.3％的主惊证。

食指络脉的颜色可反映血液的质与量及缺氧的程度。贫血和营养不良时，血液中的血红蛋白含量下降，红细胞减少，血色变淡，则食指络脉颜色亦淡。寒证时功能下降，代谢率低，耗氧少，血红蛋白及还原血红蛋白均少，故络脉多呈淡红。高热时机体对氧需要量增加，红细胞相应增多，同时静脉中的二氧化碳含量亦增，血色变深，故食指络脉呈紫色；如高热稽留不退，则血容量减少，血液浓缩黏稠，使络脉颜色进一步变深而呈青紫；脱水、休克也因同样道理而使食指络脉呈紫色。在机体缺氧的情况下，血中的还原血红蛋白含量升高，血液颜色明显呈暗红状态，故食指络脉色多青紫，甚则为黑。肺炎及心力衰竭的患儿有明显的缺氧情况，惊厥患儿也有不同程度的因呼吸障碍而引起的缺氧，因而食指络脉多呈紫色或青色。而食指络脉呈黑色多提示有血液瘀滞、末梢循环衰竭以及疾病严重危笃的情况。

临床上还发现某些中毒能使血液颜色发生改变，如当一氧化碳中毒时，血液呈樱桃样鲜红色，因而食指络脉也出现红色；亚硝酸盐、苯胺、磺胺类中毒，可产生深度紫绀，则食指络脉亦多呈青紫色。此外，食指络脉颜色也常受皮肤色素的影响。肤色浅的，食指络脉清晰；肤色深者，则络脉模糊或隐约不见。

（四）食指络脉诊法的适用年龄

对食指络脉诊法的适用年龄，明·鲁伯嗣著《婴童百问》中提出以“未至三岁”为宜，清·陈复正辑《幼幼集成》中指出“小儿自弥月而至三岁……不若以指纹之可见者与面色病候相印证”。后人多依此说而用于临床，其理由乃因小儿的皮肤娇嫩而薄，表皮的透明度高，因而可以清楚地看到毛细血管的形状和色泽。年龄愈小，其皮肤愈娇嫩而薄，所以食指络脉的显露也愈清楚。随着年龄的增长，皮肤逐渐加厚，则食指络脉也随之模糊不清。一般说来，食指络脉在三岁以下的小儿显露较为清楚，而对一岁以下的婴儿则更为显著。但也有人在观察了30例3～6岁的小儿食指络脉后，发现其与3岁以内小儿相同，因而认为年龄可推广到学龄前期，甚至也有主张至5～10岁的。

（五）食指络脉的三关

食指络脉的三关与病情有密切关系，食指络脉延长的机制，现代研究发现，与以下几个因素有关。

1. 静脉压升高　李树春等实验观察发现，食指络脉达风关时的静脉压平均为1～15 cm，气关时为7～20 cm，命关时为16～35 cm，提示静脉压与食指络脉的长短成正比关系。静脉压的升高，临床上表现为血液的瘀滞，如心功能不佳，则血流速度减慢，末梢循环衰退，血液在静脉内瘀滞，使远侧端不能看到的细小静脉扩张而显现出来。现代研究认为，小儿指纹的颜色能够从一定程度上反映出小儿缺氧的程度，若小儿缺氧越严重，则血中的还原血红蛋白就愈多，小儿的指纹也就越明显；因此在心气心阳虚衰以及肺热病的患儿中，多可见青紫的指纹，且大部分患儿指纹向命关延伸，这主要是由于机体静脉压有所升高所导致的；而指纹的充盈程度与静脉压的变化相关，静脉压越高，则患儿指纹充盈度也就越高，同时也越下向着指尖的方向发展。

2. 末梢血管扩张　呕吐、泄泻、温病后期阴血损伤、津液内竭（脱水及血液浓缩）或急性爆发性感染、晕厥等，都可引起末梢血管扩张，使食指络脉变粗伸长；自主神经兴奋性的改变，也可使血管的舒缩受到影响，因而使食指络脉的部位发生变化。气候的寒热，也会影响血管的舒缩，寒者收缩，热者扩张，则食指络脉也随之而有短长的现象可见。

3. 营养不良　此种患儿多较瘦弱，皮下脂肪也薄，因而本应难见之络脉也能显现，其食指络脉达命关的比例也较高。

（六）食指络脉诊法的临床应用研究

有关食指络脉诊法临床研究的报道较多。张笑歌指出胸腔积液患儿食指络脉的特点为：在风关上下，有两条皮下静脉，两端合拢呈梭形，且纹理较正常粗大，其色青紫无泽，血流迟滞。当积液消退或抽出后，梭状脉纹消失。此特点对诊断胸腔积液有可靠参考价值。通过33例休克脱水患儿的观察，发现其食指络脉逐渐呈向心退缩，且与休克严重程度基本一致。其口径变细，早期血流加速，与休克早期脉搏细数一致，且先于血压下降出现。30 例充血性心力衰竭患儿食指络脉中，风关以下 2 例，风关 2 例，气关 17 例，命关 9 例，一般均向指端伸长，且形态粗曲，血流迟缓，色多紫暗。

余光开等观察食指络脉变化与疾病的关系：上感以浮为最多，平次之，沉最少；气管炎、佝偻病以平最多，浮、沉相对较少；在比较严重的流行性乙型脑炎、白喉、百日咳等病中，以沉最多，且由于缺氧、静脉瘀血、静脉压增高，故透入命关者较多，纹色以紫色为较多；心衰以青色较多；色淡者在佝偻病中比例较高，其与贫血有关。

李树奇探讨了树枝形食指络脉与婴儿内热的关系，认为 6 个月以内小儿食指络脉末端乱如树枝状，对婴儿内热的诊断有一定意义。树枝形络脉为过气关后开始分支，色紫红，纹端多接近命关，病久可达命关，但未发现危象，内热消除后，络脉可自然消退。

张会敏对 106 例新生儿肺炎患儿的食指指纹进行观察，通过观察统计患儿食指指纹显现部位、程度、颜色及流畅度，发现小儿指纹颜色可反映体内缺氧程度，缺氧愈重，指纹颜色愈青紫；小儿指纹显露程度（浮沉）可间接反映心脏功能；指纹出现部位（风、气、命）与患儿喘憋程度相关。提示对患儿指纹颜色、三关位置及动脉氧分压的观察与监测有助于判断新生儿肺炎的程度，望小儿指纹可为新生儿肺炎的早期诊断提供临床依据。韦玉英在治疗 3 岁以下小儿视神经萎缩时，在问诊的基础上参照《幼幼集成》小儿指纹理论，通过观察指纹来确定证型给予中药治疗，取得较好的疗效。

方桦发现，小儿指纹三关位置与早产儿呼吸窘迫综合征（Neonatal respiratory distress syndrome，NRDS）的发生及严重程度相关，轻、中度 NRDS 三关位置以气关为主，重度 NRDS 以命关为主，其中指纹位置在气关及气关以上对 NRDS 的早期诊断有指导作用；NRDS 患儿指纹颜色以紫红和青紫常见，轻、中度 NRDS 以紫红为主，重度 NRDS 以青紫为主，故临床通过观察小儿指纹三关位置及颜色变化可辅助 NRDS 早期诊断病情轻重、判断转归。

黄剑英等对小儿食指脉络与新生儿窒息 Apgar 评分的相关性进行了分析，发现窒息的新生儿与正常新生儿食指脉络有显著不同，发生窒息的新生儿其食指脉络大部分透过气关甚至可达命关的，颜色以鲜红、紫为主，以指纹沉为主。

胡培德通过16例指纹直透命关的患儿的临床分析，认为指纹直透命关可以作为心血管功能不全的辅助体征。心血管和周围循环调节功能紊乱，血管张力改变，血流速度减慢，毛细血管循环障碍，使血液郁滞在末梢血管，指纹充盈度便相应升高，于是通透命关，甚至穿关射甲。但一些疳积小儿皮肤腠理俱薄，或屡发气急顿咳，指纹亦可直透三关。

姚伟然等报道，健康小儿指纹除隐而不显外，88.5％的到风关或过风关。轻症疾病一部分指纹隐而不显，大部分过风关1/2以上，乃至气关、命关者在比例上明显增加。张先新统计了604名儿童的指纹，健康儿多数在风关、气关（占71％）；少数在命关或气、命关（占29％）。汝兰州观察了1 376例3周以内的乳幼儿，其中健康儿及轻病儿的指纹在风关者的比例为最高，分别占33％及39.5％；重病儿则主要在气关，占58.2％，命关次之，占31.1％；危重症患儿则主要在命关，占66.2％。以命关的出现率来看，则健康、轻病患儿、重病患儿、危症患儿的比率是依次而升高的。张笑歌观察了526名正常儿的指纹，其中风关以下者占37.6％，风关者占40％，气关者占20％，命关者占2.4％。杨景柱对401例健康儿童和821例患儿指纹的观察，健康儿童出现于虎口者占52％；轻症患儿出现于风关、气关者占71％；重症者有83％出现于气关、命关，甚至通关射甲。沈永艾对451名3岁以下健康婴幼儿指纹的观察，透至虎口者占93.6％，透至风关者占4.4％，透至气关者占1.6％，透至命关者占0.2％。上述研究很明显地可以看出。虽然患儿及健康儿的指纹均可现于三关，但其分布比例则有显著差别。

从上述研究中可以看出，望小儿食指络脉中医儿科临床常用的特色诊法，具有重要的临床实用价值，可以根据其指纹的三关、浮沉、颜色、淡滞、纹形等异常变化来判断病邪的性质，病情的深浅轻重及预后。

第四节　望皮纹

一、概念与原理

皮纹诊法则主要是观察皮纹的形态、特征来诊断包括遗传性疾病在内的各科疾病。皮纹主要指手纹和足纹，手纹包括掌纹和指纹，合称手相学；足纹包括趾纹和跖纹，合称足相学。在人类和灵长类手掌和脚趾的皮肤表层有许多特殊纹线走行，称为皮纹。皮纹由嵴和沟两部分组成，嵴纹是指皮肤表面凸起的条状纹理，嵴上有汗腺开口，沟纹由两条嵴纹之间的下凹部组成。由于嵴和沟的走向和分布不同，便构成了各种皮纹的特征。在皮纹中往往有三个部分平行的嵴纹相交于一点，构成各约120°的三个角，称为三角区，是描述皮纹特征的一个重要指标。观察手足皮纹对心、脑（包括神经系统）及全身脏腑、先天遗传体质的诊断有重要的诊断价值。

手与心、脑的关系甚为密切。手与脑之间，有诸多经络进行联系。如手三阳经从手走头，即手太阳小肠经、手阳明大肠经、手少阳三焦经皆发源于手，并直接上行于头。手三阴经脉虽然从脏走手，但也有经络上行于头，如手少阴心经、手太阴脾经和手厥阴心包经也都通过经别间接与头联系。足与脑位置虽远却也密切相关。十二经脉循行路线中，足太阳膀胱经、足少阳胆经及足阳明胃经等“足三阳经从头走足”，其经气贯通足与脑之间。足三阴经中，足厥阴肝经直上“与督脉会于巅”，其余足太阴脾经、足少阴肾经其本经虽未直接上头，但也都通过阳经经别上颅。在奇经八脉中，冲脉为十二经之海，其行上至头颅，下达于足，是沟通头足通道的重要渠道；督脉虽未行足，但其经气通过足太阳膀胱经贯足；任脉则通过冲脉而下行；其余阴跷脉、阳跷脉、阴维脉和阳维脉等，经气皆直接上头下足。因此，观察足相可判断大脑及全身脏腑的功能状况。

四肢以诸阳为本。《素问·阳明脉解》曰：“四肢者，诸阳之本也。”《素问·逆调论》曰：“四肢者，阳也。”手为阳气之源，有许多经络如手三阳经皆起于手部，足部末端则是足三阴经经气的发源地，因此，人体脏腑阴阳之气的偏盛偏衰必然反映于手足，观察手足可以预测体内脏腑阴阳之气的盛衰情况和寒热程度。另外，手足皮纹是先天而得，后天变化极少。根据胚胎学考据，在胎儿时期3～4月就产生了指纹，迄6月时即告形成，以后随着年龄的增长，花纹可增粗或出现某些细小的变化，但绝对不会超出个人指纹特性的尺界。因此，观察手足皮纹既可了解一个人体质的强弱，尤其还对一些先天性、遗传性疾病有重要诊断价值。所以皮纹观察在遗传医学领域的研究中占有重要地位。手足部位均有五脏六腑的投影区，手掌和足掌部皆是人体脏腑较全面的缩影（图3－39、图3－40）。

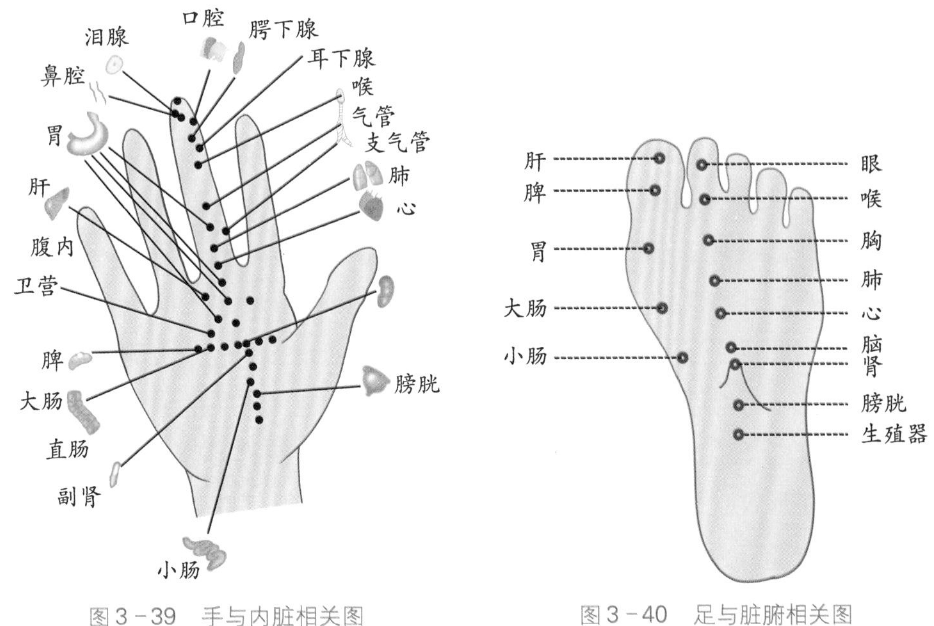

图3－39 手与内脏相关图

图3－40 足与脏腑相关图

二、诊察方法

观察皮纹的方法分为两大类：①直接观察法；②先印制皮纹，而后对皮纹印迹进行观测的间接检查法。近年来，电子计算机技术也开始用于皮纹检查领域。

直接观察法又分为两种：如在明亮处，以肉眼或辅以2～3倍的放大镜直接观察分布在受检者手足掌面上的皮肤纹理的一种检查方法，称为一般直观法。有时，为了使细小的皮纹结构能显示得更清楚，可先用钢笔墨水等着色剂使之染色，然后再观察，此称为着色直观法。直观法简便易行，尤其对用普通印痕和摄影法不易取得皮纹印迹和影像的皮肤“死角区”，此法不可缺少。

皮纹的印制技术包括标准法和特殊法两种。标准法是通过使用墨水、印泥、特殊溶液与敏化纸、面油与灯黑粉、透明粘带、照相等方法获取皮纹印迹，然后进行观测分析。特殊法是通过湿摄影、放射线皮肤摄影和塑料压模等以获取皮纹印迹的方法。这些方法可将皮纹图案作永久性保存。因而，皮纹印制技术已成为皮纹学研究的重要组成部分。

检查皮纹时，应首先对受检查手足皮纹进行直接和间接的整体观察，做到心中有数，并注意手指、脚趾、手掌和脚掌的两侧（尤其是小鱼际外侧部分），手指和脚趾（尤其是第五指、趾）的根部，手足大鱼际区、手和足的掌心部，掌指褶纹和腕横褶纹等容易遗漏或印不清的地方。然后按照手部从指端区→指节区→大鱼际/第一指间区→第二至第四指间区→小鱼际区的顺序和足部从趾端区→足拇趾球区→第二至第四趾间区→足小鱼际区→近端大鱼际区→足跟区的顺序进行检查。并将测量和检查结果记录下来，以作分析和诊断之用。皮纹测量的指标包括花纹强度、嵴纹计数、嵴纹宽度、atd 角、主线指数等。

1. 指纹形态　指纹为手指第一节的皮肤纹形，它有三种主要类型（图 3-41、图 3-42），即①弓形纹：分为弧形纹和帐形纹；②箕形纹：分为正箕纹及反箕纹；③斗形纹：分为环形斗、螺形斗、囊形斗、双箕斗、杂形斗。其划分依据纹理走向及有无三角区。斗形纹（又称为涡形纹）呈同心圆型或螺旋型，其左右下方各有一个三叉；箕形纹像簸箕，开口向一侧，只有一个三叉，若开

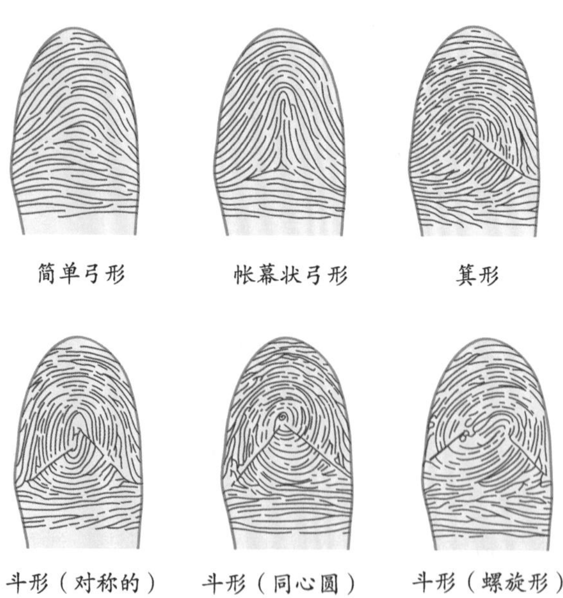

图 3-41　主要指纹形态图

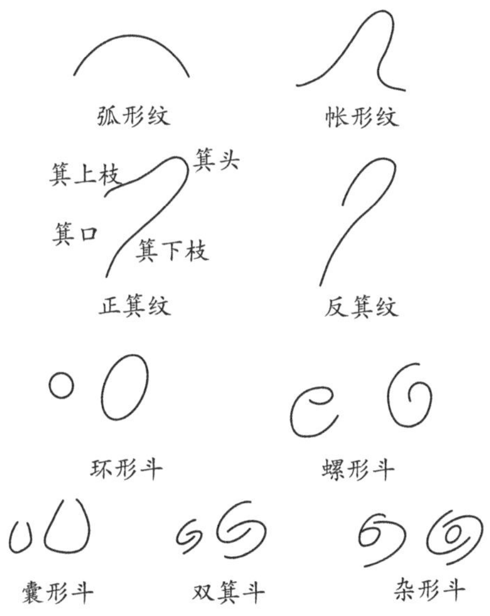

图3－42 主要指纹形态简图

口向小指侧，称尺箕；开口向拇指侧，称桡箕；两个箕形纹绞在一起，称双箕形纹。弓形纹是指指纹呈高低不同的弓形并横过指腹，无三叉。所谓三叉是指来自三个方向的脊线相交成“人”形的指纹结构。中国人指纹以斗形纹最多，其次为箕形纹，白种人以箕形纹最多。

指纹对遗传性疾病有一定的诊断意义，尤其是染色体病变方面的疾病，主要特征为指纹的形态及纹线总数的变化，其中，指纹形态变化标志着常染色体畸变，而指纹总数变化则提示性染色体变异。目前已证实，所有的染色体畸变患者都有手纹的异常，很多染色体病都有特征性手纹变化，虽然形式各异，但其变化均有以下共同特点：①弓形纹增多；②斗形纹增多；③无名指和小指均是反箕形纹；④双箕形纹增多；⑤通贯手；⑥倒Y形t向掌心移位，角atd大于60°。

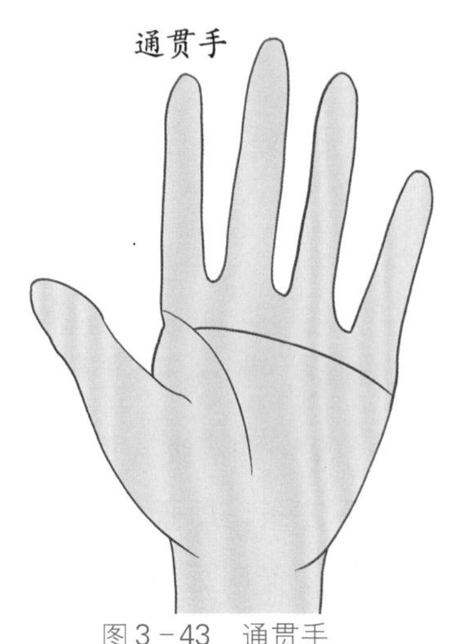

图3－43 通贯手

十指指纹都是箕形纹，并且是通贯手（掌心指纹往往只有一条）（图3－43），其家族通常有人患有能引起智力衰退、发育迟缓等后遗症的遗传性疾病。其手纹特征还可在小指上只有一条折皱，而不是像普通人那样具有两条折皱。患有精神分裂症、癫痫、糖尿病、银屑病、麻风、先天性青光眼等具有遗传性疾病的人，其手掌上也会具有上述类似的手纹现象。

2. 掌纹形态

（1）atd 角：在掌上除拇指外，其他四指的指节基部（劳动后产生老茧的部分）各有一个“Y”形的三叉，依次称为 a、b、c、d 指三叉，而在靠近腕的一方有一个明显的倒“Y”形三叉，称为“t”（图 3－44）。如将 a-t-d 三个三叉线以线相连，则在 t 的部位能构成一个夹角，称为 atd 角。用量角器可测出夹角的度数，以双手度数计算，一般正常人的 atd 角小于 40°（一说正常为小于 48°）。如大于 40°就视为异常。这里决定度数大小的是 t，倒“Y”形三叉位置越高则角度越大，它是一个重要的健康指标。大多数染色体患者都有高位的倒“Y”形三叉。如唐氏综合征（先天愚钝）者 atd 角为 81°，特纳综合征者为 66°（图 3－45）。

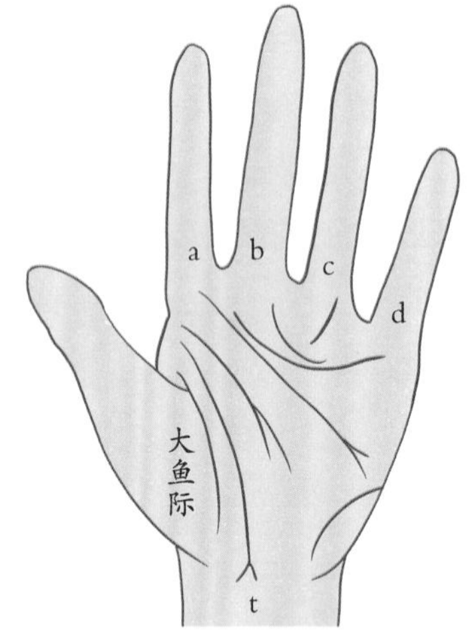

图 3－44 正常人手掌纹形态分布

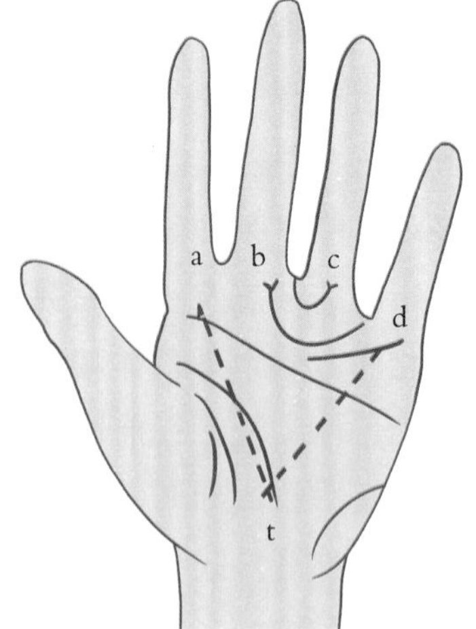

图 3－45 先天愚型手掌纹形态分布

（2）掌褶纹（图 3－46）：人的手掌上褶纹（指手掌屈肌形成的褶纹线）通常有三条，即近心横曲纹（又叫近侧横曲纹、小鱼际抛物线或脑线），远心横曲纹（又叫远侧横曲纹、小指根下横曲纹或心脏线）、鱼际横曲纹（又叫鱼际曲线或生命线）。一般认为在正常情况下，鱼际横曲纹、近心横曲纹和远心横曲纹都以纹路清晰深刻，头尾连带无间断为佳。详言之，鱼际横曲纹粗而深长，呈现出淡淡的粉红色，且又不庞杂错乱，线端渐形变细进而消失者，则常提示身体健康，精力充沛，不会轻易患病，近心横曲纹粗深而长，明晰不断，颜色红润，略微下垂，且弯曲成优美的弧形，近掌心末端可有分支者，显示其身体健康，充满活力；远心横曲纹深长明晰，颜色红润，向下的支线少，向上的支线或辅助线多，则表示其心脏功能健全。

（3）除了上面三条纹线外，还有一条健康线，对于预测疾病也十分重要。它起于鱼际横曲纹（但以不接触鱼际横曲纹为准），斜行向小指方向延伸到远心横曲纹上（图3－46）。它的形状与鱼际横曲纹，远心横曲纹和近心横曲纹不同，线越长越深，健康状况可能越差。一般而言，身体健康的人很少有健康线。此线大多见于脑力劳动者或体弱者身上，而体力劳动者或身体强壮的人手上很少出现此条纹线。因此，健康线以不出现为佳，即使有也应以细线、连续不断，且不与鱼际横曲纹接触者为好。

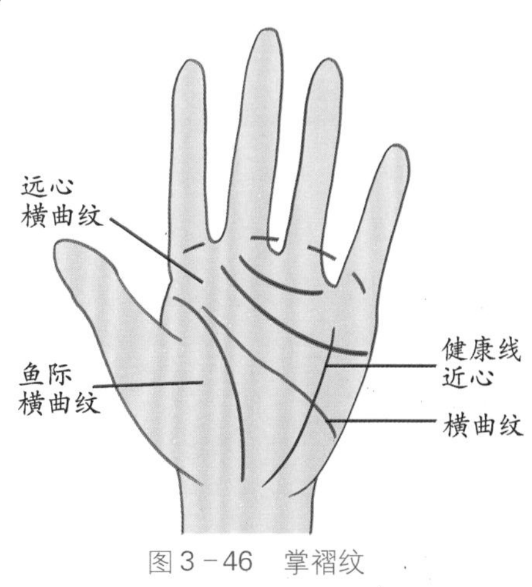

图3－46　掌褶纹

3. 足纹形态　足皮纹包括各足趾纹及拇趾球区（为跖纹之一），趾纹的纹形与指纹相同，仍为弓形、斗形和箕形。此外，大拇趾根部及其余趾间的纹形，也为弓形、斗形及箕形，足纹中有早期诊断意义的主要是跖纹之一的拇趾球区，它位于前足掌内侧大拇趾根部，其皮纹图形与手掌小鱼际相似，常见涡形、远攀、胫侧弓和腓侧弓，在遗传性疾病的诊断方面，具有十分重要的意义。

根据趾纹、趾间纹及前掌跖纹的纹形变化，对遗传性疾病的诊断颇有价值。据报道，智能发育不全者，足底拇趾区呈现弓形纹；有的女子性功能不全，斗形纹在8个以上；有的男子性功能不全，其弓形纹增多。

三、诊法特色与临床意义

根据皮纹变异可以预测许多先天性遗传性疾病，包括性染色体变异性疾病、常染色体变异性疾病、基因畸变性疾病以及其他遗传疾病。皮纹变化特点是纹形变化往往不是单一的，而是指、掌、趾、跖纹的多种综合异常。先天性遗传疾病，主要取决于染色体变异。人体一共有46条染色体，其中有一对为性染色体，男子为X及Y染色体，女子是X染色体，其余为常染色体22对，这两种染色体负载着基因即遗传物质，对人体的生长发育起着决定性的作用。如果染色体出现异常，包括结构异常、数量的增减等，都会导致各种先天性遗传病。

（一）掌褶纹异常

1. 鱼际横曲纹异常

（1）鱼际横曲纹的起点，被一些纵线切断（图3－47），鱼际横曲纹和近心横曲纹上出现许多小眼（图3－48），常见于肺结核。

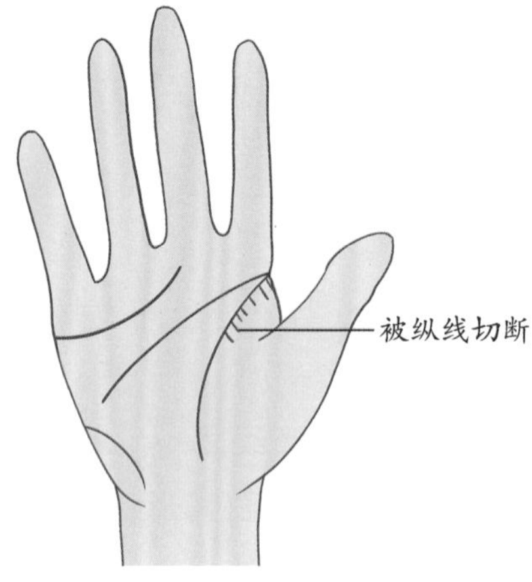

图3－47　鱼际横曲纹被切断

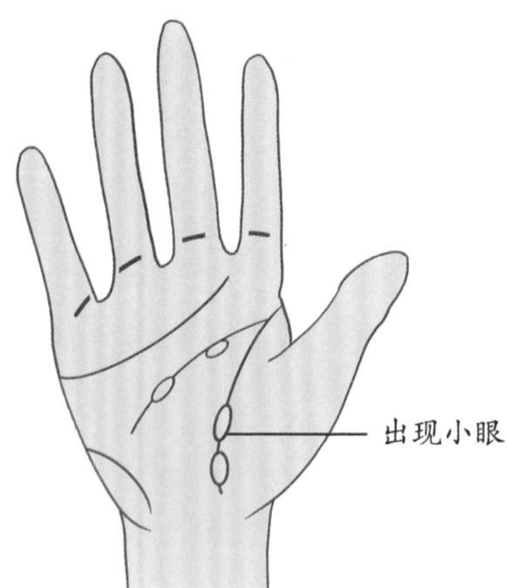

图3－48　鱼际横曲纹小眼

（2）鱼际横曲纹末端有较大的开口（图3－49），常见于风湿病。

（3）鱼际横曲纹的末端似三角线，有的手心有十字形（图3－50），常见于心脏病。

（4）鱼际横曲纹在末端突然截断，如同刀切一般（图3－51），常表示随着年龄的增长，易患中风症（包括脑出血）。

（5）鱼际横曲纹线浅而淡，鱼际横曲纹、远心横曲纹和近心横曲纹都带有褐色小块，即使用手按压，颜色也不改变（图3－52），常见于脑出血。

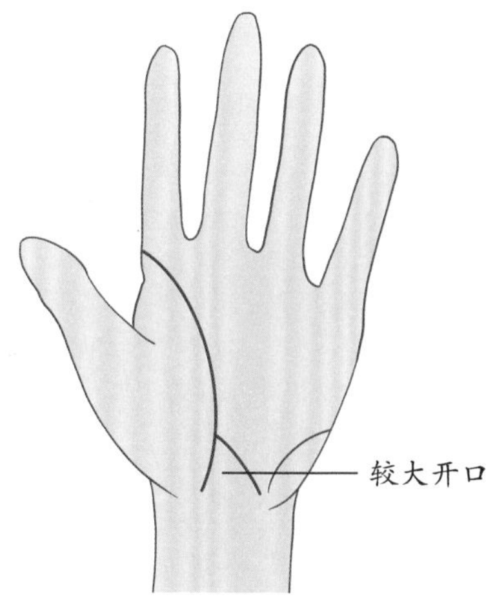

图3－49 鱼际横曲纹末端开口

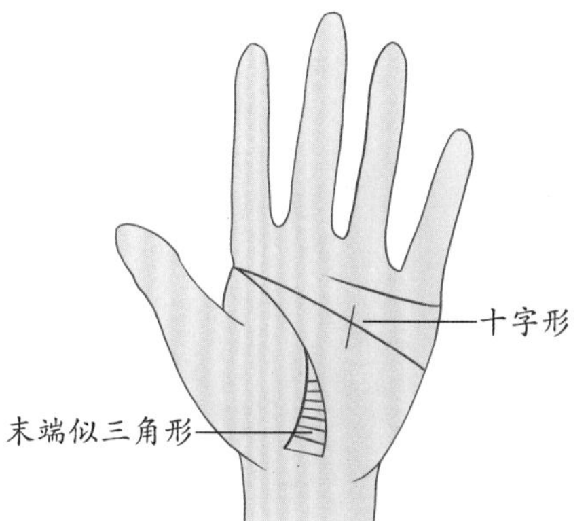

图3－50 十字形鱼际横曲纹

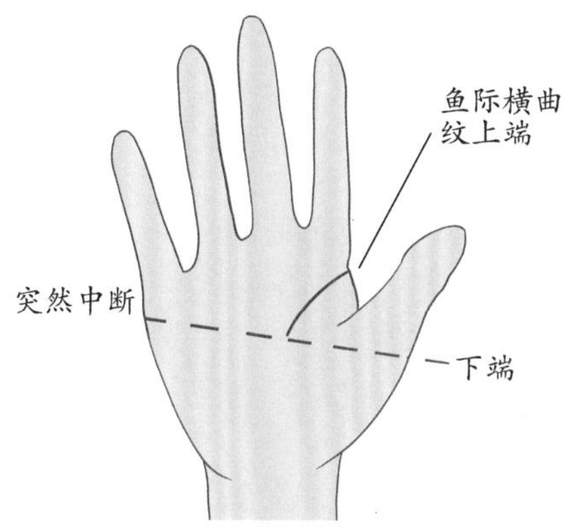

图3－51 刀切状鱼际横曲纹

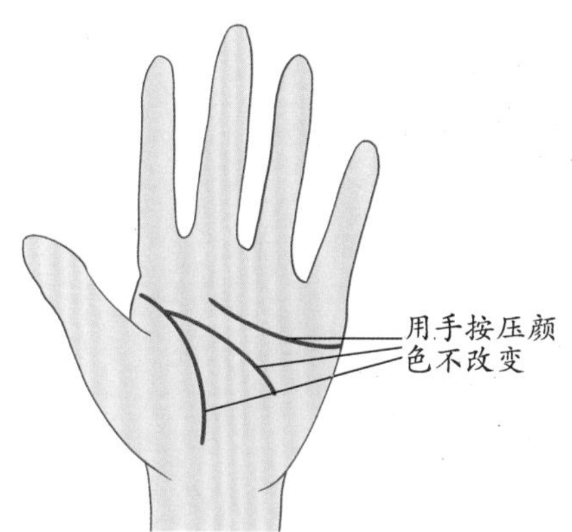

图3－52 鱼际横曲纹带褐色小块

（6）鱼际横曲纹在途中断裂，不论中断的情形如何，都可视为危险的信号。若只有一个手掌中断，则情况较轻：若双手掌同时中断，常表示人体容易发生疾病；若在中断处呈现星纹（米样），常是突发疾病的信号（图3－53）。因此，如有此掌纹，应及时体检，防患于未然。

（7）鱼际横曲纹不成弧形，而且以直线往下延伸，或成波形（图3－54），常见于糖尿病。

（8）鱼际横曲纹在途中呈波状（图3－55），常表示心血管虚弱，易患动脉硬化症或心肌梗塞。

（9）鱼际横曲纹整条呈链锁状（图3－56），常表示人体质虚弱，容易生病，有的则一生可能会遭受慢性病的折磨。慢性病中，常以胃、肠等消化系统的疾病居多。若上端部分呈链锁状，提示幼年与青年时期的不健康状况，若下端呈链锁状，提示中年与老年的不健康状况。

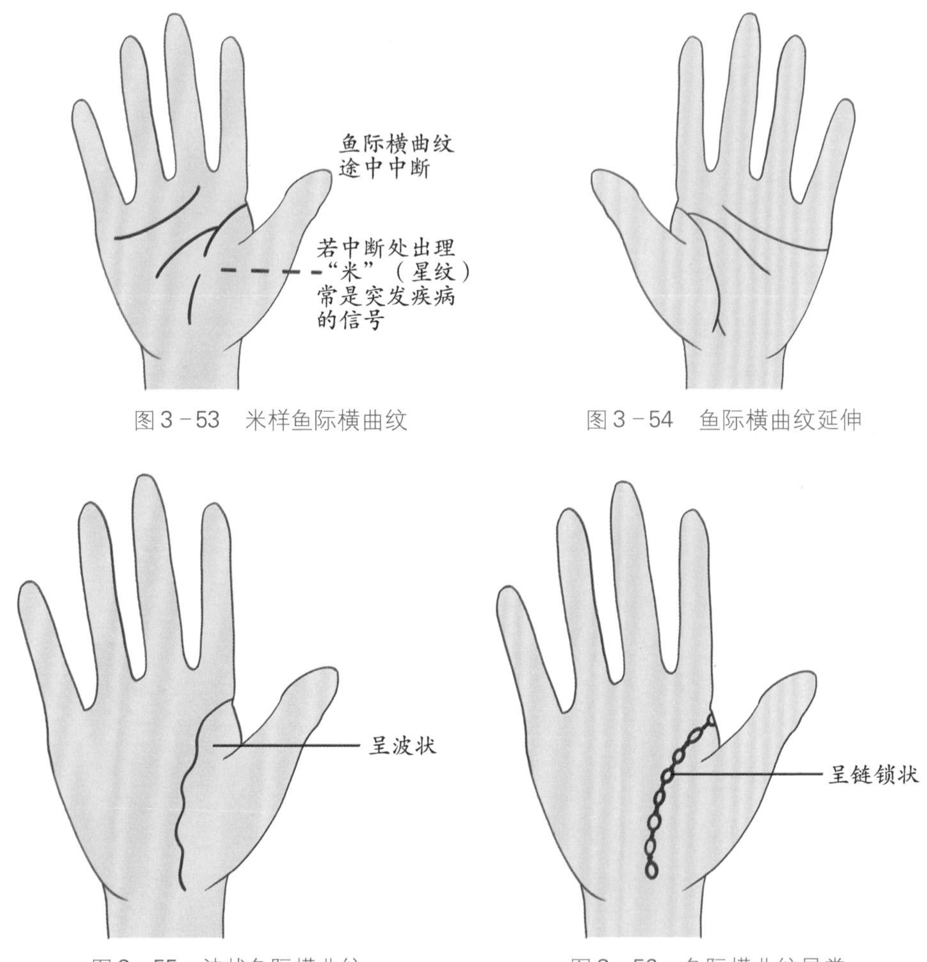

图 3－53 米样鱼际横曲纹

图 3－54 鱼际横曲纹延伸

图 3－55 波状鱼际横曲纹

图 3－56 鱼际横曲纹异常

2. 近心横曲纹异常

（1）近心横曲纹的起端一直延伸到掌边，名为“悉尼线”（以澳大利亚的悉尼市发现较多而命名）（图 3－57），国外曾有报道此纹与白血病等有关。国内也有人观察到白血病和其他癌症患者中，有悉尼线的较多。因此，近心横曲纹是悉尼线的，应特别注意在日常生活中积极预防癌症。

（2）近心横曲纹终于无名指的下端，并在此处出现一个大眼，可能提示大脑神经病变。

（3）近心横曲纹、鱼际横曲纹和远心横曲纹末端有切断纹线（图3－58），常见于肺病。

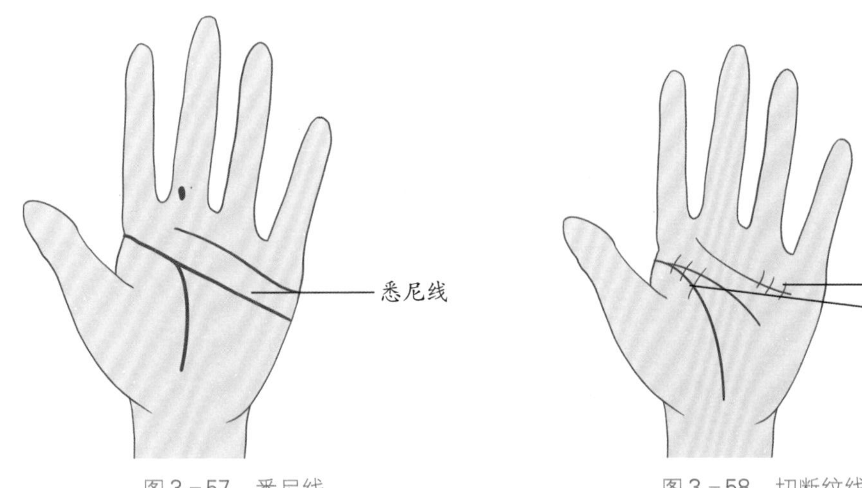

图3－57 悉尼线　　图3－58 切断纹线

（4）近心横曲纹沿着小鱼际往下延伸，中途被切断，并生出许多纵线，同时，在小指的根部生出许多纵线（图3－59），常见于膀胱炎。

（5）近心横曲纹粗细不一，或细、或被切断（图3－60），常见于脑出血。

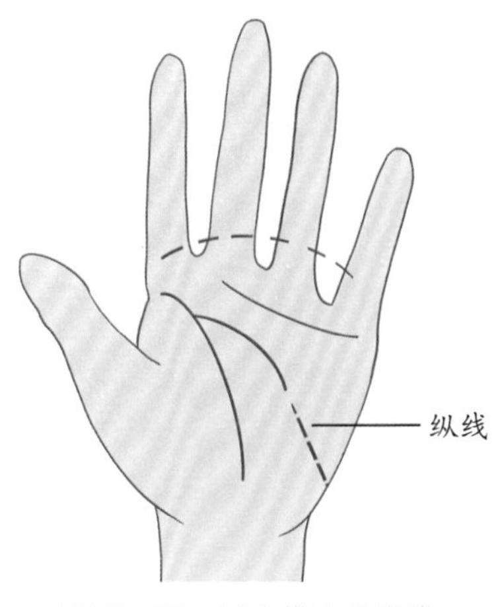

图3－59 近心横曲纹纵线

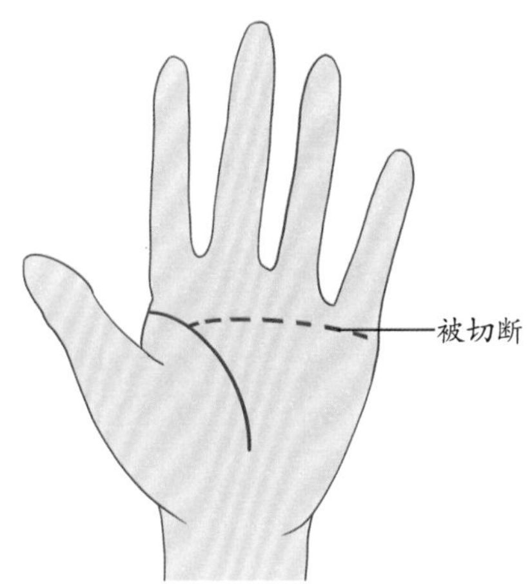

图3－60 近心横曲纹被切断

（6）近心横曲纹隐隐约约，十分浮浅，很可能是大脑神经有病。该线不明显或没有的，可能是智力不发达的人。

（7）近心横曲纹往拇指丘方向弯曲（图3-61），可能会患精神病。

（8）近心横曲纹呈明显波浪状纹时（图3-62），常示易患神经系统疾病。

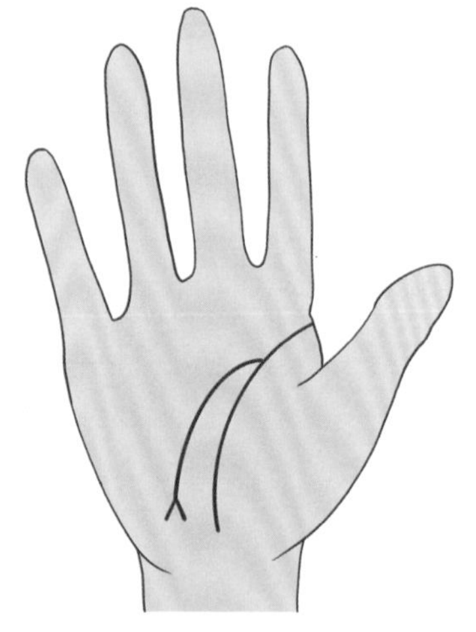

图3-61　近心横曲纹向拇指丘方向弯曲

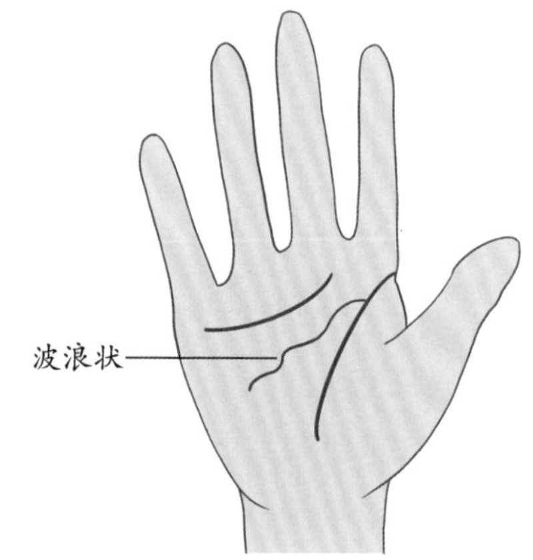

图3-62　波浪状近心横曲纹

（9）近心横曲纹上出现小眼（图3-63），常表明大脑有病。

（10）近心横曲纹上出现黑点或污点（图3-64），可能脑中有肿瘤。

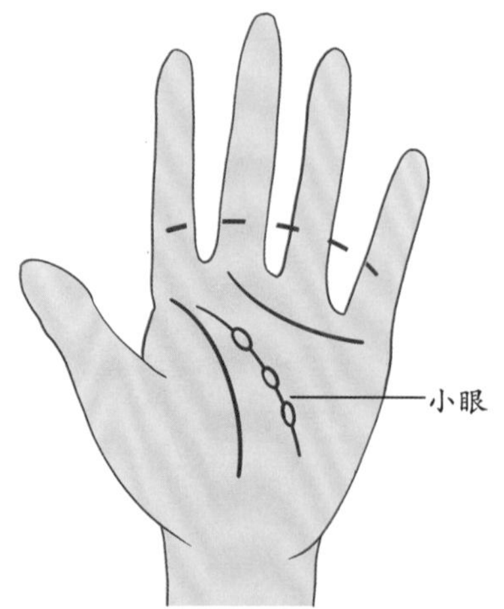

图3-63　近心横曲纹小眼

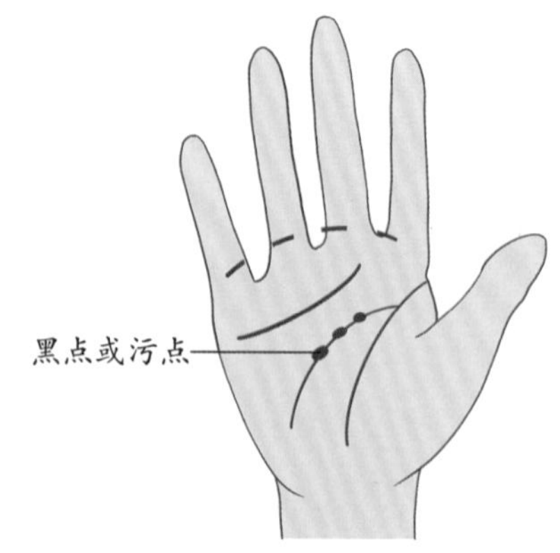

图3-64　近心横曲纹污点

3．远心横曲纹异常

（1）远心横曲纹的始端有两条条纹（图 3－65），常见于痛风病。

（2）远心横曲纹的末端被切成肋骨状（图 3－66），常见于肺结核。

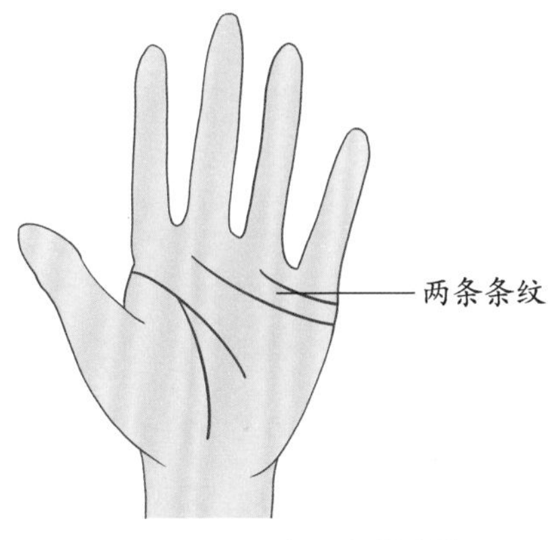

图 3－65　两条远心横曲纹

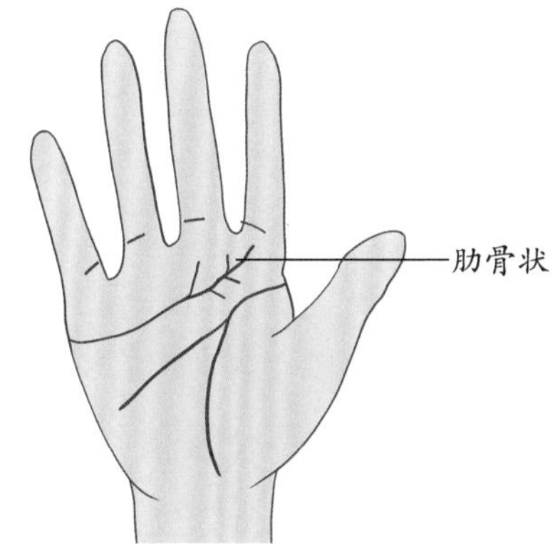

图 3－66　肋骨状远心横曲纹

（3）远心横曲纹在无名指下方位置，被两条短直而粗重的线直切时（图3－67），常见于高血压病。

（4）远心横曲纹的下端出现很多毛状虚线时（图 3－68），常提示心脑血管系统有病变。

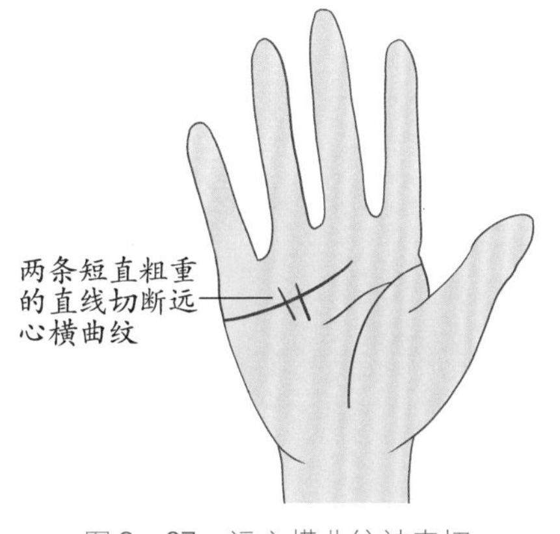

图 3－67　远心横曲纹被直切

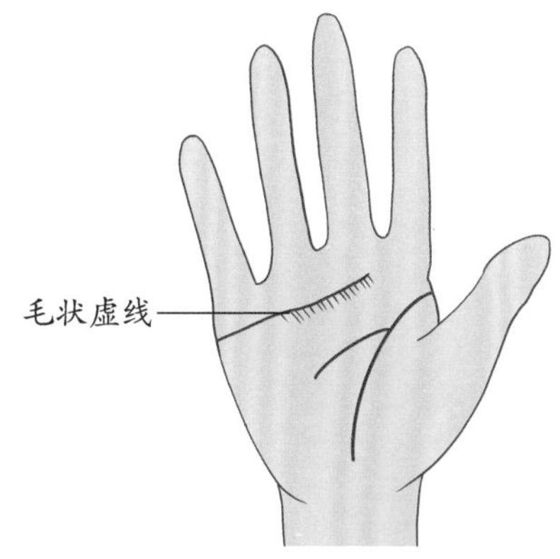

图 3－68　毛状虚线

（5）远心横曲纹发生断裂，若在中指或无名指的下方发生断裂现象，而且断口较大时（图 3－69），常提示易患循环系统或呼吸系统疾患；若在小指的下方发生断裂现象且断口较大时（图 3－70），常提示易患肝脏方面的疾患。

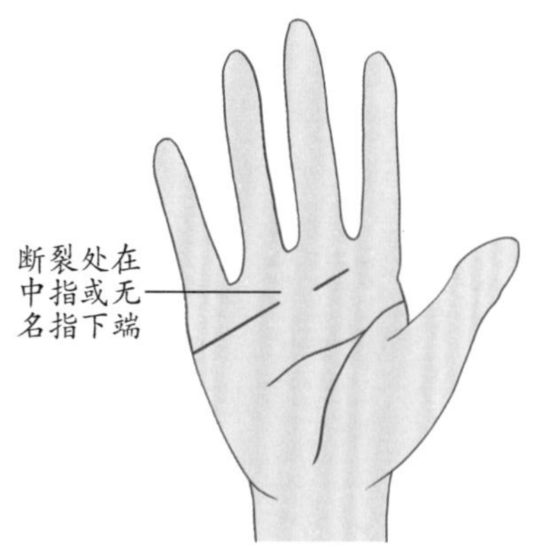

图 3－69　远心横曲纹无名指下方断裂

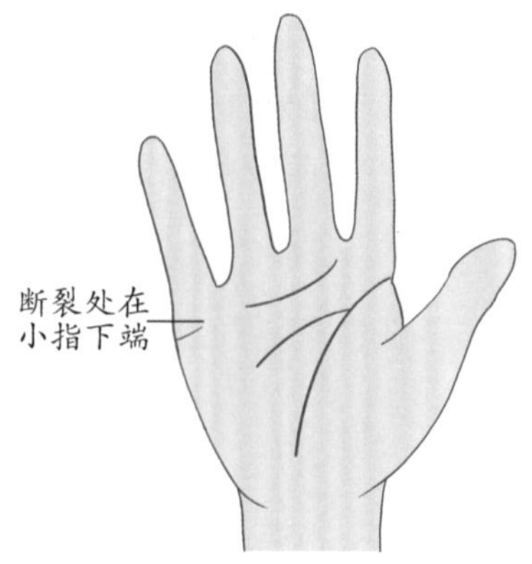

图 3－70　远心横曲纹小指下方断裂

（6）远心横曲纹很淡并为扭曲波浪形，出现切断纹（图 3－71），或远心横曲纹与近心横曲纹或鱼际纹之间，夹着几根斜线（图 3－72），常见于心脏病。

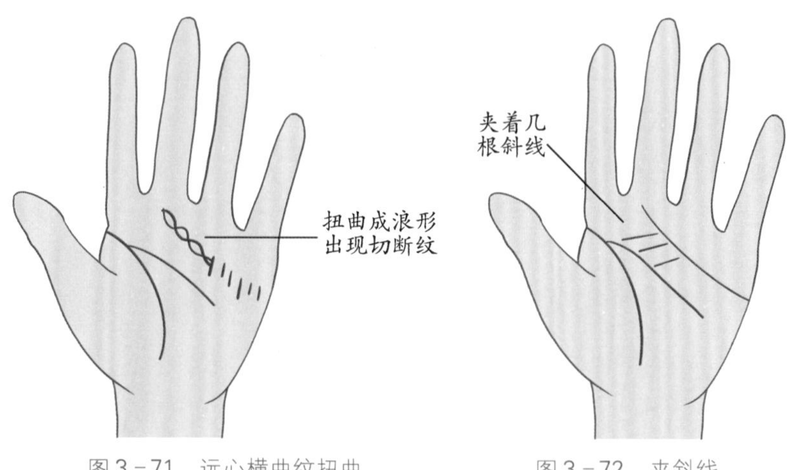

图 3－71　远心横曲纹扭曲

图 3－72　夹斜线

（7）远心横曲纹上出现纵线（图 3－73），表示易患咽喉炎，且有得喉癌的倾向。

（8）远心横曲纹过长，表示易患精神性肠胃病。

（9）远心横曲纹上出现小眼（图 3－74），常见于神经衰弱。

4. 健康线异常　健康线以不出现为佳。但健康线也并不意味着疾病的发生。有时，当身体情况较差，健康线一直会加深，待到健康恢复时则变浅淡。不过短而变色的健康线则往往是患重疾的警告信号，不应忽视。

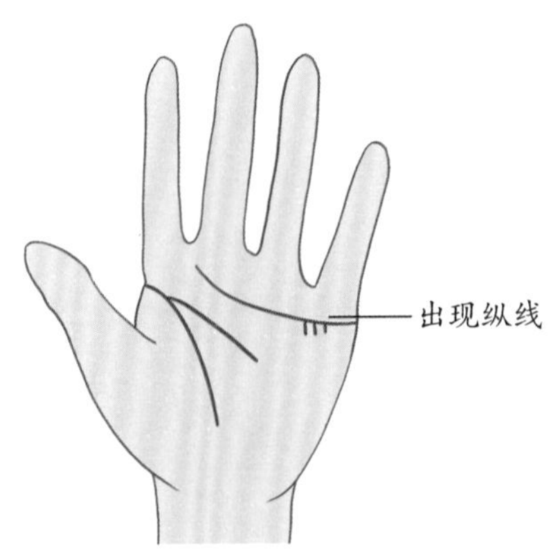

图 3－73 远心横曲纹伴纵线

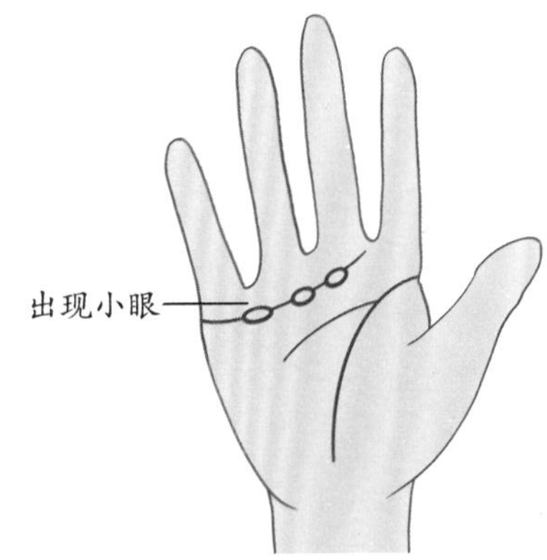

图 3－74 远心横曲纹小眼

（1）手掌中央出现短的健康线（图 3－75），可见于心脏病，如果它和它附近的颜色呈晦暗色（浅灰色）、暗红色、褐色、红色（浅粉红色可视为正常）等，常提示消化系统极有可能发生病变。

（2）健康线短且深，切过远心横曲纹和近心横曲纹的当中（图 3－76），常提示大脑有病变。

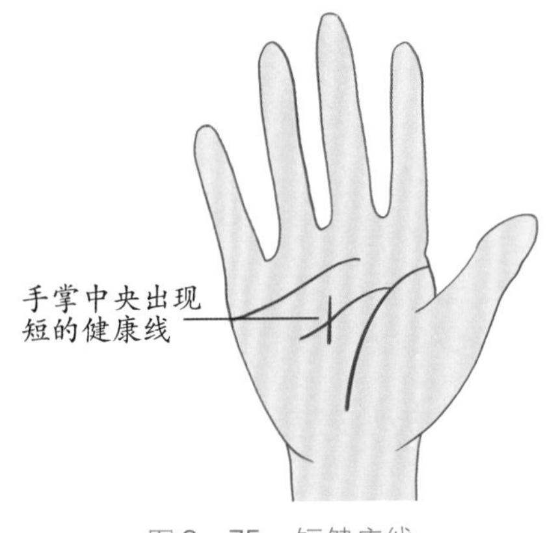

图 3－75 短健康线

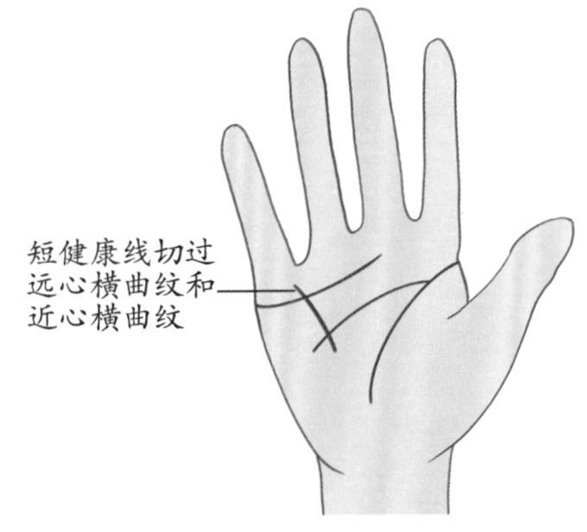

图 3－76 短而深的健康线

（3）健康线触及鱼际横曲纹时（图 3－77），常见于心血管疾病。

（4）健康线穿过鱼际横曲纹（图 3－78），常提示脏腑衰弱，特别是心脏衰弱。

（5）健康线形成断断续续的线条时（图 3－79），常提示肝脏有病。

（6）健康线有很多小眼并呈链锁状（图 3－80），常见于呼吸系统疾病。

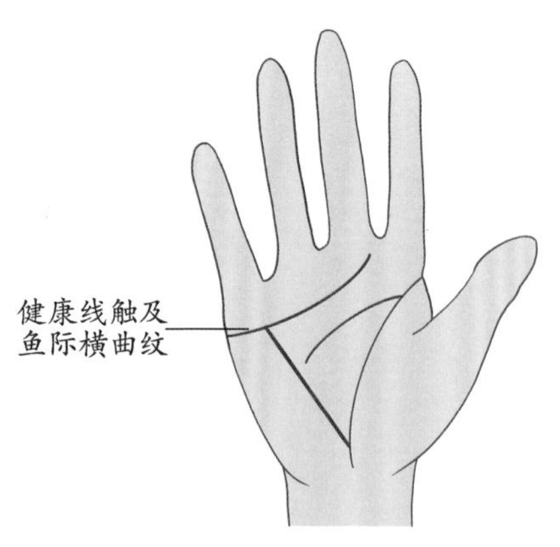

图 3－77　健康线触及鱼际横曲纹

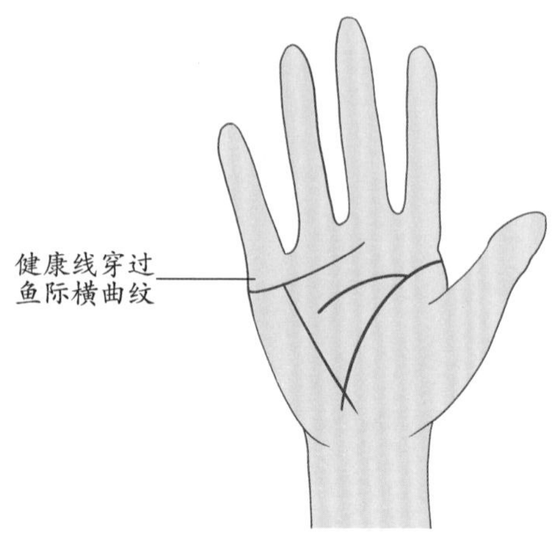

图 3－78　健康线穿过鱼际横曲纹

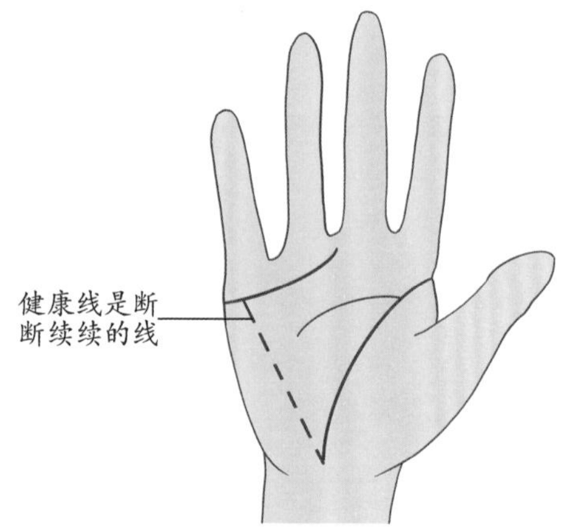

图 3－79　断断续续的健康线

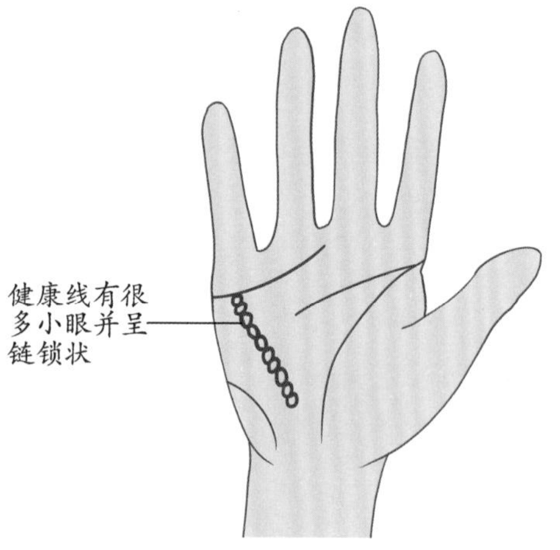

图 3－80　链锁状健康线

（7）健康线上有暗褐色的斑点（图 3－81），常提示患有重病，特别要警惕癌症的可能。

（8）健康线与远心横曲纹相接处为暗红色（图 3－82），常提示可能患心脏病。

（9）健康线纹理不清，或有中断（图 3－83），可能是患上早期的肝炎。

5. 其他纹理色泽异常

（1）小鱼际下方鼓起，并有横纹（图 3－84），常见于肾脏病。若淋浴后手纹增多，表示心脏病、肾脏病而引起的浮肿。

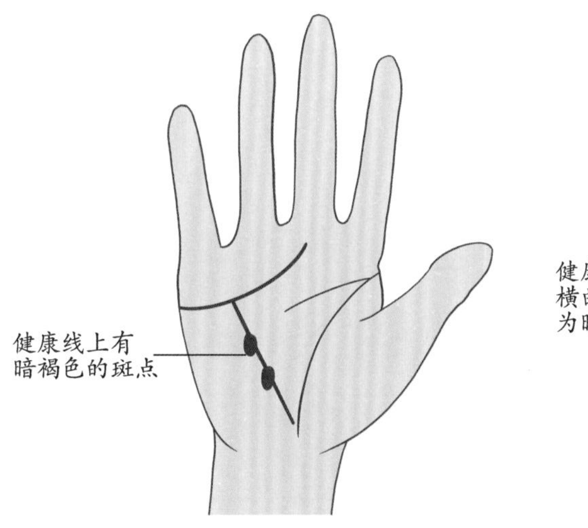

图 3-81 健康线伴暗褐色斑点

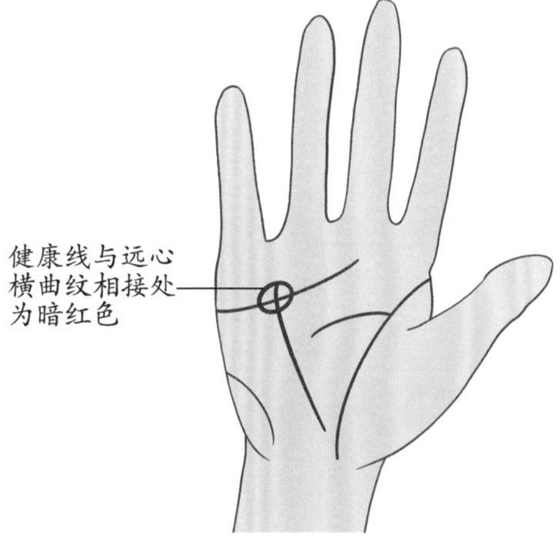

图 3-82 暗红色健康线

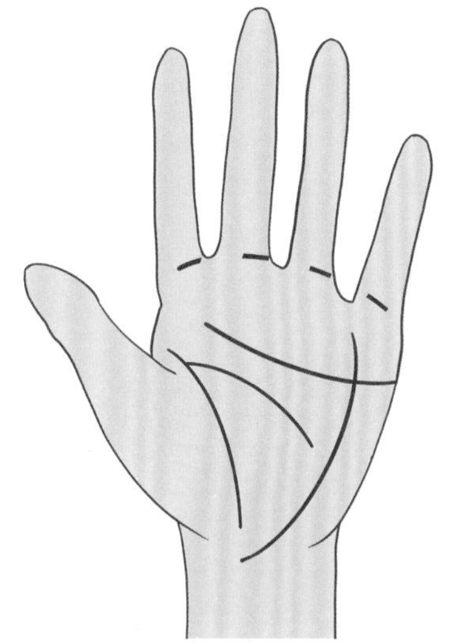
图 3-83 健康线中断

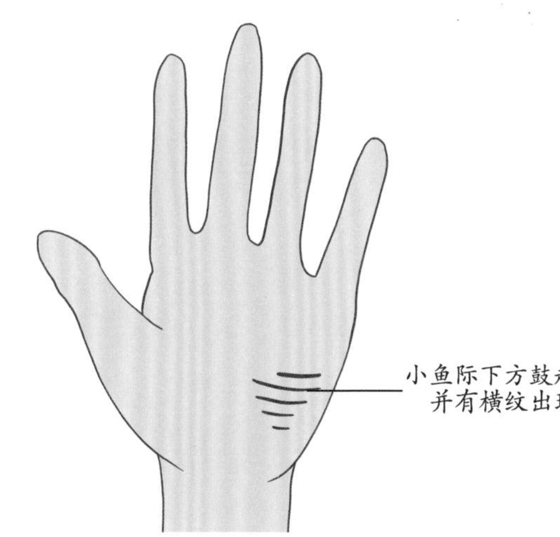

图 3-84 小鱼际下方横纹

（2）小鱼际处有横线或弧形短线（图 3-85），常见于糖尿病。

（3）小鱼际外侧皱纹多（图 3-86），常见于肠胃病。

（4）高血压患者如果整个手掌呈红茶色，为脑出血的先兆。

（5）整个掌面呈暗红色或紫色的斑点（图 3-87），常见于肝病。

（6）在手掌中央出现十字形的线条（图 3-88），常见于心脏病。

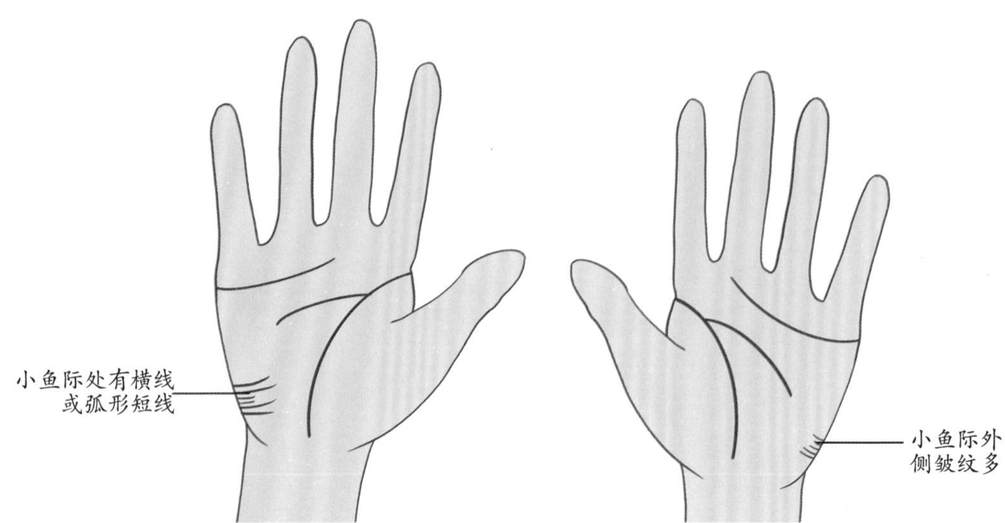

图 3－85　小鱼际处有横线或弧形短线　　图 3－86　小鱼际外侧皱纹

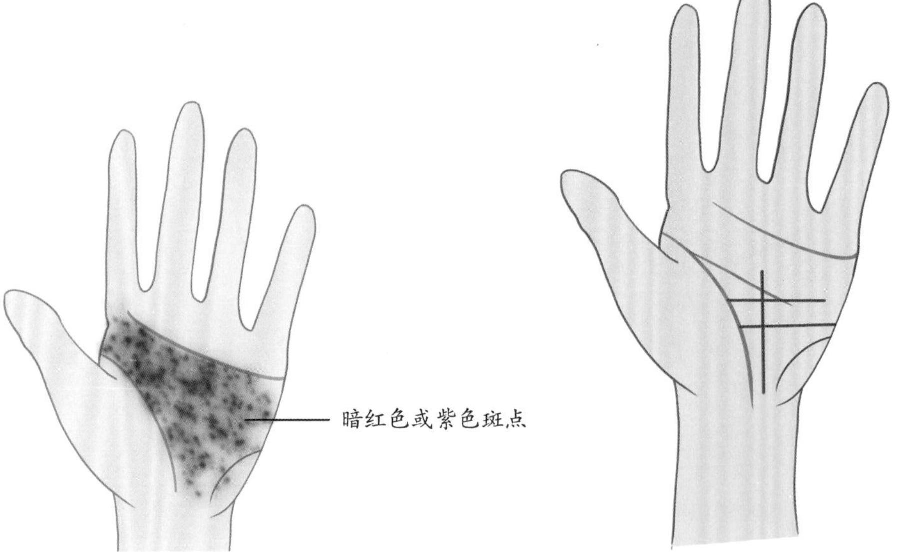

图 3－87　掌面暗红或紫斑　　图 3－88　掌面中央十字形线条

（7）食指丘比其他丘高（图 3－89），可能是脑出血的先兆。

（8）从手腕到小鱼际出现黑色或暗紫色（图 3－90），表示因风湿而引起腰痛，或风湿性关节炎，这时在脚踝内侧也会出现这类颜色。

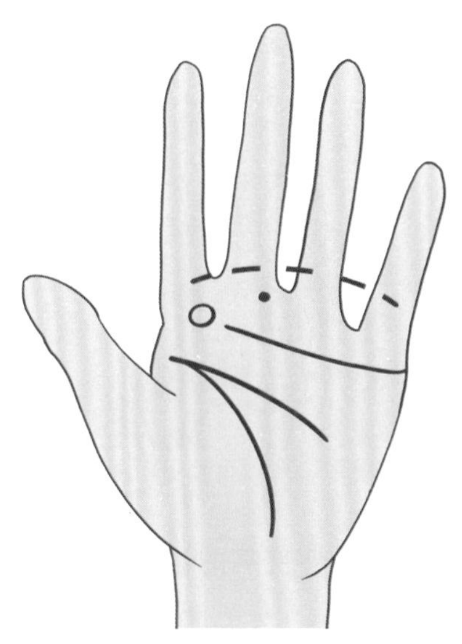
图3－89 食指丘比其他丘高

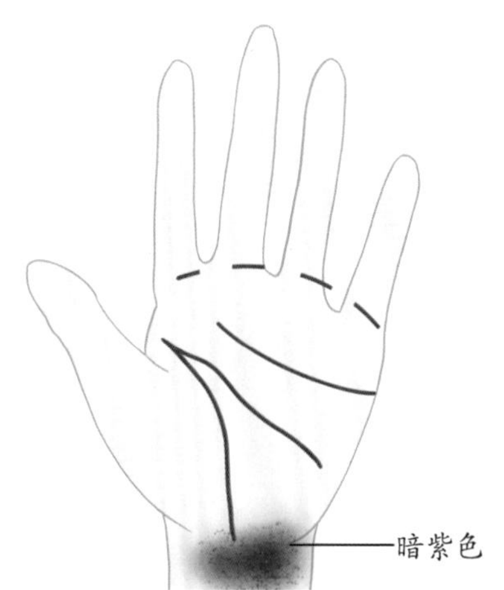

图3－90 手腕小鱼际暗紫色

（二）足纹形态

足皮纹包括各足趾纹及拇趾球区（为跖纹之一），趾纹的纹形与指纹相同，仍为弓形、斗形和箕形。此外，大拇趾根部及其余趾间的纹形，也为弓形、斗形及箕形（图3－91）。

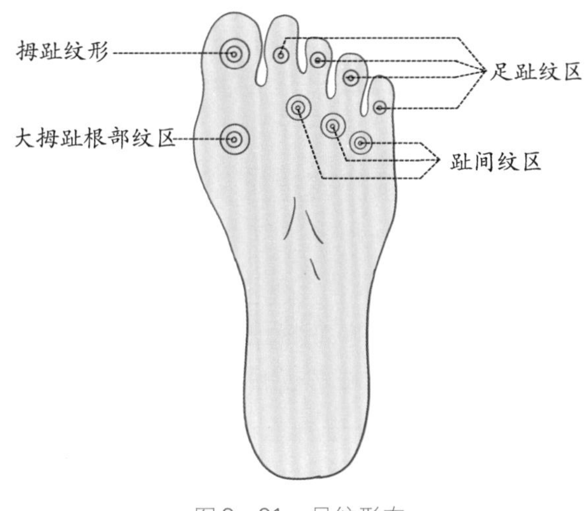

图3－91 足纹形态

足纹中有早期诊断意义的主要是跖纹之一的拇趾球区，它位于前足掌内侧大拇趾根部，其皮纹图形与手掌小鱼际相似，常见涡形、远攀、胫侧弓和腓侧弓，在遗传性疾病的诊断方面，具有十分重要的意义（图3－92）。

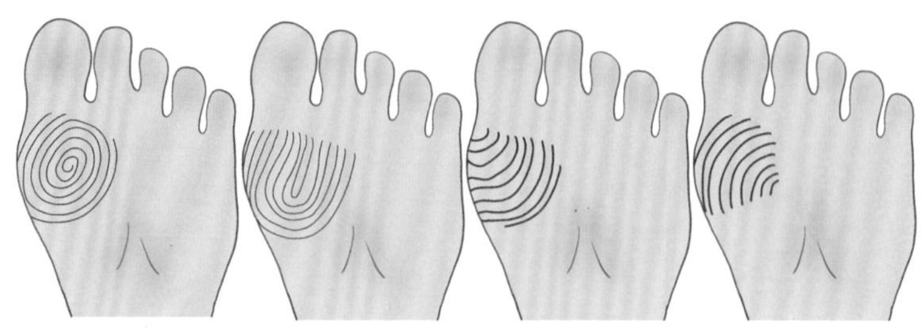

图3－92 拇趾球区足纹形态

根据趾纹、趾间纹及前掌跖纹的纹形变化，对遗传性疾病的诊断颇有价值。据报道，智能发育不全者，足底拇趾区呈现弓形纹；有的女子性功能不全，斗形纹在8个以上；有的男子性功能不全，其弓形纹增多。

（三）常见疾病的皮纹异常

1. 先天愚型（唐氏综合征） 为常染色体畸变的疾病。其皮纹特征为：①指纹方面发现80％为箕形纹，尺侧小指及第四手指箕形纹为反箕频率增高；②掌纹屈肌线缺损，出现通贯手（猩猩纹）；③掌纹atd角高位，增大为75.9％。称为先天愚型皮纹畸变三联征，同时在足纹方面包括趾纹亦有箕形纹增多及足前掌跖纹出现于胫侧。

2. 脑-肝-肾综合征 为基因畸变引起的遗传性疾病，其皮纹变异特征与先天愚型皮纹变异三联征雷同。

3. 女子性遗传疾病 其染色体畸变特征为X染色体先天缺损一条。皮纹特征除拇指为箕形外，其余几乎为斗形，掌纹线总数增高大大超过常数（正常女子为122条），提示先天性卵巢发育不全症。

4. 男子性遗传疾病 其染色体畸变特征为X染色体先天性多了一条。皮纹特征为指纹的弓形纹出现频率高，箕形纹减少，纹线总数比正常大大减少（男子正常为144条），提示先天性睾丸发育不全。

5. 18－三体综合征 其指纹多数为弓形纹，通常在6指以上，有时可见拇指桡侧箕纹（拇指桡侧箕纹在正常人群中极罕见），atd角也增大，也常见有猿线，足底花纹明显减少，花纹强度亦极度减低。

6. 先天性心脏病　皮纹畸变特征为指纹纹形以斗形纹为主，尺箕形纹减少，弓形纹基本正常；掌轴三叉点远移，使 atd 角增大；通贯型掌褶纹比例较高，a-b 嵴数和主线横向指数明显减少。其中：

（1）室间隔缺损患者：指端纹型中以箕形纹为主，尤以尺箕形纹为主，其余各纹型比例无明显异常。

（2）动脉导管未闭的女性患者：各指端斗形纹明显增多，尤以食指为甚，总指嵴纹数增高。

（3）房间隔缺损患者：各指端纹形中以桡箕形纹为主，小鱼际区真实花样出现频率明显增高。

（4）肺动脉狭窄患者：各指端纹形中以弓形纹为主，斗、箕形纹比例较低，总指嵴纹数下降。

（5）主动脉狭窄和法洛氏四联症患者：各指端指纹纹形比例与正常人相反，即以斗形纹为主，箕形纹相对减少，总指嵴纹数增高。小鱼际区真实花样出现率较高。

（6）心内膜垫缺损患者：各指端纹型中，尺箕形纹比例最高，尤为女性患者，斗纹型比例相对减少。

（7）大血管错位患者：指端弓、箕、斗形纹比例基本正常，但小鱼际区真实花样出现频率明显增高。

7. 先天性遗传性精神分裂症　皮纹特征为指纹弓形纹多，斗形纹减少，手掌 atd 角增大，总指嵴纹数增多，褶皱手多见。

8. 先天性遗传性白血病　皮纹特征为手掌有猩猩纹，弓形纹增多，尺侧指箕形纹减少，足拇趾球区斗形纹出现率增高。

（1）急性淋巴细胞性白血病：表现为男性指端斗形纹增多，女性尺侧箕形纹增多，部分患者手掌可见悉尼线。

（2）急性髓细胞白血病：表现为男性右手指桡侧箕形纹增多，女性左手小鱼际区纹形增多，atd 角增大。

（3）慢性淋巴细胞性白血病：女性患者表现为指端弓形纹及桡侧斗形纹增多，左手小鱼际区花纹出现率增高，atd 角度大；男性患者以指端桡侧箕形纹增多和弓形纹减少为主。

（4）慢性粒细胞性白血病：常为指端斗形纹出现率增高，尺侧箕形纹减少。

（5）分类不明性急性白血病：男性患者指端弓形纹增多，尺侧箕形纹轻度减少；女性患者斗形纹增多，弓形纹相应减少。

9. 先天性遗传性重症肌无力　常为指端斗形纹增多，尺侧箕形纹减少。

10. 先天性遗传性糖尿病　皮纹畸变特征为指端斗形纹增多，部分患者箕形纹和弓形纹明显减少，大、小鱼际区真实花纹减少并有横沟，足拇趾球区斗形纹和弓形纹明显增多。

11. 先天性肝豆状核变性　皮纹畸变特征主要为右手拇指、食指和无名指指端斗形纹增多，左手相应手指也有出现类似纹形的倾向。

12. 先天性遗传性舞蹈病　常表现为左手第三指指端斗形纹出现率增多。

13. 先天性无脑畸形　皮纹畸变特征为指趾端见大且复杂的花纹，手掌小鱼际区有桡侧箕形纹出现，并可见掌猿线。

14. 13-三体综合征　皮纹畸变特征为尺侧箕形纹和斗形纹显著增多，第4、第5指可见桡侧箕形纹，atd角位置高、增大，在男性患者平均为186°，在女性患者平均为196°，足拇趾球区常见腓侧弓形纹或“S形”腓侧弓形纹。

15. 第5号染色体短臂缺失综合征　又称猫叫综合征，其皮纹畸变特征为指端斗形纹稍多，尺侧箕形纹减少，atd角增大，平均为50.8°。

16. 风疹胚胎病　皮纹畸变特征为指端斗形纹、手掌完全型和过渡型猿线及部分患者除食指外其他指上桡侧箕形纹均增多，atd角增大。

17. 麻风　皮纹畸变特征为中指桡侧箕形纹减少，而拇指、中指和无名指上斗形纹增多，手掌纹轴三角底位下移，大鱼际萎缩。

18. 遗传性视网膜色素变性　皮纹畸变特征为指端箕形纹和弓形纹显著增多，手掌小鱼际区真实花纹减少，掌轴三角向手掌近心端移位，atd角平均值略低于正常，足拇趾端男性多见腓侧箕形纹。女性多见简单弓形纹，女性患者足拇趾球区远侧箕形纹明显增多。

19. 腹腔病　又名麸质所致肠病或口炎性腹泻，其皮纹畸变特征为皮纹萎缩，指端白线减少。严重皮嵴纹萎缩的患者，其指端白线甚至可消失。

20. 巨细胞涵体病　皮纹畸变特征为总指嵴纹数值域范围增大，男性患者平均为155，女性患者平均为80；手掌猿线和过渡型猿线出现频率增高，据一组调查中双侧性过渡型手掌猿线达53％；指端斗形纹明显增多。

21. 先天性白内障　常为手指端大箕形纹和大斗形纹比例增多，总指嵴数显著增高，A主线多走向大鱼际区，a-b嵴数增高，大小鱼际区真实花纹中均以箕形纹多见，皱褶掌、桥贯手和悉尼手比例较高，拇趾球部远箕形纹增多。

22. 高度近视　皮纹畸变特征为纹中箕形纹频率明显增多，斗形纹比例减少，总指嵴数下降，掌轴三叉点移向掌心，使atd角和tpD值明显增大；皱褶型掌褶线比例明显增高，以屈光度大于10D者尤为显著。

23. 原发性肝癌　皮纹畸变特征为大箕形纹比例较高，常出现掌纹嵴线离解、鱼际横曲线纹理中断、肝掌和大小鱼际区的紫色瘀斑。

24. 肝硬化　皮纹畸变特征为尺箕形纹比例增多，斗形纹相对减少，总指嵴数下降，大小鱼际区皮肤纹理粗糙零乱，且出现明显的肝掌。

25. 直肠癌　皮纹畸变特征是指纹纹形比例正常人相反，即以斗形纹为主，尤以螺斗形纹为主，尺箕形纹比例减少，总指嵴数增多，在大鱼际靠近手腕部区出现特异性有色斑和硬斑样型或表浅型皮纹。

26. 风湿性心脏病　皮纹特征是指纹纹形中，男性患者指端弓形纹减少，女性患者指端弓形纹增高；总指嵴数正常；大部分患者的掌轴三叉点偏向尺侧，且两个以上者多见，使atd角增大；a-b嵴数和td嵴线数明显减少；男性患者I_3指间区真实花纹频率增高。

27. 智力低下　皮纹特征是指纹纹形中弓形纹或桡箕形纹频率明显增高，尤其是左右手第4、5指出现桡箕形纹者，对智残的诊断具有较为重要的意义。总指嵴数明显减少；掌轴三叉点远移，使atd角和tpD值明显增大；大小鱼际区的痕迹纹形、通贯型掌褶纹比例较高；拇趾球部斗形纹比例明显增高。

28. 癫痫　皮纹特征是指纹纹型中弓形纹明显增多，斗、箕形纹比例相对减少，总指嵴数明显下降，主线横向指数有增大的趋势。

29. 先天性垂体性侏儒症　皮纹特征是指纹纹型中以斗形纹为主，而箕形纹比例相对减少，尤以尺箕形纹减少更为显著；总指嵴数增高，悉尼型掌褶纹比例较高。

30. 先天性聋哑　皮纹特征是男性患者指端桡箕形纹和斗形纹增多，尺箕形纹减少；总指嵴数增高，掌轴三叉点远移，使 atd 角和 tpD 值明显增大；C 三叉点发育不全或缺失率较高；通贯型掌褶纹和桡尺单基点褶纹出现率较高，而桡尺三基点褶纹比例较低；I_1 区、小鱼际区和第三、第四指间区真实花纹出现率较高。

四、现代研究进展

近 100 年来，皮纹学的研究在皮纹方法学、群体皮纹学、皮纹遗传学、皮纹的胚胎发生、皮纹研究的医学应用、非人灵长类的皮纹研究等方面均取得了较大进展。皮纹研究项目的完善化、规范化，极大促进了皮纹研究在各个领域的应用。

1. 理论研究　理论是指导临床应用的前提。国内学者对皮纹理论的创新研究也在不断深化。王晨霞、刘剑锋、黄志信等以手部色泽、脉络、肌肉、温度、手形、动态、爪甲等几个方面为主进行系统梳理，分析掌纹诊病技术的机理和规律，进一步丰富完善了手诊法的内容。

安宏等人站在医学科学视域，把“手诊”与“手相”区分开来，诠释了手望诊的理论基础。王若冲、李峰团队探讨了手诊分区原理，并进一步把手诊九宫八卦学说应用到诊断中。牛惠芳、吕仪等人则着重从手诊的发展史、诊断原理、分类、常见疾病的手诊表现以及手诊在临床实践中的应用和注意事项等方面探讨了手诊法、掌纹诊法在疾病诊断中的应用价值。贾孟辉与殷克敬则总结了自身运用手诊法诊病的经验，如在诊掌形、掌色、质地、形态及掌纹几方面，临床应用中结合八纲辨证，四诊合参，能更有效地提高辨病的准确率。

2. 健康人的皮纹特征研究　皮纹成为群体遗传学研究中的组成部分，建立皮肤纹理参数库为皮纹研究提供良好的框架。近年来，多位研究者对不同地区健康人的皮纹进行了特征分析，如徐国昌、齐守文、郭跃伟等调查了河南、新乡地区、南阳地区汉族成人掌纹、指纹纹形特征，发现男女性在指纹区别上有统计学差异。花兆合、李晋等调查了安徽、皖西地区汉族指纹嵴线密度和掌纹嵴线密度，发现安徽汉族掌纹嵴线密度与江西、广东汉族和西藏藏族有一定差异。米亚静、周瑶等调查了陕西地区、鄂东地区汉族人群手皮纹，发现皮纹分布具有种族、地域差异性。对于少数民族，刘晓峰等调查了拉萨市世居藏族男青年指纹特征，发现纹形特征斗形纹频率最高，箕形纹次之，弓形纹频率最低。

这些研究成果补充了我国皮纹数据库的资料，提高了皮纹数据库的价值。但均没有按照科研统计原则系统设计不同地区、民族、年龄、群体等相关变量对指纹的影响。宋焕庭等人则做了指纹与年龄相关性的量化分析，发现手印中的皱纹、乳突纹线密度、乳突纹线和小犁沟的宽度、细点线、屈肌褶纹等特征与年龄具有相关性，但利用这些变量构建的多元回归模型拟合优度并不高；皱纹、乳突纹线密度、乳突纹线和小犁沟的宽度、细点线、屈肌褶纹等可作为手印分析年龄的参考和辅助特征。

3. 皮纹与疾病的相关性研究　皮纹属于多基因遗传的性状，可能与个体的易患性有关。李洪达、于皓臣通过掌纹 ATD 角特征提取，发现与乳腺癌具有相关性；张艺佳调查河南汉族人群肿瘤患者的掌纹纹形，发现具有一定的特征性，可以为肿瘤初筛和诊断提供线索和参考。陆宏等发现冠心病患者手部皮纹学主要特征为斗形纹出现频率高，atd 角、右手 a-b 嵴线数及 a-b 间距增大。刘谦等人则使用气色形态手诊与耳垂皱褶征分析在冠心病诊断中的临床应用价值，结果发现气色形态手诊的诊断效果优于耳垂皱褶征。宋润祺等重点关注了大鱼际掌纹特应征与变应性鼻炎的相关性，赵国静等则分析了大鱼际掌纹特应征在湿疹、肺间质纤维化、哮喘的相关性研究，认为可能是疾病的外在阳性体征。陆宏等还研究分析了宁夏地区汉族无精子症患者手部皮纹学特征，RL 和 atd 有一定程度异常变化。

除了皮纹与疾病的相关性研究之外，还有一些团队专注于基因与特定疾病皮纹之间的相关性研究。通过门诊收集 0～18 岁特应性皮炎患者，汪洋对其进行一般情况及临床资料登记和提取血基因组 DNA 并行丝聚蛋白基因高频突变位点的筛查，统计学分析后发现伴有掌纹症的特应性皮炎患儿以中重度多见，推测掌纹症可能是一种与 AD 严重程度密切相关的临床表型，掌纹症是一个需要早期加强管理的 AD 的临床特征，而且伴有掌纹症的 AD 患者发病与 FLG 高频基因（3321del A 和 K4022X）突变强相关，FLG 基因高频突变（3321del A 和 K4022X）与鱼鳞病、食物过敏和非特异性手足皮炎临床表型相关，掌纹症可能是 AD 早年发病的一个危险因素。但是山东中医药大学梁文华团队长期致力于基因与特定疾病大鱼际掌纹特应征的相关性，使用统计学方法发现基因与特定疾病皮纹之间并无明显统计学相关性，仅发现了大鱼际掌纹特应征与特定疾病之间有些相关性。

还有一些学者根据大鱼际掌纹设计了智能诊病。郑云云先将掌纹图像经过定位分割获得感兴趣的大鱼际区域，再经中值滤波去噪，采用高频强调滤波和直方图均衡化相结合的方法增强图像，然后采用灰度共生矩阵方法提取图像特征，最后基于支持向量机的方法实现大鱼际掌纹阴阳两类的识别。刘闯设计了一台多光谱掌纹采集仪，在不接触手掌的条件下，可以精确获取手掌同一位置六种不同光谱下的放大图像。然后，利用该设备采集并构建了一个多光谱掌纹图像数据库，搭建了自动掌纹诊病系统，将手掌诊病的各个处理阶段可视化，系统的功能包括掌纹图像的读取和存储、图像预处理、线特征提取和融合、病理纹识别，并基于中医掌纹诊病数据库显示异常纹对应的病症等。

4. 皮纹选材　皮纹选材具有方便性和实用性，得到研究者的重视。近年来，针对不同的体育比赛项目，国内多名学者在皮纹研究方面做了大量的工作，获得许多研究资料，皮纹可以作为运动员选材的辅助指标，对于提高我国运动员身体素质具有一定的意义。姜鑫发现 CUBA 女篮运动员指纹中没有简弓，拥有较多的双箕斗，与普通人相比简弓少双箕斗多；帐弓和一般斗与普通人没有差异；总指嵴线数与其运动能力呈负相关。掌纹中 atd 角小于普通人大于男篮运动员；a-b 嵴线数普遍少于普通人；大鱼际和小鱼际的真实花纹少，但Ⅱ指区真实花纹多于普通人。通过数据的论证，CUBA 女篮手纹特征可以作为基层运动员选材的遗传参考指标，并因此研究从皮纹学视角构建中国汉族女篮选材体系。徐广、杨永娃通过对大学优秀男子篮球运动员皮纹的研究，分析出他们的群体皮纹特征，并尝试着建立篮球运动员皮纹选材的模式。

除了篮球运动员外，还有对其他运动员的选材，如邱阳运用实验法采集 50 名不同等级女子散打运动员的皮纹信息，其中包括国家女子散打队健将级运动员 25 名，吉林省、安徽省、上海队中二级女运动员共 25 名。使用独立样本 T 检验分别对这 50 份皮纹信息做了手掌中 atd 夹角、a-b 点总脊数、大鱼际真实花纹与手指上弓形纹、斗形纹、箕形纹、双箕斗详细的数理统计。结果表明不同等级女子散打运动员的多个皮纹指标具有显著性差异与非常显著性差异，仅有体现力量素质的斗形纹没有显著性差异。根据平日训练与比赛成绩分析女子散打运动员上肢力量相对薄弱，所以两组实验对象的检验结果没有显著性差异。经实验研究结果得出我国女子散打运动员七项皮纹特征，只有斗形纹没有存在显著差异性，剩下的六项都分别存在显著差异性和非常显著差异性，女子散打项目中运用皮纹选材法，可以准确地通过运动员先天遗传的身体素质优劣来进行选材，进而提高运动员的训练水平及比赛成绩。

参考文献

[1] 刘剑锋. 观手知病：气色形态手诊法精要［M］. 北京：中国科学技术出版社，1991.

[2] 张颖清. 全息生物学研究［M］. 济南：山东大学出版社，1985.

[3] 张颖清. 全息胚与全息胚学说［J］. 自然杂志，1989（1）：26-34.

[4] 张颖清. 全息生物学及其在现代生物学中的地位［J］. 山东医科大学学报（社会科学版），1989（1）：2-11.

[5] 刘华恩. 全息理论在中医望诊中的体现［J］. 吉林中医药，2008，28（1）：8-9.

[6] 麻仲学. 中国医学诊法大全［M］. 济南：山东科学技术出版社，1989.

[7] 王鸿. 掌纹与健康［M］. 石家庄：河北人民出版社，2006.

[8] 赵睿霆. “手诊法”在中医诊断学中的理论基础及临床应用研究［D］. 四川：成都中医药大学，2012.

[9] 刘剑锋，余晴. 大鼠上肢手掌特定区域血含量的探索研究［J］. 中国中医基础医学杂志，2008（9）：670-671.

[10] 刘剑锋，余晴，王甜. 乙酸诱导大鼠结肠炎后前爪特定部位血含量变化研究［J］. 山东中医药大学学报，2009，33（1）：58-59.

[11] 王甜，余晴，刘剑锋. 急性肺损伤大鼠前爪对应部位血EB含量变化研究［J］. 中国医药导报，2013，10（3）：21-23.

[12] 秦培洁，王柳青，程志立，等. 应激性胃溃疡大鼠前爪不同区域黑色素变化的ghrelin-POMC通路研究［J］. 中国医药导报，2016，13（12）：12-14，19，195.

[13] 刘井红. 糖尿病手诊的试验研究［D］. 北京：北京中医药大学，2005.

[14] 于频. 系统解剖学［M］. 4版. 北京：人民卫生出版社，2001：360.

[15] 周幸来，周举，周绩. 中国民间诊病奇术［M］. 北京：人民军医出版社，2010.

[16] 林卫民. 手诊：生命密码的另一种解析［J］. 医疗保健器具，2005（5）：67.

[17] 沈熙. 手部气色形态诊断法的探讨（一）［J］. 双足与保健，1997（3）：34-37.

[18] 刘井红. 糖尿病手诊的试验研究 [D]. 北京：北京中医药大学，2005.

[19] 赵庆新. 一次完全读懂中医自诊手册 [M]. 天津：天津科学技术出版社，2012.

[20] 杨雯钰. 手诊的科学性及对糖尿病诊断的临床意义探讨 [J]. 云南中医中药杂志，2017，38 (11)：104－105.

[21] 王晨霞. 现代掌纹诊病图谱 [M]. 南宁：广西科学技术出版社，2000.

[22] 刘剑锋. 观手知病——气色形态手诊法自修课程 [M]. 北京：中国中医药出版社，1997：286.

[23] 郜亚茹，韩学杰，谭勇，等. 大鱼际表征与冠心病相关性研究 [J]. 辽宁中医药大学学报，2021，23 (2)：150－154.

[24] 李开武. 望手诊病一得 [J]. 吉林中医药，2007，27 (10)：26－26.

[25] 孙玉芝，张爱荣，阎国鹏，等. 52 例Ⅱ型糖尿病手皮纹分析 [J]. 河北中医，1990 (6)：9－10.

[26] 李艳华，武守山，韩黎，等. 210 例糖尿病患者的皮纹学研究 [J]. 人类学学报，1990 (3)：231－235.

[27] 徐凤，刘长平，张忠邦，等. 糖尿病人的皮纹特征 [J]. 南京医学院学报，1982 (1)：8－10.

[28] 徐凤，刘长平，张忠邦，等. 家族性糖尿病人的皮纹 [J]. 南京医学院学报，1983 (3)：31－33，86.

[29] 盛燮荪. 陆氏儿科“分经察纹法” [J]. 浙江中医杂志，1964 (9)：210.

[30] 周幸来，毛小君. 望甲诊病 [M]. 沈阳：辽宁科学技术出版社，2012.

[31] 刘芝究，李睿明. 指甲表现与疾病早期诊断的研究进展 [J]. 辽宁中医药大学学报，2011，13 (2)：191－194.

[32] 贾伟东. 以指甲测健康 [J]. 中国医药指南，2004 (7)：49.

[33] 彭家谋. 试论中医手相诊断学 [J]. 湖北中医学院学报，2000 (3)：7－9.

[34] 常晓松，甄鹏，曾健. 乳腺癌化疗致指甲改变 2 例报告并文献复习 [J]. 罕少疾病杂志，2019，26 (4)：108－109.

[35] 朱子青. 指甲病理变化在临床上的诊断价值 [J]. 江苏中医，1959 (9)：46－50.

[36] 袁肇凯，黄献平，范伏元，等. 160 例爪甲色诊与甲床光电血管容积图的检测分析 [J]. 中国中医基础医学杂志，2001 (1)：52－54.

[37] 靳士英，王甦，马泽声. 恶性肿瘤甲诊的观察研究 [J]. 解放军广州医高专学报，1997 (2)：90－92.

[38] 王瑞云. 中医甲诊系统的研究［D］. 天津大学，2018.
[39] 王雪梅，鲁法庭，杨梅. 甲诊探析［C］//中华中医药学会. 中华中医药学会中医诊断学分会第十次学术研讨会论文集. 云南中医学院，2009：5.
[40] 杨碧莲. 手指甲上的半月牙越多，身体越健康?［J］. 中医健康养生，2017（11）：50.
[41] 唐汉庆，黄岑汉. 瑶医学月痕诊法与中医学望爪甲诊法的比较浅析［J］. 中华中医药杂志，2015，30（1）：296－298.
[42] 张青槐，马兴宇，杨瑜善，等. 壮医甲诊临床应用推广探析［J］. 临床医药文献电子杂志，2020，7（7）：186，191.
[43] 林辰，罗婕，宋宁，等. 壮医特色甲诊初探［J］. 中国民族医药杂志，2008（8）：9－10.
[44] 周幸来. 轻松学甲诊［M］. 郑州：河南科学技术出版社，2021.
[45] 彭清华. 中医局部特色诊法［M］. 北京：中国中医药出版社，2017.
[46] 孔凡族. 甲诊的临床意义［J］. 湖北中医杂志，2000（11）：27.
[47] 孙莹，连博，杨梅. 甲诊源流［J］. 云南中医学院学报，2010，33（1）：64－67.
[48] 王艳荣，杨毅玲. 中医甲诊［J］. 中国社区医师，2019，35（8）：112，114.
[49] 孙朝润. 中医学对指甲的认识［J］. 中医研究，2020，33（12）：10－12.
[50] 刘舒悦，焦媛，张若诗，等. 中医甲诊理论源流与临床应用探微［J］. 中国中医药图书情报杂志，2022，46（5）：46－49.
[51] 张春柱. 中医手诊与甲诊病症对照图谱［M］. 南昌：江西科学技术出版社，2010.
[52] 周幸来. 便携式甲诊挂图（简单易学的望甲诊病方法）［M］. 沈阳：辽宁科学技术出版社，2012.
[53] 周幸来. 望甲诊病［M］. 沈阳：辽宁科学技术出版社，2012.
[54] 周幸来. 望甲诊病图解［M］. 沈阳：辽宁科学技术出版社，2008.
[55] 赵理明. 望手、望甲诊病挂图［M］. 沈阳：辽宁科学技术出版社，2006.
[56] 周幸来. 望甲诊病与中医简易治疗［M］. 北京：人民军医出版社，2011.
[57] 郭家松，尹保国，何尚宽，等. 甲床动脉的解剖学研究［J］. 中国解剖与临床，2001（2）：81－83，129.
[58] 赵上果. 中医爪甲超微望诊方法及临床应用研究［D］. 长沙：湖南中医药大学，2009.
[59] 赵文静，张晓凯. 人类指甲的显微结构观察与分析［J］. 分析测试技术与仪器，2013，19（3）：164－170.
[60] 唐娟娟，张晓凯，彭倩倩，等. 基于指甲微观结构变化辅助诊断人体健康状况［J］. 分析仪器，2020（1）：76－82.

[61] 蓝毓营. 试论壮医甲诊与中医甲诊的异同 [J]. 上海中医药大学学报, 2010, 24 (2): 22-24.

[62] 文杭, 项敏泓. 手相诊断学在祖国医学中的研究进展 [J]. 中国医药导报, 2020, 17 (2): 37-40.

[63] 杨逸淦, 刘耀崇, 周雯, 等. 报伤甲征在疾病诊断中的运用概要 [J]. 时珍国医国药, 2009, 20 (8): 2112.

[64] 付婷. 恶性肿瘤患者的指甲甲象观察 [D]. 济南: 山东中医药大学, 2016.

[65] 王瑞云. 中医甲诊系统的研究 [D]. 天津: 天津大学, 2018.

[66] 史丙镇, 陈洁. 络脉理论临床应用研究进展 [J]. 中国民族民间医药, 2018, 27 (12): 40-43.

[67] 李树勋. 小儿指纹诊察法简介 [J]. 辽宁中医, 1978 (1): 55.

[68] 高晓山. 小儿指纹诊法起源略考 [J]. 上海中医药杂志, 1962 (12): 30.

[69] 萧正安, 小儿指纹诊法的起源及临床应用 [J]. 山东中医学院学报, 1988, 12 (1): 10.

[70] 王长荣. 小儿指纹研究进展 [J]. 中医杂志, 1982 (4): 73.

[71] 郭振球. 小儿指纹之研究 [J]. 中医药研究, 1987 (6): 42.

[72] 郭霭春. 中国医史年表初稿 [J]. 哈尔滨中医, 1963 (3): 11

[73] 杨景柱. 小儿指纹观察 [J]. 河北新医药, 1979 (2): 28.

[74] 林日铣, 陈照良. 626 例小儿指纹的观察研究 [J]. 福建中医药, 1962, 7 (4): 1.

[75] 张先新. 对小儿指纹诊法的初步探讨 (附 604 例临床分析) [J]. 成都中医学院学报, 1979 (2): 71.

[76] 管鹏声, 许民生, 李兰芬, 等. 婴幼儿指纹 1012 例初步观察 [J]. 云南中医杂志, 1980 (2): 13.

[77] 朱志云. 观察小儿指纹的点滴体会 [J]. 浙江中医杂志, 1965 (11): 373.

[78] 黄攸立. 小儿指纹诊法起源考辨 [J]. 中国医药学报, 1991, 6 (1): 46.

[79] 俞景茂. 中医儿科学基础理论研究现状与我见 [C] //中华中医药学会. 中医药学术发展大会论文集. 浙江中医学院附院, 2005: 5.

[80] 冯益真. 日喀则地区小儿指纹 200 例初步观察 [J]. 山东中医学院学报, 1981 (2): 60.

[81] 李连达, 陈超. 指纹临床意义的初步探讨 [J]. 中华儿科杂志, 1959, 10 (1): 27.

[82] 姚伟然, 严孝本. 414 例小儿指纹的初步探讨 [J]. 中医杂志, 1962 (8): 8-11.

[83] 解放军 202 医院小儿科. 300 名正常小儿指纹舌象调查报告 [J]. 医学资料汇编, 1975 (1): 38.

[84] 沈永艾．对451名健康婴幼儿指纹的观察［J］．浙江中医杂志，1984（10）：447.

[85] 高晓山．小儿指纹的研究［J］．中医杂志，1960（6）：43.

[86] 蔡化理．小儿指纹产生机转及其对疾病的诊断意义［J］．中医杂志，1964（2）：36.

[87] 沈文鸳．虎口三关指纹诊查的临床意义初步探讨［J］．上海中医药杂志，1962（3）：21.

[88] 李俊玫，敬小青，刘艳伟．望食指络脉在婴幼儿肺炎合并心衰诊断中的意义［J］．时珍国医国药，2008，19（8）：1925－1926.

[89] LAING S，MCMAHON C，UNGERER J，et al. Mother-child interaction and child developmental capacities in toddlers with major birth defects requiring newborn surgery［J］. Early human development，2010，86（12）：793－800.

[90] 于收．望小儿指纹在手足口病诊治中的应用［J］．现代中医药，2012，32（3）：33－34.

[91] 胡燕，王孟清．小儿手足口病中医证候特征及演变规律的研究［J］．中国中西医结合儿科学，2011，3（1）：29－32.

[92] 蔡卫根，曹树琦，陈荷光．《黄帝内经》望络诊病探析［J］．中华中医药学刊，2013，31（7）：1595－1597.

[93] 杜松，卢红蓉，张玉辉，等．钱乙儿科望诊理论探析［J］．中国中医基础医学杂志，2013，19（10）：1126－1128.

[94] 张笑歌．小儿指纹临床观察初步总结［J］．河南中医学院学报，1979（1）：25.

[95] 余光开，付廷洋，顾耀林．968例小儿指纹的初步观察［J］．泸州医学院学报，1978（4）：29.

[96] 李树奇．试谈树枝形指纹与婴儿内热［C］．河南开封市中医院资料汇编，1980：79.

[97] 张会敏，秦桂秀．望小儿指纹在新生儿肺炎临床诊治中的意义［J］．世界最新医学信息文摘，2015，15（52）：93.

[98] 张会敏．望小儿指纹在新生儿肺炎中的意义［D］．山西中医学院，2016.

[99] 路明，孙艳红，赵峪，等．中医望诊验指纹为主辨证治疗小儿围产期视神经萎缩［J］．中国中医眼科杂志，2015，25（5）：356－358.

[100] 方桦．小儿指纹与早产儿呼吸窘迫综合征的相关性研究［D］．福建中医药大学，2018.

[101] 黄剑英，周文豪，李晓萍．中医望小儿食指络脉与新生儿窒息Apgar评分的相关性研究［J］．中华中医药学刊，2014，32（9）：2208－2210.

[102] 胡培德．小儿指纹直透命关的临床意义［J］．浙江中医杂志，1964，7（8）：198.

[103] 汝兰州．小儿指纹的诊察方法及对1 376例的临床观察［J］．山东医刊，1965（11）：22.

[104] 朱文锋．中医诊断学（中医药学高级丛书）（精）［M］．北京：人民卫生出版社，2009.

[105] 王建业. 掌纹诊病在中医治未病中的应用研究 [J]. 世界最新医学信息文摘, 2017, 17 (90): 91.

[106] 黄志信. 掌纹诊病之理论研究 [D]. 济南: 山东中医药大学, 2013.

[107] 安宏, 秦培洁, 王柳青, 等. 辨“手诊”“手相” [J]. 中国中医基础医学杂志, 2021, 27 (10): 1578-1580, 1674.

[108] 王若冲, 李儒婷, 马捷, 等. 手诊分区法之原理探析与诊断应用 [J]. 世界科学技术: 中医药现代化, 2021, 23 (10): 3830-3837.

[109] 王若冲, 宋月晗, 张翼飞, 等. 手诊九宫八卦学说的理论渊源及诊断特点探讨 [J]. 中华中医药杂志, 2022, 37 (3): 1421-1424.

[110] 牛惠芳, 赵可辉, 于功昌, 等. 手诊法在疾病诊断中的应用价值探讨 [J]. 中医临床研究, 2016, 8 (5): 135-138.

[111] 吕仪, 陈聪, 郝一鸣, 等. 掌纹诊法研究与临床应用的概述与展望 [J]. 世界科学技术: 中医药现代化, 2020, 22 (5): 1559-1566.

[112] 丁婷婷, 李宏伟, 侯荔桉, 等. 贾孟辉教授手诊法诊病经验 [J]. 现代中医药, 2017, 37 (6): 11-12.

[113] 郭文静, 牛文民, 殷克敬. 殷克敬教授运用九宫八卦手诊法诊断心血管疾病经验 [J]. 现代中医药, 2016, 36 (5): 62-63.

[114] 徐国昌, 崔娟, 杨雷, 等. 南阳地区汉族成人掌纹纹型调查 [J]. 中国优生与遗传杂志, 2015, 23 (10): 130-131, 141.

[115] 齐守文, 石如玲, 黄艳梅, 等. 河南汉族人群指纹纹型分析 [J]. 郑州大学学报 (医学版), 2012, 47 (5): 648-651.

[116] 郭跃伟, 赵林静, 黄艳梅, 等. 河南新乡地区在校大学生汉族群体掌纹调查 [J]. 河南师范大学学报 (自然科学版), 2013, 41 (3): 145-146.

[117] 花兆合, 刘再群, 李晋, 等. 安徽汉族指纹嵴线密度和掌纹嵴线密度的调查 [J]. 解剖学杂志, 2017, 40 (6): 731-734.

[118] 李晋, 花兆合, 刘再群, 等. 皖西地区汉族指纹嵴线密度和掌纹嵴线密度研究 [J]. 解剖学研究, 2021, 43 (6): 624-626.

[119] 米亚静, 田建颖, 党阳, 等. 陕西地区汉族人群皮纹分析 [J]. 中国优生与遗传杂志, 2018, 26 (2): 117, 119.

[120] 周瑶, 鄢小燕. 鄂东地区 161 名汉族青年手皮纹检查简报 [J]. 中国优生与遗传杂志, 2014, 22 (5): 145-147, 149.

［121］ 刘晓峰，钟铧．拉萨市世居藏族男青年指纹特征分析［J］．中国卫生产业，2020，17（14）：169－170，173．

［122］ 宋焕庭，唐玮，张丽梅，等．指纹与年龄相关性的量化分析［J］．人类学学报，2022，41（6）：1047－1057．

［123］ 李洪达．掌纹 ATD 角特征提取及其与乳腺癌相关性研究［D］．昆明：云南大学，2014．

［124］ 于皓臣，耿芝，盛优静，等．乳腺癌患者手部皮纹学特征的分析［J］．宁夏医科大学学报，2017，39（4）：386－389．

［125］ 张艺佳，潘莹，何森，等．河南汉族人群肿瘤患者手掌纹型特征分析［J］．新乡医学院学报，2014，31（6）：435－437．

［126］ 陆宏，白春月，王璐，等．女性冠心病患者的手部皮纹学特征［J］．解剖学杂志，2018，41（2）：209－211，216．

［127］ 宋晓霞，余冰，彭亮，等．冠心病患者手部皮纹学特征分析［J］．宁夏医科大学学报，2014，36（10）：1107－1110．

［128］ 刘谦，王诗恒，秦培洁，等．气色形态手诊在冠心病诊断中的临床应用价值分析［J］．中华中医药杂志，2022，37（11）：6447－6451．

［129］ 刘谦，王诗恒，秦培洁，等．气色形态手诊与耳垂皱褶征对诊断冠心病的临床价值的比较研究［J］．北京中医药大学学报，2022，45（12）：1282－1287．

［130］ 宋润祺，王燕青．论大鱼际掌纹特应征在治疗过敏性鼻炎中的辨证意义［J］．亚太传统医药，2018，14（11）：151－153．

［131］ 刘颖慧．大鱼际掌纹形态特应征与变应性鼻炎相关性研究［D］．济南：山东中医药大学，2013．

［132］ 王燕青，赵国静，周佩夏，等．变应性鼻炎患者大鱼际掌纹特应征观察研究［J］．河北中医，2017，39（11）：1620－1623．

［133］ 赵国静，王燕青，周佩夏，等．湿疹患者大鱼际掌纹特应征的临床研究［J］．现代中西医结合杂志，2018，27（33）：3660－3662，3666．

［134］ 庄娜，范爱欣，陆学超．大鱼际掌纹特应征与肺间质纤维化相关性研究［J］．亚太传统医药，2019，15（3）：139－141．

［135］ 周兆山，吉中强，朱习军，等．大鱼际掌纹特应征的客观量化及其与哮喘的相关性研究［J］．上海中医药杂志，2014，48（1）：14－15，26．

［136］ 陆宏，王璐，李可可，等．宁夏地区汉族无精子症患者手部皮纹学特征分析［J］．中华男科学杂志，2018，24（10）：878－882．

[137] 汪洋. 特应性皮炎掌纹症与丝聚蛋白基因突变研究 [D]. 北京：首都医科大学，2017.

[138] 梁文华，周兆山，吉中强，等. IL－4R 基因 rs12925861、rs3024613 多态性与哮喘患者大鱼际掌纹特应征的相关性研究 [J]. 中华中医药学刊，2015，33（7）：1561－1563.

[139] 吉中强，周兆山，朱习军，等. TNF-α 基因和 IL－13 基因多态性与哮喘患者大鱼际掌纹特应征的相关性研究 [J]. 中华中医药学刊，2015，33（5）：1037－1040.

[140] 周兆山，吉中强，朱习军，等. IL－4R 基因 rs3024608、rs1110470、rs3024685 多态性与哮喘患者大鱼际掌纹特应征的相关性研究 [J]. 中华中医药杂志，2014，29（4）：1076－1079.

[141] 梁文华，周兆山，吉中强，等. IL－4R 基因 rs1805012、rs1801275、rs1805010 多态性与哮喘患者大鱼际掌纹特应征的相关性研究 [J]. 中华中医药学刊，2014，32（9）：2062－2065.

[142] 周兆山，吉中强，王燕青，等. IL－4R 基因 rs3024619、rs2057768、rs3024585 多态性与哮喘患者大鱼际掌纹特应征的相关性研究 [J]. 中华中医药杂志，2015，30（2）：510－512.

[143] 王燕青，周兆山，姜洪玉，等. ADAM33 基因 rs512625、rs511898、rs528557 多态性与大鱼际掌纹特应征的相关性研究 [J]. 中华中医药杂志，2017，32（12）：5548－5551.

[144] 周兆山，王燕青，朱习军，等. ADAM33 基因 rs2280090、rs487377、rs2787094 多态性与大鱼际掌纹特应征的相关性研究 [J]. 中华中医药学刊，2017，35（2）：265－268.

[145] 梁文华，周兆山，王燕青，等. ADAM33 基因 rs44707、rs598418、rs2853215 多态性与大鱼际掌纹特应征的相关性研究 [J]. 中华中医药杂志，2018，33（2）：683－685.

[146] 闫柄孜. 大鱼际掌纹特应征与 ADAM33 基因 rs554743，rs2853209，rs532448 多态性的相关性研究 [D]. 济南：山东中医药大学，2019.

[147] 李雨君. ADAM33 基因 rs2787093、rs512625、rs598418 多态性与哮喘和大鱼际掌纹特应征的相关性研究 [D]. 济南：山东中医药大学，2020.

[148] 董淑敏. IL－4 基因 rs2243250，rs2243283 多态性与大鱼际掌纹特应征的相关性研究 [D]. 济南：山东中医药大学，2021.

[149] 张中慧. ADAM33 基因 rs2280090，rs487377，rs511898 多态性与哮喘和大鱼际掌纹特应征的相关性研究 [D]. 济南：山东中医药大学，2022.

[150] 郑云云. 基于大鱼际掌纹的中医诊断智能信息化方法研究 [D]. 青岛：青岛科技大学，2014.

[151] 刘闯. 基于多光谱掌纹图像的手掌诊病系统算法研究与实现 [D]. 长春：吉林大学，

2017.

[152] 姜鑫. CUBA女篮运动员手纹特征的研究 [D]. 长春：东北师范大学，2012.

[153] 姜鑫. 基于皮纹学视角构建中国汉族女篮选材体系的研究 [J]. 体育科技，2014，35(6)：68-70，73.

[154] 徐广. 大学生优秀男子篮球运动员的皮纹特征及选材的研究 [D]. 长春：东北师范大学，2007.

[155] 杨永娃. 大学生优秀男子篮球运动员皮纹特征与选材 [J]. 科技信息，2013(9)：215，230.

[156] 邱阳. 对我国女子散打运动员皮纹特征及选材的研究 [D]. 沈阳：辽宁师范大学，2015.

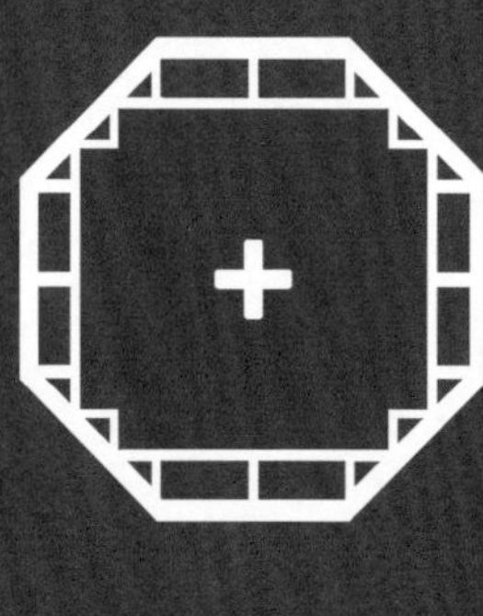

第四章　望皮肤部

皮肤部包括皮肤和尺肤。皮肤不仅是人体的第一屏障，也是一面“镜子”，是人体最大器官，五脏、四肢、百骸、官窍通过经络与之联系，与外界环境相统一，全身病变可反映于皮肤，皮肤病变可以影响全身。尺肤虽小，却是人体内脏的缩影，与全身脏腑经气相通，可以了解全身五脏六腑的信息，具有全身皮肤缩影的特性。

第一节 望皮肤部

一、概念与原理

通过观察皮肤色泽、皮损形态的变化、类型、部位、界限及边缘、分布、排列、数目、大小、湿度以及有无起痘、出疹、起痧、痈疽疔疖等皮肤病变，可以了解脏腑经络气血盛衰，辨明寒热虚实，分析病因、病性、病势、演变、以推测疾病的转归及预后，此即为望皮肤。《中医疾病预测学》说：“皮肤既是人体的第一屏障，亦是人体最大的外镜。从皮肤上可以透视内脏的病变信息，一切内脏疾患、早衰、癌症等，皆可从这面巨大的照妖镜上显露原形……”

中医的整体观念是皮肤望诊的核心思维，望皮肤的诊断原理体现在司外揣内、以常衡变、见微知著、因发知受 4 个方面。其一，人体是内外统一的，通过观察外在皮肤的色泽、形态、部位信息，可以揣测分析其内在脏腑功能变化；其二，人身皮肤是整体的，通过对比正常皮肤的生理状态，可发现异常皮肤的病理状态；其三，人体的局部和整体是统一的，通过观察皮肤细微的局部变化，可以推测其全身五脏六腑、气血阴阳显著的整体信息；其四，结构与功能是统一的，通过诊察发于外的皮肤位置及形色变化，可以辨识其所受病变的程度、部位及性质。

二、诊察方法

观察皮肤，应在自然光线好、温度适宜、周围安静的场所进行。检查时必须尽量暴露患部，并将全身各部皮肤逐一仔细检查，观察患者皮肤色泽有无红、黄、青、白、黑变化，毫毛的粗细、枯润，皮肤上有无斑、疹、风团、抓痕、瘢痕、鳞屑、痂皮、皲裂、水疱、脓疱、糜烂、溃疡、萎缩等损伤，注意皮损部位、数目、大小、颜色、形状、分布排列、边缘、表面情况和分泌物等。

黄种人正常皮肤为微黄隐红，荣润光泽，且无斑、疹、肿等病理变化。但不同的地域、个体差异、季节气候、工作条件和情绪变化的影响，肤色可有稍白、稍红、稍黑、稍黄等变化。

三、诊法特色与临床意义

（一）皮肤异常色泽

望皮肤色泽可分辨疾病性质的寒热虚实、新病与久病、外感与内伤，以及人体气血阴阳的盛亏状态，亦可根据肤色分布的部位诊断或协助诊断疾病，异常的皮肤颜色主要包括发红、发黄、发青、发白、发黑5类状态。

1. 皮肤发红

（1）辨新病旧病：皮肤突然发红，色泽鲜明者，多属实热新病；皮肤逐渐发红，色泽欠润的，多属虚热久病，或有瘀滞。

（2）辨外感内伤：皮肤发红，伴见头痛发热，咽痛鼻塞，为外感风热；若皮肤潮红，伴见骨蒸潮热，午后尤甚，为阴虚内热。

代表性疾病：丹毒的特点是皮肤突然发红成片，色如涂丹。根据发病部位不同有不同的病名，发于头面者，称为“抱头火丹”，生于躯干者，称为“内发火丹”，发于下肢者，称为“流火”，发于小儿者，称为“赤游风”。可发于全身任何部位，皮肤改变特征为初起鲜红如云片，往往游走不定，多属心火偏甚，热邪充斥，又遇风热恶毒所致。火斑疮常由久炙皮肤，火气入皮而成红斑，或成为疮者。

日晒疮：常因皮肤日晒过久而发红。急性期以曝光部位出现红斑、水疱或多形性皮损，自觉灼热、瘙痒，有明显季节性为临床特征。此外，冻伤、水火烫伤，均可使局部皮肤发红，病机为全身脉络受阻，气血凝滞所致；酒后体表血络充盈，也可使皮肤发红。

2. 皮肤发黄　脾为后天之本，其运化水谷精微以充气血，脾失健运，气血不足，肌肤失去荣养，故而皮肤发黄。

（1）辨虚实：若肤色突然发黄，色泽鲜明，属实证；肤色渐渐发黄，其色不泽，属虚证。

（2）代表性疾病：黄疸，全身皮肤发黄，伴见目黄、小便黄。其色晦暗不泽为阴黄，其色鲜明如橘子色为阳黄。由于肠道虫疾，日久耗伤气血而引起的面部肿胖色黄、全身皮肤色黄带白则是黄胖病。若大失血或大病久病之后，气血亏耗，致使全身皮肤失濡，呈现萎黄不泽的呈现为萎黄。因湿困肌表，经气不舒，症状见身黄如烟熏，周身疼痛者称湿病。此外，一些食物也会引起皮肤黄染，比如，过多食用胡萝卜、南瓜、橘子汁等，因其中含有大量胡萝卜素，所以会引起皮肤发黄，在停止饮食相关食物后，黄染会逐渐消退，不必引起惊慌。

3. 皮肤发青　系皮肤出现青紫色，常因寒冷伤体，或因外伤等原因致使皮肤血脉运行不畅而阻滞所致。若新生儿腰、背、臀部皮肤出现青紫色或黑色斑块，多由禀赋不足，气血未充，气滞血瘀所致，若无其他不良症状，一般会随小儿生长而自行消失。

4. 皮肤发白　皮肤出现白色，常因阳气虚衰，气血运行迟滞：或气耗血失，气血不充；或寒凝血涩，经脉收缩所致。代表性疾病有：

（1）白驳风：又名“白癜风”，皮肤颜色减退、脱失、突变白色，形态不一，无明显自觉症状，自面部开始而及颈项，日久延及全身。多由肺风流注皮肤之间，久留不去，气血失和，血不荣肤而成。

（2）汗斑：颈、胸背、上臂等处皮肤，有针头至钱币大小不等，边缘清楚，淡于正常肤色而呈淡白色的斑片，微有痒感，夏季明显，多因湿热郁于肌肤而生。

（3）虫斑：儿童面色萎黄而生白斑，白色或灰白色，境界不明显，大小如钱币，圆形或椭圆形，上覆细薄糠状干燥鳞屑，为小儿感染寄生虫的表现。

5. 皮肤发黑

（1）黑疸：面、手、乳晕、腋窝、外生殖器、口腔黏膜等处呈弥漫性棕黑色改变，特点是皮肤黄中显黑，黑且晦暗，多由姿色房劳过度，伤及于肾所致。水肿病后期面部及全身皮肤晦黑不泽，或萎黄透黑，多为肾脏亏极，真色外现。另外皮肤发黑亦常见于突然受严寒，皮肤口唇可见黑紫色；久病气滞血瘀，血阻皮肤脉络，也可见于肌肤甲错而出现的干血劳症。

（2）黧黑斑：皮肤出现点、片状的褐色斑，不高出表皮，抚之不碍手者。以皮损堆成分布，形态不一，无自觉症状，日晒后加重为主要临床特征，本病好发于女性，可于产后发生或加重。若伴头晕耳鸣，腰腿酸软，五心烦热，舌红少苔，则为阴虚火旺证；若兼有两胁胀痛，烦躁易怒，纳少嗳气，则为肝郁气滞或湿热内蕴。

（二）望皮损形态

皮损的形状是在望诊过程中最直观的表现之一，本段主要介绍了色斑、风团、皮肿、抓痕、瘢痕、鳞屑、痂皮、皲裂、丘疹、水疱、脓疱、糜烂、溃疡、萎缩 14 类皮损状态。

1. 色斑　斑为不突出皮肤，呈点、片状或网状皮损，边缘多清晰，根据斑的颜色不同有红斑、紫斑、白斑、黑斑之分。

（1）红斑：多因体内有热邪。气分有热：一般压之退色；血分有热或有瘀：一般压之不退色。环形红斑者：多见于夏季，秋冬可自行缓解或痊愈，此多为风邪挟湿热蕴积皮肤所致。

（2）紫斑：多因体内有瘀，或因火热焦灼脉络受损，血溢脉外呈现于肌肤；或因气虚不能统摄血液在脉管中运行，溢于皮肤；也可见于热郁阳明而发紫斑者。

（3）白斑：斑点压之不退色者，多属气滞，或气血不和。

（4）黑斑：多因外伤局部皮肤，血络损伤，瘀血积于皮肤，久而不去所致。也可见于局部皮肤冻伤，初起紫斑，久则变为黑斑或腐烂化脓。此乃肌肉寒极，气血不行，肌肉失于温养所致。

2. 风团　俗称“风疙瘩”，指皮损呈团块样隆起，大小形状不一，堆积成块或融合成片，多骤然发生，退后不留痕迹。

不同的致病因素所致的风团伴随症状不同。风邪致病：游走不定，时隐时现；属热邪或阴虚致病：风团伴红赤；血瘀致病：伴紫暗或暗红色者；外感风寒，或阳气虚弱：白色风团。暑湿季节，接触麦糠后团块聚起，色红或淡红，或不变色，伴见局部瘙痒甚的，称为“麦糠毒”。

3. 皮肿　是局部或全身皮肤肿胀高突的一种病症。皮肤肿胀可分为水肿、气肿、血肿、虫毒及外科疮疡。

（1）水肿：可见局部或全身皮肤浮肿。根据水肿发生的部位及快慢可辨别疾病虚实、急缓。水肿发生在上在外，病起急骤者，属阳水，多为实证；水肿发生在下在内，病起缓慢者，属阴水，多为虚证寒证。

1）风水水肿：自颜面先肿，来势迅猛，继之延及四肢全身，伴见外感症状者，常因肺气不宣，水道不畅而致。

2）脾虚水肿：水肿先发于四肢，进展缓慢，渐及全身，伴见四肢困倦，纳呆便溏，多属水湿困脾或脾失健运所致。

3）肾虚水肿：水肿自腰以下及足起始，渐及全身，且以腰以下肿甚，伴见腰膝酸软，阴囊湿冷，或畏寒肢冷，多因肾阳虚弱，水气不化而致。

（2）气肿：皮肤肿厚，色苍不泽，无压痕者，多因肝郁气滞，或痰湿阻滞，气机不和而致。

（3）血肿：局部皮肤肿胀高突，皮色青紫或紫暗，或色初为暗褐色，后转青紫，逐渐变黄消退，伴见局部疼痛固定，常有局部外伤史。

（4）虫毒致肿：局部皮肤红肿高突，或伴痒痛难忍，见于虫咬伤之后者。

（5）外科疮疡致肿：红肿高起，根盘收束，不甚平坦为实证、阳证；肿势平坦，散漫不聚，边界不清为虚证、阴证。可根据起病急缓、部位推测其预后。病在皮肤浅表、肌肉之间，肿势高突而焮红，发病较急者，预后较好；若病发筋骨、关节之间，肿势平坦而皮色不变，发病较缓者，预后较差。

4. 鳞屑　指皮肤发生局限或广泛干燥粗糙，形似鱼鳞蟾皮而起皮屑，触之棘手，可见于多种疾病。干性鳞屑多属血虚风燥，或风热外袭，血燥津亏，肌肤失荣；油性鳞屑多属湿热，也可因气血不足，脉络涩滞而血瘀，致皮肤失荣而肌肤甲错者。

5. 皲裂　指皮肤局部有裂隙，其深浅不等，长短不一，常发生在运动或受压部位，以及皱襞处。病理状态下多由于气血不和，肌肤失荣，腠理不密，肌肤突遭寒冷风燥所逼，而致肌肤燥裂。

6. 丘疹　为皮损突起高出皮肤，触之碍手，形如粟米或豆瓣，散在或堆连成片。红色丘疹多属热；白色或粉红色丘疹，多为风寒或风湿郁闭腠理，不得透达而发。疹色暗红或紫暗，或呈块状者，多属血瘀皮肤；慢性苔藓性丘疹，多属脾虚湿盛；血痂性丘疹，多属血虚阴亏；疹色淡而时发时退者，多属气血双虚。

7. 水疱　为皮肤表面隆起，小如米粒，大如棋子，内含清亮或混浊液体，其疱壁薄，易破，破后呈糜烂面，可单发散在，亦可簇集成堆而生。不同病因所导致的水疱特征不同，风湿郁肤型水疱多有瘙痒，好发于出汗多的部位；水湿外发的水疱大如棋子，壁薄松弛易破的；脾虚心火盛，湿热搏结则水疱紧张发亮，起于红斑之上。虫咬水疱往往发于虫咬处或指间，或阴股间，伴有奇痒者；水火烫伤水疱起于局部，伴有灼热感。接触有毒物及药亦可致使接触的局部或全身皮肤呈水疱样改变，一般避开接触物可自行消退。

8. 脓疱　为皮肤表面发生隆起含脓液的小疱，呈黄色或乳白色，单发或遍及周身，破后溢脓结痂。脓疱可在发病时即发生，也可由水疱转化而来。

9. 糜烂　是指皮肤溃破，渗出脂溢而形成的潮湿溃烂疮面。其损害表浅，愈后不留瘢痕，常见于水疱、脓疱溃破后，或痂皮脱落后。

（1）湿热糜烂：创面鲜红湿润，渗出淡黄色清亮脂水。

（2）湿毒糜烂：脂水流溢他处则生疱疹，糜烂上结有褐黄色脓痂。

（3）脾虚湿盛，或寒湿糜烂：糜烂面色淡或微红，潮湿浸淫成片，渗液清稀，呈慢性发展。

（4）阴伤有湿邪：糜烂面色淡或暗红，渗液少而持久不干，痂皮反复出现，皮肤干燥脱屑。

10. 溃疡　指皮肤破溃后，损害较深，溃破处湿烂渗脓，愈后留有瘢痕。急性溃疡，红肿疼痛，多为热毒；慢性溃疡，平塌不起，疮面肉芽晦暗者，属气血虚弱之阴寒证；若疮面肉芽水肿，多属湿盛。

11. 萎缩　是一种皮损症状，指皮肤变薄干燥，纹理失常，表面平滑而有光泽，局部柔软或变硬。萎缩的原因有先天性、后天性、原发性、继发性、生理性和病理性原因。

（1）热邪致萎：皮肤萎缩，初起伴见发热头痛，咽干口渴，溲赤便干，同时皮肤出现红色斑疹，边缘清晰，继之迅速出现中央凹陷，萎缩面呈圆形浅红发亮，正常纹理消失或出现轻度皱纹。

（2）寒邪致萎：萎缩呈带状，自手足背开始，逐渐向四肢近端蔓延，皮损光亮且薄，多为灰色或灰暗，伴见畏寒、四肢不温。

（3）脾胃虚弱，运化无源致萎：一侧皮肤萎缩，而累及肌肉或骨，局部皮肤变薄、塌陷，皮色发淡，纹理失常，伴见乏力、面色萎黄。

（4）肝肾阴亏，精血不足致萎：皮肤萎缩呈线条状，变薄松弛，皱纹消失，皮肤干燥脱屑，色灰褐或红褐，伴见头晕耳鸣，腰膝酸软者，常见于中老年人。

（三）望皮肤病形

望皮肤病形常见的疾病有起痘、出疹、起痧、汗疹、白痦、皮癣、湿疹、热疮、痤疮、漆疮、疥疮、天疱疮、蛇串疮、疣、麻风、杨梅疮、痈、疽、疔、疖20类，不同的疾病其病形特色不一。

1. 起痘　又称豆疮。指皮肤起疱，形如豆粒，伴有外感的证候。代表性疾病：

（1）天花：痘疹表现为圆形、根红而深，顶白凹陷如脐，大小相近，往往同时涌现，灌浆色浊，浆泻如脓，愈时结痂，痂脱留痕。

（2）水痘：是水痘-带状疱疹病毒引起的急性呼吸道传染病，传染性极强，往往在儿童中流行，其特征多分布于躯干和头面，痘形呈椭圆形，肤浅易破，一般顶部无脐，或偶有脐凹，大小不等，分批出现，浆薄如水，晶莹明亮，稍久略混浊、结痂，痂脱不留瘢痕。重症水痘可引发肺炎、脑炎和肝炎等并发症，严重时可导致死亡。

2. 出疹　疹发于肌肤表面，为心实饱满的丘疹，色红，略高于皮面，形如粟米，或如花瓣，抚之碍手，压之退色。临床常见的疹有以下几种。

（1）麻疹：是儿童常见的急性呼吸道传染病，由感受时邪疫毒所致，现代医学认为是感染麻疹病毒导致，严重者会出现脑炎、肺炎等并发症。初起发病症见发热恶寒，咳嗽喷嚏，鼻流清涕，眼泪汪汪，耳冷，耳后有红丝出现。发热三四天后，疹点出现于皮肤，从头面到胸腹四肢，色如桃红，形如麻粒，尖而稀疏，抚之触手，逐渐稠密。根据观察皮肤麻疹的出诊次序、疹的疏密、色泽和兼证，可以判断病情的顺逆。麻疹顺证：疹点依正常次序透发，疹点均匀，色泽红活，疹子出齐后依次隐没，发热渐退，胃纳转佳，精神渐复；麻疹逆证则相反。

（2）风疹：又称“风痧”。多见于小儿，由风热时邪侵袭肺卫，郁于肌腠而致。症状见疹形细小稀疏，稍稍隆起，色淡红，瘙痒不已，时发时止，身体微热或无热。按邪在卫气营分疹色分别为淡红、鲜红、紫暗。奶疹：发生于未满周岁婴儿，疹形更细小稠密，色深红如朱。

（3）隐疹：又称“风疹块”。本病为一种斑豆疹，特点为发病骤然，消退迅速，不留痕迹，时隐时现。感邪不同其发病疹色不同，风热：疹色发红；风寒：疹色淡红带白；风湿：疹顶有小疱，搔破渗水；血瘀：疹色暗红；气血双亏：疹色发淡，时发时退。

（4）皮肤粟疹：病因为心火内郁而表虚，感受风邪，袭入肌表，风遇火邪化作痒，导致疹起色红如粟，久则血耗，肤如蛇皮。

3. 汗疹　又称热痱。是炎夏暑热之际或高温环境下常见的皮肤病。其特点是病起后皮肤呈现针头大小的红色丘疹或水疱，瘙痒刺痛，甚者簇集融连成片，皮肤潮红，疹退后干燥成细小鳞屑。多因湿热郁于肌肤而发。

4. 湿疹　因其临床表现不同，或发生湿疹的部位不同，其名称亦迥异。湿疹初起多为红斑，迅速形成肿胀、丘疹或水疱，继之水疱破裂、渗液，出现红色湿润之糜烂，以后干燥结痂，痂脱后留有痕迹，日久可自行消退。此症多因风、湿、热留于肌肤，或病久耗血，以致血虚生风化燥，致使肌肤失养而受损。

5. 起痧　又称丹痧，烂喉痧。本病特征是发热、咽喉疼痛，全身性点状红疹，继之皮肤脱屑，后期可出现疫毒燔灼气营之重证，或出现疫毒攻心之险证。

6. 白痦　白痦是一种晶莹如粟的透明小疱疹，高出于皮肤，根部皮色不变而无红晕，擦破流水。多因湿郁卫分，汗出不彻所致。其晶亮饱满者称为晶痦为顺证；颜色枯白而干瘪者称为枯痦，为津液枯竭，为逆证。本病好发于颈部及胸部，有时可遍及手臂和腹部，往往随汗而出。

7. 皮癣　可分布在不同部位，有不同的表现。

（1）发于头体部位：初起多为淡红色或黄红色斑疹或丘疹或水疱等，以后逐渐扩大，呈有鳞屑的红斑，其上毛发失去光泽，呈不均匀地脱落。

（2）发于手足部位：有水疱，壁薄不易破，破后流水，干燥脱屑，刺痒胀痛；水疱擦烂，趾间由于汗液浸渍而溃烂发白，搔破后可发生湿烂；还有皮肤增厚，鳞屑即脱即生，甚至裂口疼痛者。大多因湿热下注或湿毒浸淫发病。

8. 热疮　皮肤出现针头到绿豆大小的水疱，好发于口角唇缘、鼻孔周围等处，常见成片成群，水疱周围略有潮红，有痒和烧灼感，水疱中的水液先为清澄，后变混浊，日久结痂脱落。多见于发热之后，常由于风热外感，或肺胃内热熏蒸而成。

9. 痤疮　俗称“粉刺”，好发于青年男女，自发育期开始发生，一般在发育期过后有自愈倾向。症见头面及胸背等处出现大小不一的小圆锥形红色丘疹，或呈黑头粉刺，可挤出白色粉汁样物质，易继发脓疱、结节、囊肿等。此症多由喜食辛辣肥甘，导致肺热脾湿，或夏日风热毒邪搏于肌肤而发病。此外，素体腠理不密、外用化学性化妆品刺激或其他化学物质刺激也可诱发痤疮。

10. 漆疮　是因接触漆毒所发的一种皮损症状。发病前一定有接触含漆物品，初见皮肤突然红肿作痒，继之出现细小丘疹或水疱，搔破可发生糜烂。严重者可闻及漆味而发，病及全身。

11. 疥疮　好发于皮薄柔嫩之处，如指缝、腕肘屈侧、腋窝、外阴、大腿内侧、脐周、乳房等，是一种常见的传染性皮肤病。症见局部针头或粟粒大丘疹及小水疱，亦可见线纹状隧道弯曲隆起，表面呈黑灰色，盲端有一丘疹或水疱，挑破后内有白色小点，即为疥虫。该病自觉奇痒，遇热及夜间更甚，搔破后可形成血痂，染毒后易继发脓疱、疖肿。

12. 天疱疮　又称“黄水疮”“脓疱疮”，是指皮肤局部或遍体出现水疱，小者如豆粒，大者如鸡卵，疱周红晕，疱壁薄而松弛，初起疱内浆液透明，继而变浊形成脓疮，破后糜烂，脓液流溢，浸淫传染，干后形成黄色痂皮。多由心火脾湿蕴证，兼感风热暑湿之邪，邪毒郁结于皮肤而发。

13. 缠腰火丹　又名“蛇串疮”，西医称带状疱疹，任何年龄均可发病，老年人更易发病。典型特征为皮肤泛起簇集状小水疱，外周红晕环绕，剧烈的疼痛、显著的灼热感，多发于腰腹及胸胁部。本病多因情志所伤，肝气郁结，久而化火，肝火妄动所致；或由脾失健运，湿邪阻滞而化热，湿热蕴结于肌肤而发。

14. 疣　是生于体表的一种针头至绿豆大小赘生物，呈褐色、灰白色或正常皮色不一，或枯槁破裂，或表面光滑，或中心凹陷如脐孔，状如鼠乳，散在或密集分布。可由于血虚风燥、肝失所养，或气血失和、复感外邪，或风热邪毒袭于肌肤，或感受风寒与内热相搏，气血凝聚所致。

15. 麻风　是由麻风分枝杆菌感染引起的一种罕见但广泛分布的慢性传染病。初起患处皮肤麻木不仁，次成红斑，继则肿溃无脓，久之可蔓及全身肌肤，出现皮伤、眉落、目损、鼻崩、唇裂、足底穿等重症。如诊治不及时，极易导致患者的皮肤、周围神经系统和眼睛等造成渐进性的永久损害，是导致人类畸残的主要疾病之一。

16. 杨梅疮　又名“梅毒”，是由梅毒螺旋体引起的一种主要通过性接触而发生传播的传染性疾病。在全身发热、头痛、骨节酸痛、咽痛后，皮肤起先红晕，后发斑片，形如风疹，状如赤豆，嵌入肉内，继之疹粒破烂，肉反突出于外如翻花，后期毒邪侵及骨髓、关节，或流窜脏腑，又统称杨梅结毒。早期梅毒主要导致的是皮肤黏膜的损害，但晚期梅毒可造成神经系统和心血管系统的损害，威胁生命。孕妇感染梅毒后可通过胎盘传给胎儿而造成一系列不良妊娠结局。

17. 痈疽疔疖

（1）痈：是一种发于皮肉之间的急性化脓疾病。有“内痈（生于脏腑）”与“外痈（发于体表）”之分，此处指外痈。其特点是光软无头、红肿热痛、发病迅速，结块范围多在6～9 cm，易肿、易脓、易溃、易敛。多由湿热火毒内蕴，气血瘀滞，热盛肉腐而成。

（2）疽：分有头疽与无头疽两类。有头疽：多属阳证，发于皮肤与较厚的肌肉之间。初起有粟粒大的脓头，焮热红肿胀痛，根盘大而深，范围在10～15 cm，溃破后，可见有多处脓头，状如蜂窝。病因为感受风温湿热之毒，或内生湿热火毒，凝聚肌肤所致。无头疽：属于阴证，发于骨骼及肌肉深处的脓疡，漫肿无头，皮色不变，按之坚硬，局部麻木，不热痛轻，起病缓慢，不易消散，溃后难敛。病因多由气血亏虚而寒痰凝滞，或五脏风毒积热，深窜入里，留滞于筋骨及肌肉深处所致。

（3）疔：好发于头面手足。多由脏腑火毒凝结而成，或因外感邪毒阻于皮内，留于经络所致。头面疔：其形如粟如米，根脚坚硬较深，状如钉丁，初起麻痒相兼，继而红肿热痛，寒热交作，容易发生疔疮走黄而危及生命。手足者疗：初起多漫肿无头，麻木作痒，继则焮热疼痛作脓。

（4）疖：发于皮肤浅表，色红、灼热、疼痛、突起根浅、肿势局限，范围在3 cm左右，出脓即愈。多因暑湿阻于肌肤，或脏腑蕴积湿热，向外发于肌肤，使气血壅滞而成。

四、现代研究进展

（一）临床研究

皮肤的异常改变常常是脏腑病变的征象。20世纪80年代以来，涌现出许多关于体表皮肤与体内脏腑疾病之间的研究和报道，包括皮肤改变与黄疸、红斑性狼疮、癌症、甲状腺病变、血色素病、心脏疾病、糖尿病、脂肪瘤、高脂血病、慢性肺源性心脏病及慢性支气管炎等疾病有相应的关联。

到了21世纪，随着科技的发展，临床医学对于皮肤改变与各个疾病之间关系的研究更加系统和深入。蜘蛛痣与肝病相关，是肝硬化患者最常见的体征之一，好发于颈、面、上胸、前臂部及手背等处。董梦青分析发现冠心病、肾病、肝病患者面色变化不同，慢性肾衰患者以黄色和青色多见，冠心病患者以红色和红黄隐隐多见，慢性乙肝患者以黄色和黑色多见，这说明不同脏腑疾病面色变化有一定规律。皮肤病变是糖尿病并发症中发病率较高的一种病症，可表现为皮肤疱疹、足部坏疽、瘙痒难忍、出汗异常等症状。乳腺癌可引起皮肤改变，出现酒窝征、橘皮样改变、皮肤卫星结节等多种体征。

另外，望皮肤在妇科的临床应用中有一定的诊断意义。大部分痛经患者在其上唇部位可发现一横贯呈弧形的淡黑色带状，约占上唇部的1/2，轮廓边界比较清楚，尤其是青少年、未婚女子的痛经患者表现会更加显著，流产过的年轻女子也会出现黑色带。盆腔炎的患者口唇周围出现腐烂，上唇黑色带状暗深色，宽润，甚至充满整个上唇，两端延伸至口吻下缘，满面通红。多囊卵巢综合征患者体毛一般浓密且黑粗，以上唇、下腹、胸部或乳晕周围多毛，面部及胸背部痤疮最为典型。尤昭玲在中医妇科特色望诊法的研究中发现，可以通过望唇色来判断胞宫及胞络血液运行情况，可以判断子宫内膜血液及卵巢血液运行情况，以此判断患者受孕的难易，且能预知受孕后胎儿发育情况。

通过望大鱼际络脉、皮纹颜色、形态等内容，对临床呼吸、妇科、心脑血管等疾病诊疗具有重要意义。望鱼际皮肤纹理可察变态反应疾患。有研究发现由 IgE 介导有遗传倾向的支气管哮喘、变应性鼻炎、变应性皮炎等患者，大鱼际掌纹形态具有皮肤欠润泽或干燥、纹理清晰呈格子状分布等特征。望鱼际皮肤络脉反映女性月经情况，有研究发现，大鱼际处皮肤颜色变化与女性体内性激素的变化相吻合。此外望大鱼际的弧形褶皱纹下端近掌根处的分叉称为“撑叉”，其位置低则孕育功能强，位置高则体衰且孕育功能弱，位置靠近掌心处称为不育线，多为孕育能力差。

大鱼际络脉尤其是大拇指根部青筋对冠心病的诊断有一定的参考价值。玄昌波发现冠状动脉病变程度越重，鱼际络脉所占鱼际比例越大、长度越长、直径越粗越迂曲。此外，有研究显示冠心病有大拇指根部青筋患者冠脉狭窄程度为 75％以上。还有研究表明，鱼际色红的形状与部位不同或可提示有高血压、冠心病、高脂血症、脂肪肝。

此外，苗医在漫长的医疗实践中总结出了一套较为系统的疾病诊断方法，在望肤色中有许多独特之处。在望鼻色中，鼻尖色黑失泽多有肾病或腹中水毒过重；女子鼻翼色红肿大多有闭经，小儿鼻尖色白多为乳食积滞；男子鼻翼色黑下连人中，多有阴茎、睾丸疾病；女子鼻翼色黑，多有妇科经带疾患；病中鼻黑如黑熏，或鼻尖苍黄而枯，均为危重之象；望小鱼际色泽，枯燥色黑为肾病，小鱼际和各指掌面长期色红，刮之退色，立刻复红为肝病。

（二）实验研究

皮肤诊法的实验研究，以皮肤电现象的观察为主。20 世纪 50 年代初至 80 年代，国内外就有了皮肤点与古典经络经穴和内脏变化的相关性研究，并将皮肤电现象应用于中医的诊断中，例如阴阳五行和经络的诊断价值研究、利用皮肤电位进行辨证分型，这些研究报告为皮肤诊法实验研究的进一步深入开展，打下了良好的基础。

20 世纪 90 年代起，随着中医学与现代计算机技术的融合，中医电测量技术得到迅速的发展和提高。通过先进的电子设备将人体十二经脉二十四原穴生物电流通过感应器导出，输入电脑，把测出的原穴能量值与中心数据库进行比对，对返回数据信息进行综合分析，对被检者的健康状况作出评估，又称为 TDS 中医经络健康检测仪。朱亮等对 TDS 中医经络检测仪的原理与功用进行了全面介绍。2002 年成都贝士德国际健康机构发明了经络检测仪生物电采集系统，丰富了经络检测的诊断范围。随后中医经络检测技术蓬勃发展，大量经络检测设备投入临床，其检测效率和准确率也在逐渐提高，为中医四诊辨证提供了客观依据。

2016 年，刘莉莉等使用第 5 代经络能量分析仪测试人体井穴的体表导电量，发现正常人双侧经络导电量的对称性和脑肿瘤患者双侧经络阻抗失衡的结论，提示脑肿瘤患者有异常经络及气血变化，为临床诊断提供客观依据。倪贵桃应用 JL-200F（B 型）中医经络检测仪对不同体质高血糖患者进行分析，提示糖尿病患者的常见患病体质和病变经络。

上述研究报告，证实了皮肤诊法的实验研究已经广泛应用于临床各个领域疾病的诊断治疗中，因此对皮肤诊法的进一步深入研究，具有非常重要的意义。

第二节　望尺肤

一、概念与原理

从手掌起处的横纹（腕纹）到肘部内侧横纹尺泽穴却行一尺，《内经》称之曰“尺”，此掌后高骨至尺泽的皮肤，谓尺肤。诊尺肤既有望诊又有切诊，通过观察尺肤的情况，以作为了解全身病情的一部分依据，是谓望尺肤。尺肤诊源于《内经》，独具特色，但具体方法久已失传。有研究认为尺肤诊的内容包括尺皮肤之寒热、润燥、坚脆，尺肤下脉动之缓急、小大、滑涩。诊尺肤在中医四诊中有其不可替代的临床价值，在《素问》和《灵枢》中共有 44 处论及，其中有 33 处与寸口相提并论。

《素问·脉要精微论》曰：“尺内两傍，则季胁也……中附上，左外以候肝……下竟下者，少腹腰股胫足中事也。”所言尺肤为全身皮肤的缩影，五脏六腑于尺肤部位皆有全息投射区域（图 4－1），故诊皮肤往往可以独取尺肤，诊尺肤可以反映全身脏腑组织器官的病变，可判断内脏的盛衰虚实。望尺肤是尺肤诊法的重要组成部分。

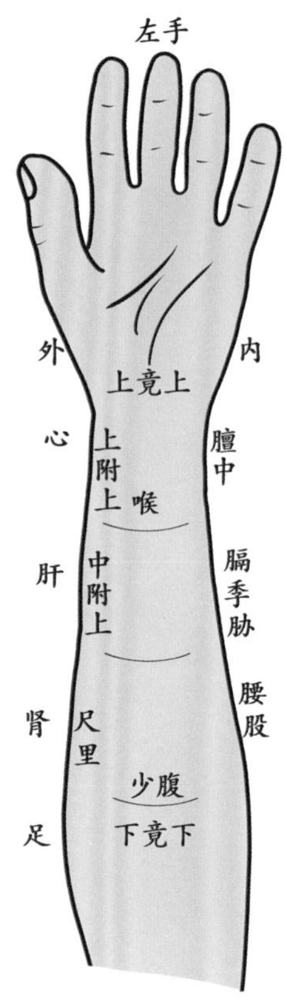

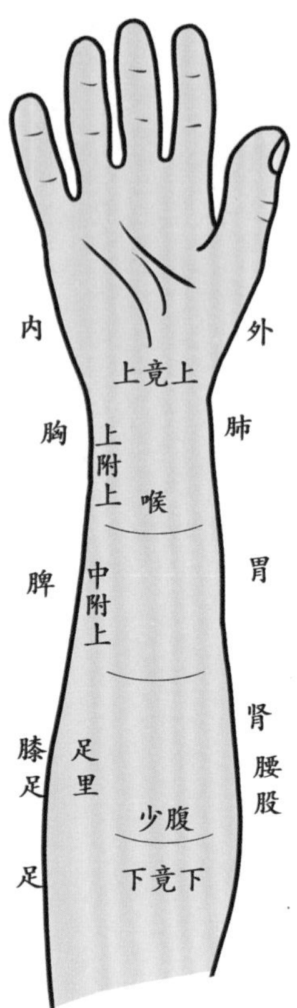

图4－1　尺肤内脏相关图

尺肤诊法：临床上若将尺肤按比例分为七段半，则“上竟上”对应于头与颈，称为头段；“上附上”为胸段，约为锁骨上窝至剑突；“中附上”为胁段，约当剑突至脐；“尺内”为腹段，约当脐至耻骨联合下方；而“下竟下”则为下肢段，按比例应为头段的3.5倍。因右手与左手相对称，现以右手为例，以尺肤诊法示意图（图4－2）具体说明。

二、诊察方法

诊尺肤包含望诊和切诊。望尺肤：诊察之时，让患者取坐位，挽起衣袖至肘以上，伸出前手臂平放在桌上，在充足的自然光线下进行。尺肤的望诊主要观察其形状，如粗涩、滑润、肉脱、肉枯等；临床可结合尺肤的切诊，即循按整个尺肤，找出其上的痛点，以判断体内相应的部位或脏腑是否有病。

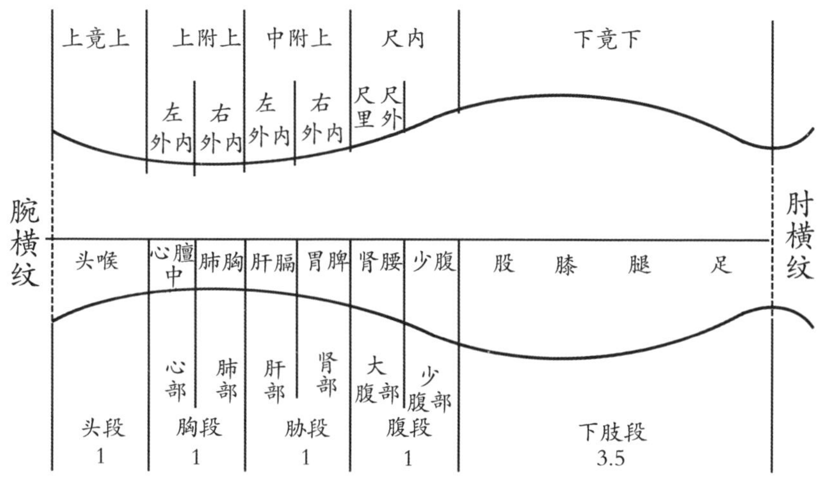

图4-2 尺肤诊法示意图（据颜之亨）

三、诊法特色与临床意义

望尺肤主要以观察尺皮肤之形状，缓急、滑涩、贲减、肉脱、肉枯等情况，以了解疾病之虚实寒热性质、人体之气血阴阳平衡、肌肉之丰满瘦削。

1. 缓　尺肤纵缓不急为热证。

2. 急　即紧急。尺肤绷紧而不松弛为寒证。

3. 滑　尺肤光滑、柔和、润泽，有流利之容者多为阳，主无病或阳气淖泽，多风邪为患。多汗者亦可有此征。

4. 涩　尺肤不滑利，不柔和，干枯焦燥而有蹇涩之貌者，属阴，主气血不和，血涩不利；或阴寒凝滞，津枯液竭。多生痹证。

5. 贲　尺肤骤然贲起或贲起太过者，多为实证，如水肿、红肿、丘疹连片等；皮肤丰盛坚实者，为血盈气盛之征。

6. 减　尺肤弱小瘦削，又称肉脱，主诸虚不足。尺肤瘦弱枯槁，称为肉枯，主津液枯竭，病危。

7. 尺肤肌肉丰满者，主气血旺盛。

此外，点按尺肤压痛点亦可主病，凡是尺肤上出现压痛点的，其相应部位或脏腑均有病变，反之则无实质性病变；若压痛点在双手对称出现，而痛点较明显的，同侧的病情亦较重。

四、现代研究进展

望尺肤的临床应用大多结合了问诊、切诊，并由此衍生发展了“臂针理论”“尺肤诊断法”“尺肤针”“尺肤针穴位埋线疗法”等基于尺肤的理论、诊断、治疗方法，扩展了临床应用。例如李赛美教授临床常通过望诊和按尺肤的寒热滑涩，来判断气血阴阳的虚实。张克镇教授受《黄帝内经》尺肤望诊和切诊的启发，形成了独特的适应于临床诊治的“尺肤诊断法”。赵海红等从尺肤诊法发展出尺肤针疗法，治疗各类痛症疗效显著，尤其是偏头痛，还能有效治疗乳腺增生。方宗畴运用尺肤针在脑及神经系统疾病的治疗上屡获良效。王维运用尺肤针联合中药治疗腹泻型肠易激综合征的疗效确切。商淑慧发现尺肤针颅脑穴埋线疗法能有效改善轻度认知功能障碍患者日常生活自理能力、血清SOD和MDA水平。李孟汉在尺肤诊和前人研究基础上，构建臂针理论，以整个上肢为取穴部位，手至肩关节的整个上肢与人体头部至臂部分别对应，扩大尺肤针的主治范围，扩展临床应用。

在中医按诊客观化和临床指标量化的发展中，尺肤诊发挥了不可替代的作用。李果刚等运用寒热湿诊测仪检测发现尺肤是判断冠心病心阴虚证与心阳虚证的体表湿度指标的最佳检测部位。在小儿湿疹和小儿变应性鼻炎脾气虚证辨证体征初步量化的研究中，尺肤松软之征皆具明显的统计学意义。亦有学者指出，尺肤与脉象之间特定的对应关系，为脉诊客观化的研究提供了一个新视角。

参考文献

[1] 李灿东，夏淑洁，雷黄伟. 中医健康管理与整体观念［J］. 中华中医药杂志，2019，34（10）：4683－4686.

[2] 厉英超，苌新明. 肝掌蜘蛛痣机制初探［J］. 临床肝胆病杂志，2002（5）：307－308.

[3] 董梦青，李福凤，周睿，等. 基于图像处理的不同脏腑疾病患者面部颜色特征分析［J］. 中华中医药杂志，2013，28（4）：959－963.

[4] 姜虹. 加强皮肤护理在糖尿病患者中的应用意义［J］. 中国医药指南，2021，19（2）：193－194.

[5] 徐兵河，马飞，王翔，等. 乳腺癌诊疗指南（2022年版）[J]. 中国合理用药探索，2022，19（10）：26.

[6] 杨忠玉. 望诊在妇科临床诊断中的应用体会 [J]. 实用妇科内分泌电子杂志，2019，6（23）：24.

[7] 杨永琴，尤昭玲，游卉，等. 浅谈尤昭玲中医妇科特色望诊法 [J]. 中华中医药杂志，2016，31（12）：5083－5086.

[8] 周兆山，王燕青，刘治香. 大鱼际掌纹形态特征与哮喘相关性研究 [J]. 山东中医药大学学报，2004，28（2）：115.

[9] 刘颖慧. 大鱼际掌纹形态特应征与变应性鼻炎相关性研究 [D]. 济南：山东中医药大学，2013.

[10] 王燕青，周兆山，姜洪玉，等. 大鱼际掌纹形态特征与变应性皮炎相关性研究 [J]. 中国中医药信息杂志，2006，13（6）：19－20.

[11] 莫昀. 女性性激素变化在大鱼际处表现分析 [J]. 中国误诊学杂志，2008，8（28）：6885－6886.

[12] 孙济平，杜江. 几种具有苗医特色的“望诊”方法 [J]. 中国民族医药杂志，2005（1）：8－9.

[13] 玄昌波. 冠状动脉造影与手掌鱼际络脉的相关性研究 [D]. 北京中医药大学，2015.

[14] 于潇. 冠状动脉粥样硬化患者大拇指根部血管与手诊、面诊、耳诊及其相关因素的临床研究 [D]. 北京：中国中医科学院，2017.

[15] 李玉坤，刘大胜，任聪，等. 大鱼际三维望诊法的临床辨治 [J]. 中国中医急症，2020，29（2）：283－286.

[16] 张望. 中医经络检测技术的发展及应用研究进展 [J]. 中国民间疗法，2020，28（11）：104－106.

[17] 朱亮，骆文斌，吴承玉. TDS中医经络检测仪的原理与功用 [J]. 中医学报，2011，26（4）：502－503.

[18] 朱颖，奚日辉. 基于无线穴位探测仪的中医经络信息检测系统 [J]. 中国医疗设备，2009，24（7）：21－25.

[19] 常凤香，洪文学，宋佳霖. 基于多元图表示原理的经络诊断研究 [J]. 辽宁中医杂志，2010，37（12）：2323－2325.

[20] 梁美. 掌型健康检测仪的研制 [D]. 黑龙江：哈尔滨工业大学，2012.

[21] 郑志杰，董树永，骈巍巍. 掌型经络检测仪稳定性验证 [J]. 医疗卫生装备，2017，38

(9)：82－85.

[22] 肖海玲. 基于 ARM 的嵌入式中医经络检测系统设计对策 [J]. 科学技术创新，2019（9）：76－77.

[23] 刘莉莉，赵百孝. 脑瘤患者十二井穴体表导电量的变化与脏腑经络相关性观察 [J]. 辽宁中医杂志，2016，43（7）：1469－1471.

[24] 倪贵桃. 不同体质类型的高血糖患者与中医经络健康检测仪（TDS）检测数据的关系研究 [J]. 中国医药指南，2016，14（20）：187－188.

[25] 沈宏春，唐瑛，王浩中，等. 论尺肤诊法 [J]. 南京中医药大学学报，2010，26（6）：404－406.

[26] 党炳琳.《灵枢·论疾诊尺》阐义与发挥 [J]. 陕西中医函授，1999（1）：18.

[27] 颜之亨. 尺肤诊法及其临床验证 [J]. 北京中医学院学报，1986，9（4）：40.

[28] 魏丹蕾，李赛美. 李赛美教授临床辨证特色浅析 [J]. 中国中医药现代远程教育，2015，13（3）：30－32.

[29] 海洁静，张克镇，向晓鸣，等. 针刺郄门穴治疗 35 例慢性浅表性胃炎临床疗效观察 [J]. 中国民族民间医药，2014，23（9）：47－48.

[30] 赵海红，高社光，魏勇军，等. 尺肤针疗法探析 [J]. 湖北中医杂志，2016，38（2）：72－75.

[31] 赵海红，高社光. 尺肤针治疗偏头痛 48 例疗效观察 [J]. 浙江中医杂志，2016，51（10）：756.

[32] 赵海红，高社光，王艳君，等. 尺肤针治疗乳腺增生的临床观察 [J]. 中国民间疗法，2020，28（16）：31－32.

[33] 方宗畴. 尺肤针在脑及神经系统疾病中的应用 [J]. 上海针灸杂志，2004（3）：31－32.

[34] 王维，赵海红，高社光. 尺肤针联合中药治疗腹泻型肠易激综合征 102 例临床观察 [J]. 中医杂志，2017，58（12）：1033－1035.

[35] 商淑慧，靳贺超，李莉，等. 尺肤针颅脑穴埋线治疗轻度认知功能障碍的临床观察 [J]. 中西医结合心脑血管病杂志，2018，16（11）：1599－1602.

[36] 李孟汉，杜元灏，李志道，等. 基于尺肤诊的臂针理论构建 [J]. 中华中医药杂志，2022，37（3）：1313－1315.

[37] 李果刚，程建丽，张妍妤，等. 冠心病心阳虚证、心阴虚证患者体表与舌温度、湿度变化的临床实验研究 [J]. 中华中医药学刊，2011，29（11）：2477－2479.

[38] 李果刚，程建丽，张妍妤，等. 慢性胃炎脾胃虚寒证与胃阴亏虚证体表温度、湿度及舌温

度变化的临床意义［J］. 上海中医药大学学报，2011，25（6）：53－54.

［39］ 张海英. 小儿湿疹脾气虚证辨证体征临床初步量化研究［D］. 济南：山东中医药大学，2007.

［40］ 周士英. 小儿过敏性鼻炎脾气虚证辨证体征初步量化研究［D］. 山东中医药大学，2007.

［41］ 雍小嘉，徐姗姗. 脉诊客观化研究的新视角：尺肤状态与脉象特征对应关联［J］. 辽宁中医杂志，2010，37（11）：2141－2142.

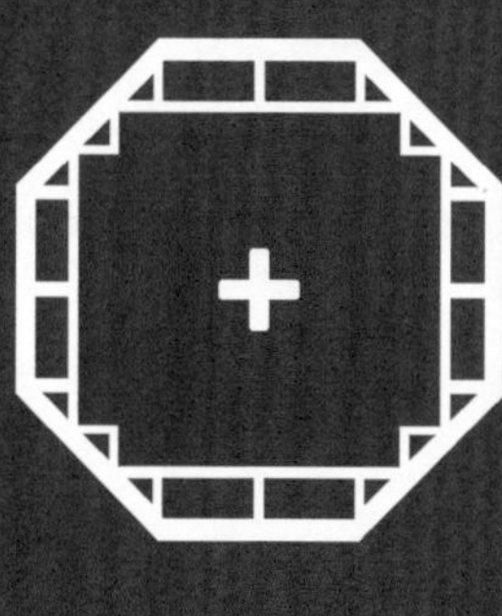

第五章　望二阴

望二阴包括望前阴和望后阴，前阴为生殖和排尿器官，后阴指肛门，为排便之门户。前阴为肾之窍，宗筋所聚，太阴、阳明经所会，阴户通于胞宫并与冲任二脉密切相关，肝经绕阴器，故前阴病变与肾、膀胱、肝关系密切。后阴亦为肾所司，又脾主运化，升提内脏，大肠主传导糟粕，故后阴病变与脾、胃、肠、肾关系密切。

〖第一节　望前阴〗

一、概念与原理

望前阴是临床上通过诊察前阴的形态、色泽等改变以诊断疾病的一种方法。前阴为生殖和排尿器官，男子的前阴包括阴茎、尿道和阴囊，女子的前阴包括尿道、阴阜、阴唇、阴蒂和阴道等。望男性前阴应注意观察阴茎、阴囊是否正常，注意观察有无结节、肿胀、溃疡及其他异常的形色改变。对女性前阴的诊察要有明确的适应证，由妇科医生负责检查，男医生需在女护士的陪同下进行。

肾开窍于二阴，男子精窍通于肾，女子阴户通于胞宫，男、女尿窍通于膀胱。从经络言，前阴为太阳、阳明经之所会，足厥阴肝经绕阴器，故前阴为“宗筋之所聚”。且冲、任之脉均起于胞宫，督脉系于阴部，足少阴、太阴之筋皆结于阴器，而小肠又连睾系。故前阴与肝、肾等脏腑及冲任等经络有密切的联系，诊察前阴的形态及男子的排精、女子的经、带、胎、产等情况，可以了解脏腑功能及气血的盛衰。

二、诊察方法

检查时需暴露下身。男性依次观察阴茎、阴囊有无红肿、疮疡、内缩、包皮等情况，触摸睾丸有无肿大，前列腺及精索有无肿胀，询问有无遗精、早泄、阳痿等病变。

女性检查时需排空膀胱，暴露下身，仰卧于检查台上，小腿屈曲，两大腿外展，医生需戴消毒手套。注意观察阴户有无红肿、白斑、痈疮及溃疡等。对已婚女性有必要时需做阴道检查，注意松紧度、瘢痕、肿块及胞宫等情况。

三、诊法特色与临床意义

1. 包皮过长　阴茎在非勃起状态下，包皮覆盖于整个阴茎头和尿道口，但包皮仍能上翻显露阴茎头；或阴茎勃起时，需要用手上翻包皮才能显露阴茎头。

2. 包茎　阴茎发育良好，而包皮口狭小，包皮不能翻转显露阴茎头；或可勉强上翻，在冠状沟形成狭窄环。

3. 阴茎溃烂　指阴茎焮肿痒痛溃烂，疮口色红，破流脓水。多由肝经湿热所致。

4. 肾岩　又称“肾岩翻花”，指阴茎冠状沟处出现肿块，按之质硬，一两年后破溃，状如石榴，阴茎肿胀，龟头渐至破烂，气味异臭，痛苦不堪，血水淋漓。到后期胯间处可有结块，坚硬如石，根脚不活，或两大腿漫肿胀大，皮色褐红。多因精血素亏，更加忧思抑郁，相火内燔，湿热乘虚下注所致。此即现代医学之阴茎癌。

5. 疳疮　又名“妒精疮”，指阴茎初起小疱，逐渐增大，破后腐烂，血水淋漓，四周凸起，中间腐蚀成窝，流脓水的疾病。疳属肝、肾、督三经病，或由淫精传染梅毒；或淫心不遂，败精搏血结聚为肿；或交接过度，阴虚火燥；或肝经湿热，交合不洁，一时受毒而致。此即现代医学之生殖器疱疹。

6. 小儿阴囊紧实，或色呈紫红，为气充形足之象，多寿；若松弛下垂或色白者，为气血亏虚或体弱多疾。囊纵为热，由纵至缩的为阴津亏竭。

7. 阴肿　男子阴囊或连阴茎、女子阴户肿胀，称为“阴肿”。多因坐地触风受湿，或为水肿之严重者。若阴囊肿大，阴茎包皮通明，不痒不痛，或阴户肿胀不痛者，皆水肿重症，以小儿为多见，成人见之，多为水病之死证。妇女阴肿，多因胞络素虚，风邪客之，血气相搏所致。

8. 疝病　指阴囊胀大而言，乃任脉为病。疝指阴囊、睾丸肿胀或痛的病变。疝由肝郁，又受寒、湿、热邪所侵，加之气虚或久立、远行，咳嗽、负重、用力等，致成此疾。

9. 子痈　指肾子（睾丸）肿大而硬，或阴囊皮肤红肿灼热，疼痛较甚，溃烂流黄稠脓液，收口较快者。多为湿热下注，气血壅滞，经络阻隔而成；或由跌打损伤，肾子络伤血瘀引起。溃后一流出稀脓，缠绵难愈，收口较慢的，多由阴虚湿痰凝结而成。

10. 阴虱疮　指男女阴毛生虱，瘙痒难忍，阴毛际中可见红色或淡红色丘疹，搔破则成疮，中含紫点的病变。由阴虱寄生所致。

11. 阴挺　又名“子宫下脱”，指妇人阴中突出如梨状，卧或收入，劳则坠出，甚则红肿溃烂，黄水淋漓者。多因中气不足，脾虚下陷；或因产后用力过早，损伤胞络所致。多发生于产后，故又称“产肠不收”。

12. 阴脱　又名“阴宽”。指妇人产后阴户开而不闭及阴中松弛，如脱肛状，肿痛出清水。由脾虚中气下陷，或产时损伤所致。

13. 阴户痈肿　指妇人阴户一侧或两侧红肿胀痛，初起触之热，肿块较硬；随之蕴而化脓，触之痛甚，肿块软，有应指感。多因湿热蕴结所致。

14. 杨梅疮　亦称“妒精疮”，指霉疮生于男子阴茎或妇人阴户两侧。如起于阴部，形如赤豆，嵌入肉内的称“杨梅豆”；形如风疹作痒的称“杨梅疹”；先起红晕，后发斑点者称“杨梅斑”。均由梅毒引起，为邪淫欲火郁滞而成。

15. 女阴白斑　指妇人阴部皮肤变白增厚，甚则延至会阴、肛门及阴股部，瘙痒难忍，或溃疡流水，或皮肤干枯萎缩的病变。多与肝、脾、肾功能失调，或与冲、任、督脉气血运行失常有关。

四、现代研究进展

包皮疾病是泌尿男科的常见病和多发病，其中包茎和包皮过长又占有很大的比重，包皮环切术也是泌尿男科最常见的手术之一，主要有传统的包皮环切术、环套扎和缝合器包皮环切术等，其中环套扎和缝合器包皮环切术已经在国内各级医院得到了广泛的开展和应用，但也存在操作不规范及过度治疗等问题，规范化的诊治和培训是做好包皮环切手术和降低手术并发症的重要措施。

阴茎癌的发生与包茎、包皮过长、病毒感染、性传播疾病、紫外线、药物、吸烟、免疫系统受损有关。本病相当于祖国医学中的“肾岩翻花”。阴茎癌是一种少见恶性肿瘤，近年来在我国发病率逐年下降，治疗方式以手术为主，包括阴茎部分切除术、阴茎根治切除术，对于不愿手术、不能耐受手术或早期的阴茎癌以放射治疗为主。中药内外合治外阴色素减退性疾病的临床疗效显著，能够有效改善患者的症状及体征，适合普及推广应用。王勇运用统计学的方法，建立了阳痿病方药数据库，理清了阳痿病防治方药的发展脉络和演变规律。“阴挺”属于盆腔器官脱垂（pelvic organ prolapse，POP），是中老年妇女常见的疾病，近年来 POP 的发病及就诊率均呈上升趋势。西医治疗该疾病，一线选择为保守治疗，具体包括子宫托、盆底肌肉锻炼、生活方式干预等，无效则采用手术治疗。中医药治疗本病对轻、中度患者来说费用低、损伤小、安全性可靠。

第二节　望肛门

一、概念与原理

望肛门是一种主要通过观察肛门的颜色、形状，触摸肛门内外有无肿块、波动感、狭窄及触痛等来诊断疾病的方法。肛门，在《素问·五脏别论》和《难经》中均称为魄门，其因有二：一者因于肺藏魄，肛门系于大肠，大肠又与肺相表里，“内通于肺，故曰魄门”（王冰注文）；二者古代魄粕相通，肛门为传送糟粕之门，故曰魄门。从生理意义上分析，命名为魄门，是因为肛门的启闭与神的作用密切相关，魄属神的范畴，故谓之魄门。故张景岳曰：“大肠与肺为表里，肺藏魄而主也，肛门失守则气陷神去，故曰魄门。”古今医家均重视魄门诊法，认为魄门不独为排泄糟粕之官，更由于其与五脏的关系密切，在诊断上具有重要的意义。故张琦曰：“为五脏使者，魄门失守，则气陷也而神去，故五藏皆赖之以启闭，不独糟粕由之以出也。”肛门不仅有“泻”的功能，还有藏的作用。《素问·五脏别论》曰：“水谷不得久藏。”表明肛门有一定藏的作用。故养生学中很重视“气道内提”，收提肛门以保元真之气内藏。故诊察肛门，可知体内真气之盛衰。

肛门，又称谷道，或称魄门。肛门系于直肠，通于大肠、小肠与胃，肺又与大肠相表里，故肛门与肺、胃、大肠、小肠的关系非常密切。肛门与五脏皆密切相关，如《黄帝内经》所说：“魄门亦为五脏使”，即指肛门的启闭功能受五脏所统摄，脏腑功能正常，升降有序，则随着魄门的启闭而清升浊降。大便的正常与否亦反映着五脏六腑的“藏”“泻”功能，如肺主治节，主肃降，异常则导致大肠腑传化失常而致魄门启闭失职；心藏神，心神不藏也可引起魄门失控；肝主疏泄，疏泄太过或不及必然累及魄门；肾主闭藏，脾升胃降，如有失职者，可导致魄门的启闭失常；而肺肾升降失司，肾气失于固摄等，也可导致魄门不藏等，足见肛门不独为魄肺之所使，而是与五脏六腑皆有关联。五脏六腑的升降及“藏”“泻”功能皆可影响魄门，说明魄门的开合得当与否，对内藏精气盛衰、升降的正常和神魂的内闭等皆有很大影响。因而诊察肛门，可知脏腑的功能正常与否。

二、诊察方法

（一）体位

为了较好地暴露肛门部位，检查时可根据具体情况让被检查者采取适当的体位。

1. 截石位　患者仰卧于检查床上，臀部垫高，两腿放在腿架上，将臀部移到检查床边缘，使肛门暴露。此为肛门检查及直肠手术的常用体位。此种体位适应于重症体弱患者和膀胱直肠窝的检查，同时也可进行直肠双合诊，以检查盆腔疾患。

2. 侧卧位（图 5 －1）　患者向左或向右侧卧，上面的腿向腹部屈曲，下面的腿伸直，臀部靠近检查台的边缘，使肛门充分暴露，医师位于患者的背面检查。这种体位适应于女患者和衰弱患者。

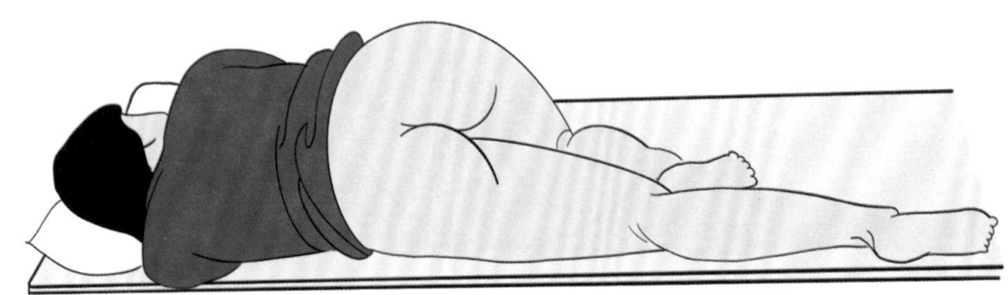

图 5 －1　侧卧位

3. 胸膝位（图 5 －2）　患者两肘关节屈曲，使胸部贴近床面，两膝关节呈直角屈曲跪于检查床上，臀部抬高，使肛门充分暴露。此种体位适应于检查直肠下部、前壁及身体矮小者，并可检查精囊和前列腺病。

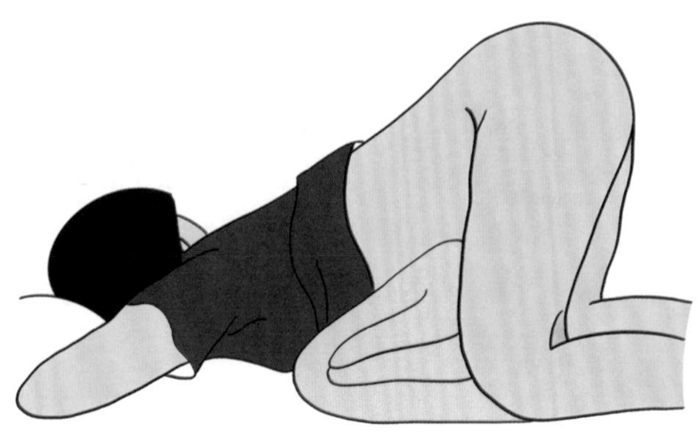

图5-2 胸膝位

（二）肛门检查及记录方法

望肛门多取侧卧位，用双手将臀部分开，检视肛门周围有无外痔、痈疽、瘘管口、脱肛、肛裂及肛门的色泽。然后可嘱患者迸气，观察有无内痔，以及内痔的位置、数目、大小、色泽、有无出血等。另外还可用窥肛器进行望诊，观察肛肠四壁有无溃疡、肿块、息肉、内痔、瘘管内口及出血等情况。

肛门病的位置可在截石位上标出，记录方法如图5-3。

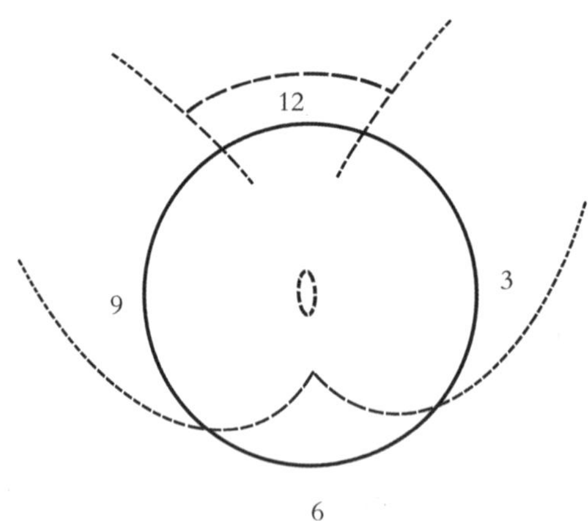

图5-3 截石位肛门病位置法

三、诊法特色与临床意义

正常人肛门周围皮肤颜色较深，皱褶呈放射状，让其收缩肛门括约肌时皱褶加深，做排便动作时，皱褶变浅，无肿块、结节、脱肛、出血等异常现象。临床上常见这些异常改变。

1. 肛裂　指肛门及肛管皮肤全层裂开，并可形成慢性感染性溃疡的病变，好发于肛门后部，常伴排便时剧烈疼痛及出血。多见大便后滴血，血色鲜红或血液附于粪便表面。多因血热肠燥，大便干结，排便时暴力努责，损伤肛门所致。

2. 肛瘘　又称“肛漏”。指肛门周围痈疽及痔疮溃后，脓血淋漓，久不收口，形成瘘管，或长或短，或有分枝，可内通入直肠。多因余毒未尽，溃口不敛而成。

3. 肛肿　指肛门周围焮红高起而言。多由于大便困难，下蹲过久或痔核脱出嵌顿，经络阻塞，气血凝滞不通；或热毒蕴积而成。如肿处高起，根脚收束，颜色赤红，肿块软硬适度者，属实证；如肛周肿胀，患处中央平塌下陷，根脚散漫，颜色紫暗或皮色不变，肿块柔软如棉者，属虚证。

4. 肛痈　指肛门直肠周围生有痈疽的病变。生于肛门一侧或周围，高起红肿，形如桃李，甚则重坠刺痛者，称为“脏毒”。生于外者，多因过食醇酒厚味，湿浊不化，注于肛门而成，为实证；生于内者，多因脾肺肾亏虚，湿热乘虚下注肛门而成，为虚实夹杂证。

5. 肛痔　肛门内外有小肉突出如痔，称为“痔疮”。痔生于直肠下端，肛门齿线以内者，称为“内痔”，如痔核较小，大便时滴出鲜血，无疼痛，痔核常不脱出于肛外；如痔核增大，大便后痔核脱出于肛外，呈紫红色块物，便后能回纳肛门，便血较多；若继续发展，大便后痔核脱出，甚则咳嗽、远行、久立等也会脱出，不能自行还纳，须用手推回或平卧才能复位；若痔核不能回缩，则肿痛溃烂，久不愈则成肛瘘。生于肛管齿线以外者称为“外痔”。本病颇合肛管直肠癌的特征，临床应高度重视，详加审察。

6. 脱肛　指肛门上段直肠自肛门脱垂于外的病变。轻者大便时脱出，便后可自行缩回；重者脱出后不易缩回，须用手慢慢推入肛门内。常伴有少量黏液流出，平时有下坠感。多因中气不足、气虚下陷所致，常见于老人、小儿及妇女产后，或见于泄泻日久、长期咳嗽、习惯性便秘的患者；另外，内痔、直肠息肉和肿瘤等疾病亦可引起。

7. 婴儿肛瘘　指婴儿出生后肛门旁有一孔或数孔，孔口流脓水或粪便；或肛旁未发现外口，肛周已有红肿硬块，后肿块破溃，流脓水，外口经久不愈的病变。此为“胎带肛瘘”。婴儿出生后，有脓液从肛门口流出，或大便时带脓液，肛门周围未见外口者，为“胎带内瘘”。婴幼儿在生长过程中，因久泻、久痢、夜啼、久蹲等造成湿热瘀血下注而成痔，破溃经久不愈而成瘘，此乃婴幼儿后天肛痔、肛瘘，均由胎毒郁久，湿热下注所致。

8. 婴幼儿樱桃痔　指婴幼儿（多见于2～8岁儿童）直肠内赘生蒂状肿物，突到肠腔，便后出血，其色鲜红，触之疼痛，肿物蒂小质软，有时有红色肉样物脱出肛外，又称“息肉痔”。多为内因脏腑亏损，外因风湿燥热四气相合，湿热内蕴，瘀血浊气阻塞肠道而成。

四、现代研究进展

唐良卫等通过观察婴幼儿肛门的形质、色泽及附着物分析病因、判断病情轻重及愈后，能提高了辨证施治的准确性。如肛周萎软干枯，多为虚证；硬肿紧收，多为实证。肛门红赤，主热证；深红而干，为大肠火；色红而湿，为大肠湿热；色红伴局部溃烂或有水疱者，为湿热或湿毒。黄色主湿和虚，白色主虚、寒证及气血不足。肛门有突出物，色淡红有弹性，不易出血，能自然恢复多为脱肛；鲜红色小肉团样脱出，表面光滑，常有便血者为直肠息肉；质柔软，色鲜红或青紫，排便时脱出或伴出血，多为痔。肛门边缘有裂痕，为肛裂。肛门附有黄色臭秽残粪者，多为大肠火热；有腥臭味伴黏脓者，多为大肠湿热；淡黄或淡白色残粪伴有食物残渣或酸腐臭味者，多为积食；有黏稠的黄白色渗液者，多为湿盛或夹热；渗液清稀者，多为脾虚湿困；附白膜者，多为湿热之证；有黄屑、黄痂者，多为湿热或湿盛外夹火邪；附有点或小虫者，为虫积；附有血迹者，多见于肛裂、痔疮、息肉、肿瘤等。现代医学认为发现肛门有创口或瘢痕，见于外伤与术后；肛门周围红肿，见于肛门周围脓肿、肛裂、直肠息肉、直肠癌等。

参考文献

［1］ 中华医学会男科学分会. 包茎和包皮过长及包皮相关疾病中国专家共识［J］. 中华男科学杂志，2021，27（9）：845－852.

［2］ 李杰，周洁. 中医药治疗阴茎癌验案举隅［J］. 长春中医药大学学报，2013，29（5）：857.

［3］ 杨文博，毕建强，薛涛，等. 3D 打印模板辅助（192）Ir 近距离放射治疗早期阴茎癌 1 例［J］. 临床肿瘤学杂志，2022，27（1）：94－96.

［4］ 屈莉莉. 中药内外合治治疗肝肾阴虚型外阴色素减退性疾病的临床观察［D］. 兰州：甘肃中医药大学，2019.

［5］ 王勇. 阳痿病文献研究［D］. 济南：山东中医药大学，2006.

［6］ 崔彬. 阴挺的古代文献及方剂药物组成规律、针灸取穴治疗规律的研究［D］. 北京：北京中医药大学，2021.

［7］ 唐良卫，李伶芳. 婴幼儿肛门望诊的临床应用研究［J］. 中国中西医结合儿科学，2011，3（4）：355－357.

［8］ 艾明媚. 近 10 年中医儿科特色望诊法研究进展［J］. 中医儿科杂志，2022，18（4）：102－105.

［9］ 戚仁铎. 诊断学［M］. 3 版. 北京：人民卫生出版社，1991.

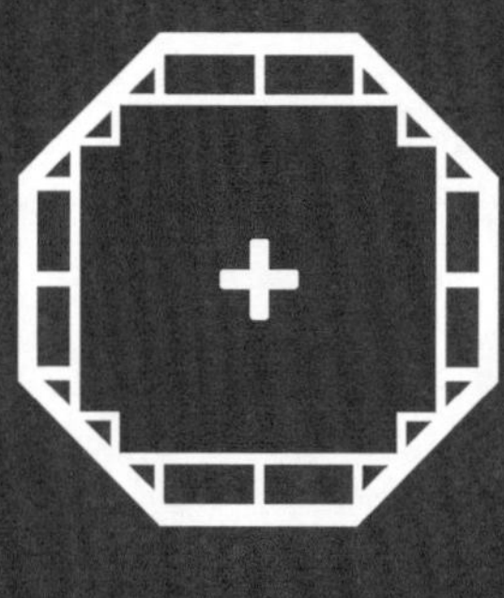

第六章　内镜望诊

随着现代科技的发展，内镜检查在临床得以普及。现代中医学家将内镜观察引入中医望诊，运用中医理论对内镜下观察的病理变化进行病性归纳，作为中医望诊的延伸，将宏观和微观两个层面相结合进行辨证，完善与发展中医辨证理论，进而更有效地指导临床，为中医药标准化治疗提供客观资料。在临床上常见使用的内镜检查包括胃镜、肠镜等。

第一节 胃镜望诊

一、概念与原理

胃镜检查是一种胃内常规医学检查方法，胃镜指这种检查使用的器具。它是借助一条直径约 1 cm 的黑色塑胶包裹导光纤维的柔软细长管子，前端装有内视镜，经口依次伸入受检者的食道→胃→十二指肠，医师从另一端可以清楚地观察上消化道内各部位的健康状况，必要时可以通过对可疑病变部位进行病理活检及细胞学检查，以进一步明确诊断，是上消化道病变的首选检查方法。目前临床上最先进的胃镜是胶囊内镜。

胃者，水谷之海，六腑之大源也。作为人体的消化器官，胃具有受纳、腐熟水谷的功能。受纳指接受、容纳，腐熟含有把食物进行初步加工消化的意思。胃主受纳和腐熟水谷是指胃有接受食物，并对其进行初步消化的功能。胃的生理功能正常与否，可通过观察胃黏膜壁的情况进行判断。一方面，饮食初步消化是否正常可以通过胃镜进行判断：胃腔内面的黏膜为胃黏膜，是胃壁的最内层。胃黏膜由上皮、固有层及黏膜肌层 3 层组成。新鲜胃黏膜呈淡粉色。胃在空虚时或半充盈时，胃黏膜形成许多皱襞。胃小弯处为纵行皱襞；胃大弯处多为横行或斜行皱襞；其他部分的皱襞形状不规则。胃黏膜对胃具有特殊的保护作用，但很脆弱，环境因素、饮食、药物、吸烟、酗酒、细菌感染、情绪变化等，都可对其造成伤害。胃黏膜的损伤与自我修复始终处于动态平衡，如此，胃才能正常运作。另一方面，一些先天禀赋相关的疾病能通过胃镜辅助诊断，中医根据胃镜诊断后进行辨证施治。浅表性胃炎胃镜检查所见胃黏膜为花斑样潮红，黏液分泌增多，或黏膜水肿甚至糜烂、出血；萎缩性胃炎胃镜检查所见胃黏膜颜色呈灰白、灰黄色，黏膜下血管显露，轻者可见血管网，重者可见如树枝状的血管分支病变处见黏膜充血、水肿、弥漫性糜烂，胃镜下观察胃黏膜的溃疡面大小，充血，溃疡周围皮肤红肿度等情况可以进行疾病诊断。若疾病发病急，可见黏膜壁色红、溃疡面见鲜红血液，周围黏膜充血明显甚至出血，属实属热。若疾病发病缓，可见黏膜壁色淡、溃疡面出血较少或未见明显活动性出血，底部肉芽苍白，黏膜周围血管分支减少，属虚属寒。

胃镜像乃胃镜下所见的客观征象，其不仅可反映胃黏膜的病理变化、蠕动度、通畅度、分泌物等，还能提供中医学特有的虚寒、痰湿、血瘀、阴虚、内热等微观辨证依据。通过观察胃黏膜的形态、色泽、病理变化，运用中医辨证分型分析其与中医证候的相关性，有利于辨病与辨证相结合。

二、诊察方法

《灵枢·四时气》言："食饮不下，膈塞不通，邪在胃脘。"胃腑、肠腑作为人体中空的管腔通道，有受纳腐熟水谷，传导糟粕之能，其病理表现的通降失常、营卫失和与疾病的发生密切相关。胃的生理功能正常与否，可以通过观察胃黏膜壁的情况进行判断。

现今消化道内镜可分为普通白光内镜、色素内镜、电子染色内镜、放大内镜、共聚焦激光显微内镜、超声内镜，但胃镜检查仍使用普通白光内镜。现代胃镜检查分为有痛胃镜和无痛胃镜两种。

1. 胃镜诊察前准备　受检者在检查前 8 小时内不能进食、进水。诊察前 3 分钟医师可在受检者喉头喷麻醉剂以减少受检者喉咙的不适。

2. 胃镜诊察过程中　受检者左侧卧姿，双腿微曲。胃镜伸入口中时，全身放松，配合医师稍做吞咽动作使胃镜顺利通过喉咙进入食道。当医师在做诊断时，勿做吞咽动作，应由鼻子吸气，口中缓缓吐气，以便检查顺利完成，切记不可抓住管子或发出声音。

3. 胃镜诊察后处理　检查后 1～2 小时内勿进食，若喉咙没有感觉不舒服，可先喝水；若无呛到，就可先进食软性食物，以免粗糙食物使食道或胃造成出血。少数人会有短暂的喉咙痛或异物感，通常 1～2 天即可恢复正常。

4. 胃镜诊察

（1）察光泽：察神指医者在定神的基础上仔细观察患者的总体外在表现。神是生命活动现象的总称，是五脏精气的体现，故在得神、少神、失神等不同情况下胃黏膜也可能产生不同改变。在得神情况下，胃黏膜壁光滑湿润，有明显光泽。在少神情况下，由于邪气侵犯胃肠，正邪相争而稍伤及正气，胃黏膜壁仍有光泽，胃壁黏膜可能出现粗糙脉络、胃壁增厚及浅溃疡等表现。在失神情况下，正气衰微而邪气留滞，胃肠气血衰败，胃黏膜失去正常光泽，可见胃内黏膜粗糙、胃壁僵硬、溃疡呈面积大且凹凸不齐等表现。

（2）察色：局部胃镜望诊察色，可以通过观察胃黏膜、溃疡苔色判断脏腑精气盛衰以及对疾病性质、发展、预后进行评估。一般人胃黏膜表面光滑、柔软，厚度一般 1 mm 左右。新鲜状态下，胃黏膜颜色呈现粉红色。中医“五色”观中的青、赤、黄、白、黑主要指“色调”，应用至胃镜局部望诊如贫血胃黏膜色白、黄疸湿热胃黏膜色黄、瘀血胃黏膜色紫等。

（3）察形态：审查形态主要包含胃黏膜壁凸起、溃疡及胃体及蠕动情况。胃黏膜具有半透膜的性质，它能使 H^+大量分泌入胃腔。胃的黏膜层是胃消化活动的重要部分。胃黏膜位于胃的最内层，主要由腺体和胃小凹构成。在胃的贲门部，黏膜最薄，越靠近幽门部越厚。当胃排空的时候胃黏膜就会收缩成很多褶皱，在很多地方这些褶皱的走向为纵向。

三、诊法特色与临床意义

消化内镜检查是临床医学中的一种新型辅助检查方法。胃镜作为临床上最为常见的消化内镜之一。胃镜检查具有以下优点：

1. 操作简便　胃镜检查与治疗痛苦小、时间短、诊断率高、效果好、安全度高。电子胃镜检查是在患者清醒状态下完成，胃镜检查整个过程只需 2～3 分钟。检查和治疗后，一般只需休息 5～10 分钟即可回家。

2. 诊断准确　胃镜下，病变组织被放大，医生在视野非常清晰的情况下，可以对胃内疾病一览无遗，检查无死角、无损伤、诊断率高，对疾病诊断准确。医生检查结果更为准确，有利于病情的判断和治疗。

3. 介入治疗　胃镜不仅仅运用于检查诊断疾病，在胃镜的直视下还可以进行胃疾病的介入治疗。通过高频电刀直接将息肉切除，免除开刀之苦，防止息肉产生恶变。

随着中医药现代化发展和新型消化内镜的开发及计算机、微电子、显像技术、图像处理技术等高技术的应用，目前消化内镜的窥视范围、图像分辨率、操作性能等都已经日趋成熟，消化内镜在临床中得到广泛应用。《素问·五脏生成论》言“能合色脉，可以万全”，察即“观察”，神，是对人体生命活动的主宰及其外在表现的总括。察色：吴昆《黄帝内经素问吴注》曰“色之阴阳，阳舒阴惨也”，又曰“色清而明，病在阳分；色浊而暗，病在阴分”。《素问·五脏生成》言“五色微诊，可以目察。能合脉色，可以万全”。察形态：形态的诊察用于判断疾病的逆顺。消化内镜作为一种物理客观检查手段，既可以应用于西医临床，也可为中医临床诊断作出贡献。中医对消化内镜下胃黏膜形态以及组织病理学等微观征象日益重视，将胃镜下的微观征象作为中医诊断中“望诊”的延伸和发展。消化内镜诊断技术结合传统中医辨证方法，无论是用于西医诊疗胃肠系统疾病，还是对中医传统辨证方法理论的充实和提高，以及为中医辨证客观化提供金标准，都意义深远。

正常胃位于膈下腹腔内，由前后两壁组成，上接食管，下连小肠，占据左侧季肋区及部分上腹区。胃黏膜：胃腔内面的黏膜为胃黏膜，是胃壁的最内层。新鲜胃黏膜呈淡粉色。胃在空虚时或半充盈时，胃黏膜形成许多皱襞。胃小弯处有4～5条纵行皱襞；胃大弯处多为横行或斜行皱襞；其他部分的皱襞形状不规则。胃黏膜由上皮、固有层及黏膜肌层3层组成。临床所见的各型胃炎（及溃疡）主要为胃黏膜的病变。胃黏膜病变较多见，尤以炎症、溃疡、黏膜脱垂、癌等为重要。胃黏膜脱垂，为胃幽门前庭黏膜脱垂于十二指肠冠部而引起腹痛、腹胀为主要表现的一种消化系统疾病。本病发生与胃黏膜的解剖特点和生理特点有关，相当中医“胃脘痛”范围。本病可因饮食不节、脾胃受损，或情志因素，致使肝气不疏，横逆犯胃而发病。主症为胃脘痛、腹胀、纳差嗳气等。急性胃黏膜病变又称急性糜烂性胃炎或急性出血性胃炎，约占上消化道出血病例的20％，主要表现为胃黏膜充血、水肿、糜烂，并伴有上腹痛、腹胀、呕吐等全身症状。

胃黏膜上皮：系胃黏膜层内面部分。胃黏膜上皮是单层柱状上皮，很薄，其下面的血色可透过上皮映现出来，使上皮亦呈现淡玫瑰色。胃上皮下陷构成大量的胃腺，如胃底腺、贲门腺、幽门腺，这 3 种腺都存在于固有膜内，其分泌液到胃混合后称为胃液，对消化有重要意义。胃黏膜上皮可受多种理化因素及微生物感染的影响，其中萎缩型胃炎可使腺上皮萎缩。

不同中医证型具有不同的胃镜像分布。王国中等学者借助电子胃镜观察胃黏膜的形态、色泽、病理变化等，研究发现肝胃不和证，镜下胃黏膜多表现为淡红色，光滑，胃蠕动正常，黏液潴留液色清或略淡黄，量一般；脾胃虚弱证，镜下多表现为胃黏膜变薄，黏膜淡红或略苍白，有水肿；胃壁蠕动较慢，血管纹不清，潴留液清稀，量中到多；或有浅表糜烂，溃疡多浅，表面苔薄白；脾胃湿热证，胃黏膜偏红，局部可见黏膜充血、糜烂或溃疡，分泌物较多，质稀薄，皱襞水肿较重，胃蠕动加快，潴留液混浊或黄绿色，稠，量中等或偏多；胃阴不足证，镜下多表现为胃黏膜光滑，变薄变脆，膜偏红或暗红，分泌物少，表面粗糙，蠕动一般，溃疡多深，覆污苔，周围水肿不明显；胃络瘀血证，镜下多表现为胃黏膜颜色偏淡或暗红，呈粗糙或颗粒状结节，充血水肿、糜烂和出血，可见血管隐显或有肿块，坏死，溃疡面污苔，胃壁僵硬，蠕动差，潴留液咖啡色或暗红色。

四、现代研究进展

胃镜检查是一种广泛采用的胃癌筛查和早期诊断方法。临床研究表明，它可以有效地延长患者的寿命并最大限度地提高治疗作用。艾春花等将 138 例慢性萎缩性胃炎分为肝胃不和证、脾胃虚弱证、脾胃湿热证、胃阴不足证、胃络瘀血证 5 个证型，研究中医证型与胃镜、胃黏膜病理的相关性。结果表明，脾胃湿热证在胃镜下多表现为黏膜表面附有黏液，色泽黄白，伴有糜烂和胆汁反流的比例最高；胃络瘀血证以黏膜内出血为最突出特征。赵化成团队通过观察 120 例胃癌患者的中医证型、胃黏膜病理改变、胃镜像表现，发现中医证型与胃黏膜腺体萎缩之间有一定的相关性，胃镜象特点中肝郁气滞证、胃络瘀阻证多表现为凹陷性糜烂，脾胃湿热证、肝胃郁热证等多表现为隆起性糜烂，脾胃湿热证、肝郁气滞证、肝胃郁热证多表现为黏膜肿胀等。

在新的临床需求和科学技术进步基础上，随着医学大数据的飞速发展以及深度学习的出现，消化内镜的发展方兴未艾，未来胃镜的发展将走向人工智能化发展，消化内镜辅助中医微观辨证诊断将越来越成熟。

第二节　肠镜望诊

一、概念与原理

肠镜，指运用现代医学仪器（电子肠镜、纤维内窥镜）进入大、小肠，让医生可以直观地观察肠道内部情况的一种诊断方式。由于结肠镜（大肠）在消化道疾病中运用频率较高，现代医学中的肠道与中医所述的大肠和小肠结构解剖相似，但功能上有一定的差异。《灵枢·肠胃》中说“小肠附后脊，左环回周叠积，其注于回肠（即大肠）者，外附于脐上，回运环十六曲。”《人身通考·大肠》记载：“大肠又名回肠，长二尺一寸而大四寸，受水谷一斗七升半（回肠当脐右回，叠积十六曲，径一寸半，受谷一斗，水七升半）。”其描述的肠道与现代解剖中的大小肠相似。

而中医认为肠道除了消化吸收饮食水谷，还参与水液的代谢，如小肠的泌别清浊功能以及大肠的吸收津液功能。古代医家由于并不具备现代先进的技术和设备，对于肠壁上的病变和观察较少记载，所以除问诊、舌脉诊外，还从腹部触诊，肛门视诊、排便情况及粪便质地、颜色和量来判断肠道相关疾病，如《证治准绳》提道：“曰其脉浮而数，能食不大便者，此为实，名曰阳结。其脉沉而迟，不能食，身体重，大便反硬，名曰阴结。”故肠镜望诊是中医局部望诊中的结合现代技术的守正创新的发展，借助肠镜对肠壁表面进行观察，基于中医理论对肠道黏膜壁的颜色、厚度、血管纹理以及可能出现的赘生物、隆起、溃破等表现进行诊断，辨别其寒热虚实性质，判断气滞、血瘀、痰凝阻滞情况。

大肠者，传道之官。作为食物消化吸收途径的最后一站，大肠具有传导糟粕、吸收津液的功能。大肠的生理功能正常与否，可以通过观察肠黏膜壁的情况进行判断。一方面，饮食消化是否正常可以通过肠镜进行诊断：肠壁从浅到深共有四层，包含黏膜层、黏膜下层、肌层、浆膜层。正常的肠黏膜壁呈橘红色，光滑湿润，有明显光泽，黏膜层较薄，下层血管呈鲜红色树枝状分支，主干较粗分支逐渐纤细，终末细如丝状与另一血管终末分支相吻合，相互交错形成网状，边缘光滑，粗细匀称。

若长期具有辛辣、酒水、脂肪、乳制品饮食习惯，则易导致湿热积于肠腑，甚则灼伤脂膜而出血。热迫血行，肠镜下则见热邪所导致的广泛肠壁充血，甚至出血、溃破，溃疡表面可有脓血和渗出物。长此以往，热邪煎灼血液生瘀，湿邪凝聚阻滞气机，津液不行停聚成痰，相杂为病聚而生积。肠镜下可见赘生物或炎性息肉，甚则表现为黏膜发红，苍白，血管网消失，易出血，肠黏膜无名沟中断，黏膜表面凹凸不整，肠壁轻度变形或息肉肿物隆起致肠道狭窄，肠壁僵硬等肠覃（肠癌）病变表现。

另一方面，一些先天禀赋相关的疾病能通过肠镜辅助诊断，中医根据肠镜诊断后进行辨证施治。病变处见黏膜充血、水肿、弥漫性糜烂，可通过溃疡面大小，充血，溃疡周围皮肤红肿度等情况进行肠镜诊断。发病较急，色红、溃疡面见鲜红血液，周围黏膜充血明显甚至出血，属实属热。发病较缓，色淡、溃疡面出血较少或未见明显活动性出血，底部肉芽苍白，黏膜周围血管分支减少，属虚属寒。根据溃疡面，肠道狭窄程度还可以判断疾病气滞、痰阻、血瘀的程度，再加与中医四诊同病患资料相结合进而实现辨证论治。

二、诊察方法

（一）结肠镜诊察前准备

1. 检查前准备　检查前 1～2 天进低脂、细软、少渣的半流质饮食。检查当日早餐禁食。如不耐饥者可饮糖水、加糖的红茶。

2. 口服泻药排空肠道　选择大承气汤，平衡电解质液，聚乙二醇，甘露醇其中的一种进行术前肠道准备，不同的药剂服法有区别：大承气汤于检查前晚睡及当日清晨各服一次，多饮水，一般于服药后 2～3 小时即可排便，直至少渣清水样即可检查。平衡电解质液在检查前 2～3 小时由患者自饮，以每 4～5 分钟 250 mL 的速度，在 20～60 分钟饮完 3 000～3 500 mL（速度越快越好）。常于饮完 2 000 mL 左右开始排便，直至排出清水即可，但因饮水量太大有些患者不愿接受。聚乙二醇服用与平衡电解质液相同，优点在于饮水量减少至

2 000 mL，患者易于接受。甘露醇服法，于检查前2小时将20％甘露醇250 mL一次全部喝完，接着于30分钟内饮糖水或糖盐水1 000 mL；随后（无论排便与否）于1小时内再饮完1 000 mL。常于喝药水0.5～1小时内开始排便，连续腹泻5～8次，于排除清水后即可检查。

（二）肠镜诊察

通过肠镜实现肠道局部望诊诊察，运用中医学的理论，研究肠道病情、辨别局部证候是肠镜诊察的核心思想。局部肠镜望诊可以通过观察肠络、膜色以及肠道形态判断脏腑精气盛衰以及对疾病性质、发展、预后进行评估。

三、诊法特色与临床意义

望而知之谓之神，望诊位于四诊首要地位。肠镜段有效将用于人体外部的望诊，扩展到了空腔内。纤维肠镜由20 000～50 000根特殊材料玻璃纤维组成的纤维导光束和导像束将所见的图像全反射至接目部，能细致具体地观察肠黏膜壁的生理病理情况。电子内镜在图像清晰、稳定的基础上，还能增加图像处理、红外观测、三维成像等功能，为局部望诊提供了帮助。

《素问·四气调神大论》记载："是故圣人不治已病治未病，不治已乱治未乱，此之谓也。"肠道恶性肿瘤筛查是中医的治未病，未病先防思想的体现。结肠镜检查是早期筛查结肠癌的重要手段，通过结肠镜观察肛管、直肠、结肠、回盲部黏膜状态进行肠道病变诊断。在癌变初期及时干预，未病先放，既病防变，有效阻止结肠癌的发病及进展。

（一）肠道异常色泽形态改变

1. 察色泽　《四诊抉微》认为："气由脏发，色随气华。"《医门法律》说："色者，神之旗也，神旺则色旺，神衰则色衰，神藏则色藏，神露则色露。"色泽是脏腑气血的体现，通过色泽的荣枯变化，判断正气的盛衰与存亡。肠镜局部望诊中察神主要观察肠道色泽。正常的肠道黏膜壁光滑湿润，有明显光泽。色泽明亮阶段，由于邪气侵犯肠膜肠络，正邪相争而稍伤及正气，肠壁仍有光泽，肠壁黏膜出现颗粒感、肠壁增厚及浅溃疡等表现，提示预后较好。色泽暗淡阶段，正气衰微而邪气留滞，肠道气血衰败，失去正常光泽，可见肠道黏膜粗糙、肠壁僵硬、溃疡呈面积大且凹凸不齐等表现，提示预后不佳。

2. 肠络色　正常情况下，肠络（肠黏膜下层血管）呈鲜红色树枝状分支，主干较粗分支逐渐纤细，终末细如丝状与另一血管终末分支相吻合，相互交错形成网状，边缘光滑，粗细匀称。肠络色红，邪毒侵犯肠络时，肠络充盈，病变周围黏膜色红，呈充血状。值得注意的是，相关研究发现溃疡性结肠炎疾病中，肠黏膜出血与中医证型无相关性，充血水肿在大肠湿热证、脾虚湿蕴证、寒热错杂证中出现的概率较大，证型之间出现的概率没有明显差异。这与八纲辨证中的寒热辨证有一定出入，寒性凝滞，应使肠络收缩，热迫血妄行，出血应与热关系密切。这种情况，要考虑肠腑本为汇聚浊阴之腑，肠中易生浊毒，毒邪犯人，寒湿亦盛，故均可导致肠道充血水肿及出血。肠络色白，长期邪毒蕴积，正气亏虚，肠络气血衰败，表现为肠黏膜色淡，血管分支减少甚至消失，多出现于浊毒留滞，脾虚久病的情况。

3. 膜色　中医认为“黄色主热，白色主虚”，正常肠黏膜表现为橘红色。肠黏膜、覆苔黄色，多提示湿热积滞，肠黏膜、覆苔白色内镜多提示脾胃虚弱。

4. 察形态　形态的诊察用于判断疾病的逆顺。审查形态主要包含肠壁凸起、溃疡及肠体及蠕动情况。肠壁凸起于局部，范围较小，呈圆形或扁平型，表面光滑，顶部无溃烂，色泽发红或正常，质地软，属于顺证；若肠壁凸起，范围较大，形态不规则，顶端溃疡或糜烂，表面明显结节不平，或扁平腺瘤中心浅凹，粗糙不平，质脆或硬，属于逆证。肠体软且韧，肠管正常蠕动属顺证；肠体僵硬，病变肠管失去蠕动属逆证。

（二）常见及特殊病诊断

1. 溃疡性结肠炎　镜下见连续的、由远端直肠向近端结肠发展的病变，黏膜血管纹理模糊、紊乱、水肿、易脆、出血及脓性分泌物附着，黏膜粗糙，呈细颗粒状。可见弥漫性多发糜烂和溃疡。慢性修复期结肠袋囊变浅、变钝，有假性息肉及桥形黏膜。

2. 结肠息肉　结肠黏膜各种局限性隆起病变，组织学类型为多种息肉的外形及大小也不尽相同，可以从难以辨认的小突起至直径 3～5 cm 甚至 10～20 cm 的有蒂或无蒂大息肉，可单发亦可多发。

3. 克罗恩病　可累及全消化道，镜下常在末端回肠、结肠、肛周发现病变部位。表现为肉芽肿性炎症，病变呈非连续性。病变部位常见鹅卵石样改变，黏膜表明呈结节样改变，与深在的溃疡相掺杂，致黏膜外观呈鹅卵石样。

4. Peutz-Jeghers 综合征　属常染色体显性遗传疾病，主要表现为皮肤黏膜黑斑，但有的家族成员中只有胃肠道息肉而无皮肤黏膜黑斑，或只有皮肤黏膜黑斑而无胃肠道息肉。

5. 肠道寄生虫病　血吸虫性肠炎，镜下呈黏膜充血、水肿及小乳头样改变，呈簇状分布，或似小肠绒毛，或呈黄色颗粒；大肠鞭虫病，镜下可见肠黏膜下鞭虫虫体，虫体呈白色，长 30～50 mm，形似马鞭或短线样，或蜷曲状；大肠蛲虫病，肠镜下可见蛲虫成虫，似线头状，虫体为淡黄白色，雄虫长 2～5 mm，雌虫长 8～13 mm。

四、现代研究进展

目前临床医学上常用的结肠镜采用了新型材料，操作更灵活、准确，对患者产生的痛苦明显减轻，且到达范围更广，除开通常的肠镜检查外，还有其他先进方法。胶囊内镜是近年来推出的一种消化道疾病诊断方式，其形似胶囊，是由多个部件组成的电路系统。患者吞服胶囊内镜后，医师可借助胶囊内镜的内置摄像头和信号传导等装置查看患者的消化道情况。与时俱进，人工智能 AI 技术也运用于肠镜检查中，有人专门对 AI 进行了识别结肠癌内窥镜图像的对比研究，结果发现，AI 对结肠病变具有 96.9％的敏感性和 98％的准确性，高于受过专业培训的内窥镜医师。

参考文献

[1] 贾琼. 无痛胃镜在消化内科临床诊疗中的应用价值分析［J］. 医学食疗与健康，2021，19（15）：31－59.

[2] 范尊勇. 无痛胃肠镜在消化内科临床中应用分析［J］. 中国医药指南，2022，20（19）：65－68.

[3] 徐吉哲. 常规胃镜与无痛胃镜治疗上消化道异物的临床效果观察［J］. 中国医疗器械信息，2022，28（10）：72－74.

[4] 何钢，郝小鹰. 消化性溃疡中医证型胃镜征象特征分析［J］. 陕西中医，2021，42（1）：

48 - 50.

[5] 李枝锦，吴平财．慢性萎缩性胃炎的微观辨证研究进展［J］．中国中西医结合消化杂志，2020，28（1）：72 - 76.

[6] 王国中．胃脘痛中医辨证分型与胃镜望诊探析［J］．亚太传统医药，2013，9（12）：122 - 123.

[7] 高发武，代会容，杨来．慢性萎缩性胃炎中医证型与胃镜、胃黏膜病理及幽门螺杆菌感染的相关性研究［J］．中国医学创新，2018，15（18）：117 - 120.

[8] 冯好茜，朱钧晶，阮善明．中医辨证与慢性萎缩性胃炎胃镜象规律研究进展［J］．浙江中西医结合杂志，2020，30（11）：952 - 954.

[9] 赵玉斌，王慧洁，肖颖．胃寒热微观辨证与舌象及胃镜黏膜象双象诊断模式的建立．现代中西医结合杂志［J］．2016，25（24）：2730 - 2734.

[10] 王德媛，张新，王晓，等．浅述慢性浅表性胃炎舌象与镜下胃黏膜的相关性［J］．深圳中西医结合杂志，2014，24（3）：135 - 136.

[11] 国家消化系统疾病临床医学研究中心（上海），国家消化内镜质控中心，中华医学会消化内镜学分会胶囊内镜协作组，等．中国磁控胶囊胃镜临床应用指南（2021，上海）［J］．中华消化内镜杂志，2021，38（12）：949 - 963.

[12] 金鹏，尹馥梅，苏惠，等．高清胃镜下早期胃癌筛检策略的单中心前瞻性研究［J］．中华消化内镜杂志，2022，39（6）：464 - 471.

[13] WANG H，DING S，WU D，et al. Smart connected electronic gastroscope system for gastric cancer screening using multi-column convolutional neural networks［J］. International Journal of Production Research，2019，57（21）：6795 - 6806.

[14] 艾春花，黄铭涵．慢性萎缩性胃炎中医证型与胃镜、胃黏膜病理及幽门螺旋杆菌感染的相关性研究［J］．云南中医学院学报，2016，39（5）：57 - 61.

[15] 赵化成，洪焰，姚飞，等．胃癌前病变中医证型与胃黏膜病理改变、胃镜特点的相关性研究［J］．江西中医药，2022，53（7）：49 - 52.

[16] 张红梅，刘冰熔．突飞猛进、方兴未艾：现代消化内镜诊疗技术进展及展望［J］．胃肠病学和肝病学杂志，2022，31（3）：241 - 244.

[17] 何晨，朱佳慧，廖专，等．胶囊内镜临床应用规范研究与展望［J］．中国实用内科杂志，2022，42（1）：45 - 54.

[18] 林志宾．炎症性肠病肠镜表现与中医证型相关性研究［D］．广州：广州中医药大学，2018.

[19] 付瀛寰，杨艳华，贺建华. 结肠镜临床应用的研究进展［J］. 临床医学研究与实践，2021，6（30）：189－191.

[20] MORI Y，KUDO SE. Detecting colorectal polyps via machine learning. Nat Biomed Eng［J］. 2018，2（10）：713－714.